ERTONG HULI XIANGMUHUA SHIXUN JIAOCHENG

儿童护理
项目化实训教程

主　编: 臧伟红
副主编: 朱士菊　程祥朵

U0353848

山东人民出版社
国家一级出版社　全国百佳图书出版单位

《儿童护理项目化实训教程》

编委会

主　编　臧伟红

副主编　朱士菊　程祥朵

编　委　（按姓氏笔画排序）

申　琳（聊城职业技术学院护理学院）

朱士菊（聊城职业技术学院护理学院）

许绍春（聊城职业技术学院护理学院）

闫　丽（聊城职业技术学院护理学院）

杨春玲（聊城市人民医院护理部）

程祥朵（山东省兰陵县人民医院感染科）

臧伟红（聊城职业技术学院护理学院）

臧彦汝（济宁市第一人民医院骨外科）

前言 PREFACE

根据高职高专教育培养目标和技能要求，本教材坚持"三基五性"的原则，依据学科发展趋势，汲取国内外经典教材最新版本内容，结合我国护理实践现状，对儿童护理的内容进行了系统整理。现代儿童护理的核心是以整体护理的理念，体现儿童护理的连续性、整体性、系统性，强调家庭和社区在儿童保健和护理中的作用。

本教材按项目编写，采用临床典型真实病例，以工作情景和案例导入为切入点，导出护理工作任务并完成护理工作任务。为了体现护理专业教材特色，在各系统疾病护理中，按照护理评估、护理诊断、预期目标、护理措施（含健康教育）、护理评价的完整护理程序进行论述。通过本教材的学习，学生能够树立"以儿童健康为中心"的护理理念，理解整体护理的科学内涵，掌握儿童生长发育的规律及评估方法，熟悉儿童解剖生理特点、心理发育特点、儿童预防保健措施；熟悉儿童常见病和多发病的病因、临床表现、辅助检查、治疗要点，并能运用护理程序对患儿实施整体护理；对个体、家庭及社区开展健康教育，掌握儿童护理常用技能操作和危重患儿的监护；并将人文素质培养贯穿其中，为学生今后从事儿科临床护理及儿童保健工作奠定基础。

在编写体例上，突出"以儿童及其家庭为中心，以问题为引导，以护理程序为框架"的模式，重点疾病护理采用情景导入、典型案例、问题启发等方式，将护理程序有机地贯穿其中，引导学生建立整体护理思维，提高学生临床观察、分析、判断、解决问题的能力，以适应日益发展的儿童护理需要。本教材中列出的药物及剂量仅供参考，参考文献见书最后。

本教材可供全日制高职高专院校护理专业、助产专业学生使用，也可作为成人学历教育相关专业的教学用书。

本书编写过程中，得到聊城市人民医院、济宁市第一人民医院、山东省兰陵县医院领导及护理人员的大力支持与帮助，在此一并表示感谢。

本教材虽经过多次修改及审校，但限于编者水平，书中难免有缺憾和不当之处，恳请广大师生批评、指正。

臧伟红

2016 年 2 月

目录 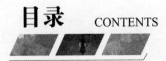 CONTENTS

项目一

小儿健康评估

子项目（一） 生长发育

一、学习目标

知识目标

1. 掌握儿童年龄分期、生长发育一般规律、生长发育评价的各项指标。
2. 熟悉影响儿童生长发育的因素、发育中常见的心理行为问题。
3. 了解儿童发育中出现异常的常见原因。

技能目标

1. 学会对儿童生长与发育的状况进行评估。
2. 会对生长发育异常的患儿制定干预计划。

二、学习重点和难点

重　点：儿童年龄分期及每期的特点，体格发育各项指标及其评估。

难　点：儿童神经心理的发育与评价。

三、工作情境及任务

情境一：王护士今日值班，遇到一位准妈妈。她已妊娠 6 个月，到医院常规体检。护士经过检查判断胎儿发育正常。

任务一：什么是胎儿期？

任务二：为准妈妈介绍一下胎儿期主要特点。

任务三：准妈妈在妊娠后期应该注意哪些问题？

情境二：李护士在门诊遇到两位妈妈在比较自己的孩子：小青 4 岁，洋洋 3 岁，二人身高都为 90cm，小青体重 16kg，洋洋 15kg。

任务一：洋洋和小青发育正常吗？

任务二：影响儿童发育的因素有哪些？

任务三：根据两个儿童的特点，为小青和洋洋制定一份智力开发的方案。

情境三：刘护士在门诊接诊的小儿名叫小强，男，6 个月。母乳喂养，未添加辅食。体重 7kg，身高 65cm，头围 44cm，能双手向前撑住独坐，会单手抓物，并独自摇摆或玩弄小物体，出现换手、捏物体等行动，听到妈妈的声音特别高兴。

任务一：请对小强的发育进行评估。

3

任务二：小强存在什么问题？

任务三：妈妈在以后的护理中应注意什么？

四、知识储备和理论学习

（一）儿童年龄分期及各期的特点

儿童处于不断生长发育的动态变化过程中，随着身体形态与功能的逐渐完善，其心理和社会行为亦同步发展。根据不同阶段儿童身心发育的特点，为更好地做好儿童保健工作，人为地将儿童阶段划分以下七个时期。

1. 胎儿期

从受精卵结合至胎儿出生统称为胎儿期（fetal period），共40周。妊娠前8周为胚胎期，是受精卵细胞不断分裂、机体各组织器官迅速分化形成的关键时期；第9周到出生为胎儿期，此期以身体各组织及器官迅速生长与功能渐趋于成熟为特点。胎儿期的特点：胎儿完全依赖母体生存，孕母的健康、营养、情绪等都直接影响着胎儿发育，此期（尤其是前8周）若受到有害因素的影响，如感染、营养缺乏、接触放射线、某些药物等，可使胎儿生长发育受到影响，引起各种畸形或早产，甚至导致流产和死胎。故此期应加强孕期保健，包括孕妇咨询、孕母营养、孕母感染性疾病的防治（如弓形体、风疹病毒、疱疹病毒及梅毒感染等）、高危妊娠的监测及早期处理、胎儿生长的监测及一些遗传性疾病的筛查等。

2. 新生儿期

从胎儿娩出、脐带结扎至生后满28天称为新生儿期（neonatal period）。此期儿童脱离母体开始独立生活，体内外环境发生了巨大变化。由于其生理调节和适应能力还不够成熟，抵抗能力差，因此发病率和死亡率较高。故新生儿期应加强保健工作，如保暖、合理喂养、预防感染和进行日常护理等。

3. 婴儿期

自出生至满1周岁为婴儿期（infancy）。此期是小儿体格生长、动作和认知能力发育最迅速的阶段，是儿童期的第一个生长高峰。快速的生长发育需要热量和营养素较多，尤其是蛋白质，而消化功能尚未完善，易患消化功能紊乱、营养不良等。由于从母体获得的抗体逐渐消失，自身免疫功能尚未成熟，故易发生感染性疾病。此期护理要点是提倡母乳喂养、及时合理添加辅食，有计划地预防接种，并重视习惯的培养。

4. 幼儿期

1周岁至满3周岁为幼儿期（toddler's age）。此期体格生长速度较前减慢，但随着行走能力的增强，活动范围增大，接触周围事物增多，智能发育较快，语言、思维和交往能力增强；儿童对各种危险的识别能力和自我保护意识尚不足，易发生意外伤害和传染病；儿童乳牙逐渐出齐，消化能力逐渐增强，又面临食物转换问题。此期应注意加强早期教育，培养良好的习惯和心理素质，注意预防意外，防止各种感染，合理喂养，防止营养缺乏和消化功能紊乱。

5. 学龄前期

3 周岁至入小学（6～7 岁）为学龄前期（preschool period）。此期儿童的体格发育速度减慢，智能发育快，求知欲强，好奇、好问，喜欢模仿，语言和思维能力进一步发展；防病能力有所增强，感染性疾病减少，同时自身免疫性疾病（如急性肾炎、风湿热）开始出现。由于此期儿童具有较大的可塑性，因此要加强学前教育，培养良好的品德、生活和学习习惯，注意防止意外伤害，预防自身免疫性疾病。

6. 学龄期

从入小学（6～7 岁）到进入青春期（11～12 岁）称为学龄期（school period）。此期体格生长相对缓慢，除生殖系统外，器官已发育并接近成人水平；智能发育进一步成熟，求知欲强，理解、分析、综合能力逐步完善，是增长知识、接受科学文化教育的重要时期。此期感染性疾病的发生率显著降低，因学习负担较重，易出现视力、姿势及精神行为等问题。此期的护理重点应加强教育，促进其德、智、体、美、劳全面发展。应注意预防近视眼和龋齿，端正坐、立、行姿势，安排有规律的生活、学习和锻炼，保证充足的营养和休息，防止发生精神、情绪和行为等方面的问题。

7. 青春期

从第二性征出现至生殖功能基本发育成熟、身高停止增长的时期称青春期（adolescence）。女孩从 11～12 周岁开始到 17～18 周岁，男孩从 13～14 周岁开始到 18～20 周岁。此期由于性激素的作用，生长发育速度明显加快，性别差异显著，由于"独立感"不断增强和社会环境的影响，常引起心理、行为等方面的不稳定；由于神经内分泌调节不够稳定，可出现良性甲状腺肿、痤疮、月经失调等；此期是学习科学文化知识的最好时期。此期应加强青春期教育和引导，使之树立正确人生观，培养良好的道德品质，并供给足够的营养以满足生长发育的需要，注意休息，加强体格锻炼，以保障和增进身心健康。

（二）生长发育的一般规律及影响因素

1. 儿童生长发育的一般规律

（1）连续性和阶段性

生长发育是一个连续不断的过程，贯穿于整个儿童时期，但不同年龄时期的生长发育速度不同，呈阶段性。如体重和身长在生后第一年增长很快，为出生后的第一个生长高峰；第二年以后逐渐减慢，至青春期再次加快，出现第二个生长高峰。

（2）顺序性

生长发育遵循由上到下、由近到远、由粗到细、由简单到复杂、由低级到高级的规律。例如先抬头，后抬胸，再会坐、立、行；先会伸臂，再双手握物；先会用手掌抓握物体，后能用手指捏取；先会画直线，后会画圆、图形；先会看、听等感觉事物，再发展到记忆、思维、分析和判断等。

（3）不平衡性

人体各器官系统的发育在不同年龄阶段各有先后。例如，神经系统发育较早，大脑在生后2年内发育较快；生殖系统发育较晚，青春期才开始发育；淋巴系统在儿童期发育迅速，于青春期前达高峰，以后逐渐衰退降至成人水平；皮下脂肪在幼年时较发达；肌肉组织到学龄期发育才加速；其他如心、肝、肾等的增长基本与体格生长平行。

（4）个体差异

儿童生长发育遵循一定规律，但由于受机体内外因素（遗传、营养、教养及环境等）的影响，存在较大的个体差异，各有其生长模式。因此，生长发育的正常值不是绝对的，要充分考虑各种因素对个体发育的影响，做出较正确的评价。

2.影响生长发育的因素

（1）遗传因素

①儿童生长发育受父母双方遗传因素的影响，种族和家族间的差异影响着个体特征，也决定了儿童性格、气质和学习方式等方面的特点。

②性别影响儿童的生长发育。女孩的青春期比男孩早约2年，但男孩青春期持续的时间长，在青春期末男孩的身高、体重高于同龄女孩。因此，在评价儿童生长发育时应按性别不同进行评价。

③一些遗传性的疾病也会对生长发育造成影响。无论是染色体畸变或是缺陷对生长发育均有显著影响。

（2）环境因素

①营养：充分和合理的营养是儿童生长发育的物质基础，是保证儿童健康成长极为重要的因素。生后营养不良，特别是第1～2年的严重营养不良，会影响生长发育，并造成身体免疫、内分泌、神经调节等功能的低下。

②孕母状况：胎儿宫内发育受孕母各方面的影响，因而影响其生后的生长发育。如孕母吸烟超过6个月，则极有可能产下低体重儿。由于胎儿的营养供给全部来自母体，所以宫内的营养不良不仅使胎儿体格生长发育落后，严重时会影响脑的发育，也会使其成人期高血压、糖尿病、肥胖症的发生率高于出生时正常的成人。

③家庭经济、社会背景与文化状况：家庭社会经济水平对儿童的生长起着显著作用。良好的居住环境、好的生活习惯及完善的医疗护理服务等都是促进儿童生长发育达到最佳的有利条件。和谐的家庭气氛、父母的爱抚及良好的学校和社会环境对儿童身心各方面的生长发育也有着深远影响。

④疾病：任何疾病若持续很长一段时期，尤其是在儿童发育的关键时期，都对生长发育造成不可逆的负面影响，如长期使用类固醇激素治疗的儿童会出现生长迟缓的现象。

长期患病的儿童不断处于疾病所造成的不平衡状态中，承受持续的内在压力，还会影响其独立及自主能力的发展。

（三）儿童体格生长发育

1.体格发育常用指标

（1）体重

体重（weight）是身体器官、系统、体液的总重量。体重是代表体格生长，尤其是营养状况的重要指标，也是决定临床补液量和给药量的重要依据。

儿童体重的增长不是匀速的，年龄越小增长速度越快。正常新生儿出生时的平均体重为 3kg，出生后第一个月可增加 1～1.5kg，生后 3 月龄的婴儿体重约为出生时的 2 倍（6kg），12 月龄婴儿体重约为出生时的 3 倍（9kg），2 岁时体重约为出生时的 4 倍（12kg），2～12 岁体重平均每年增长约 2kg。为便于计算儿童用药量和补液量，可按以下公式粗略估计儿童体重：

$$1～6\text{个月：体重（kg）}=\text{出生时体重}+\text{月龄}\times0.7$$

$$7～12\text{个月：体重（kg）}=6+\text{月龄}\times0.25$$

$$2～12\text{岁：体重（kg）}=\text{年龄}\times2+8$$

儿童进入青春期后，由于性激素和生长激素的协同作用，体格发育又加快，体重增长迅速，故不能再按以上公式推算。

（2）身高

身高（height）是指从头顶到足底的全身长度，是头部、脊柱与下肢长度的总和。身高是反映骨骼发育的重要指标。3 岁以下婴幼儿采用仰卧位测量，称为身长；3 岁以后立位测量，称为身高。

身高的增长规律与体重相似，年龄越小增长越快。正常新生儿出生时平均身长为 50cm。生后前半年增长比后半年快，其中前 3 个月增长 11～12cm，与后 9 个月的增长量相当，1 周岁时约 75cm。第 2 年增长速度减慢，到 2 岁时身高约 85cm。2 岁以后稳步增长，平均每年增长 5～7cm。2～12 岁儿童身高可按下列公式估计：

$$\text{身高（cm）}=\text{年龄}\times7+70$$

儿童进入青春期后，其增长速度加快，故不能用此公式估计。

由于头部、脊柱、下肢三部分的发育速度并不一致，生后第一年头部生长最快，脊柱次之；学龄期下肢生长加快。故各年龄期儿童头、躯干和下肢所占身高比例在生长进程中发生变化，头占身高的比例从婴幼儿的 1/4 减为成人的 1/8。

（3）坐高

由头顶至坐骨结节的长度称坐高（sitting height）。婴幼儿仰卧测量称顶臀长。坐高代表头颅与脊柱的发育。出生时坐高为身高的 66%，4 岁时坐高为身高的 60%，6～7 岁时小于 60%。

7

（4）头围

经眉弓上方、枕后结节绕一周的长度为头围（head circumference）。头围的增长与脑和颅骨的发育有关。出生时婴儿的头围平均为 32～34cm，6 个月 44cm，1 岁 46cm，2 岁 48cm，5 岁 50cm，15 岁 54～58cm。头围过小常提示脑发育不良，头围增长过快往往提示脑积水。在 2 岁内连续监测头围最有价值。

（5）胸围

乳头下缘水平绕胸一周的长度为胸围（chest circumference）。胸围反映胸廓、胸背肌肉、皮下脂肪及肺的发育程度。出生时平均为 32cm，较头围小 1～2cm，1 岁时胸围与头围大致相等，1 岁以后胸围超过头围，其差数（cm）约等于其岁数减 1。

2.骨骼和牙齿的生长发育

（1）骨骼发育

①颅骨：颅骨的发育可根据头围大小、骨缝及前、后囟闭合迟早来衡量。颅骨缝（两块颅骨之间的缝隙）出生时尚未闭合，于 3～4 月龄时闭合；前囟（anterior fontanelle）（两额骨与两顶骨交界处形成的菱形间隙）出生时为 1～2cm（对边中点连线的距离），以后随颅骨生长而增大，6 个月左右随颅骨逐渐骨化而变小，在 1～1.5 岁时闭合；后囟（两顶骨与枕骨交界处形成的三角形间隙）出生时部分婴儿已闭合或很小，一般于生后 6～8 周闭合。

②脊柱：脊柱的增长反映椎骨的发育程度。出生后第一年脊柱增长快于四肢，1 岁以后四肢增长快于脊柱。出生时脊柱无弯曲，仅轻微后凸；3 个月左右抬头动作的出现使颈椎前凸；6 个月后会坐时出现胸椎后凸；1 岁左右开始行走时出现腰椎前凸。至 6～7 岁时这 3 个生理弯曲逐渐被韧带固定。

（2）牙齿

牙齿的发育与骨骼发育有一定的关系，但因胚胎来源不完全相同，故牙齿与骨骼的生长不完全平行。人一生有 2 副牙齿，即乳牙（共 20 个）和恒牙（共 32 个）。婴儿出生时无牙，一般于生后 6 个月左右（4～10 个月）乳牙开始萌出，12 个月尚未出牙者可视为异常。乳牙于 2～2.5 岁出齐。2 岁以内儿童的牙齿数目约等于月龄减去 4～6。乳牙萌出顺序一般为下中切牙—上中切牙—上下侧切牙—第一乳磨牙—尖牙—第二乳磨牙。6 岁左右开始萌出第一颗恒牙即第一恒磨牙，于第二乳磨牙后方萌出，然后，乳牙开始按萌出顺序逐个脱落代之以同位恒牙，其中第一、二双尖牙代替第一、二乳磨牙，12 岁左右出第二恒磨牙，18 岁以后出第三恒磨牙（智齿），但也有人终生不出第三磨牙。一般恒牙在 20～30 岁出齐。

（四）神经—心理发育及评价

1.神经系统的发育

（1）脑的发育

在胚胎时期神经系统首先形成，脑的发育最为迅速。出生时脑重约 370g，占体重的 1/9 ～ 1/8, 6 个月时 600 ～ 700g, 2 岁时为 900 ～ 1000g, 7 岁时已接近成人脑重约 1500g。大脑皮质的神经细胞于胎儿第 5 个月开始增殖分化，出生时神经细胞数目已与成人相同，但树突与轴突少而短。3 岁时神经细胞基本分化完成，8 岁时接近成人。神经纤维到 4 岁时才完成髓鞘化。故婴儿时期，神经冲动传入大脑，不易形成明显的兴奋灶，儿童易疲劳而进入睡眠状态。

（2）脊髓的发育

脊髓在出生时发育已比较成熟，脊髓的成长和运动功能的发育相平行。胎儿时脊髓下端达第二腰椎下缘，4 岁时下端上移至第一腰椎。作腰椎穿刺时应注意此发育特点。

2. 感、知觉的发育

感觉是人脑对直接作用于感官的刺激物个别属性的反映。儿童出生后便有感觉，感觉是婴儿探索世界、认识自我过程的第一步，是以后各种心理活动产生和发展的基础。知觉是大脑将直接作用于感觉器官的刺激转化为整体经验的过程。儿童的知觉是在其感觉经验不断丰富的基础上形成、发展和完善起来的。感、知觉的发育不仅对整个认识活动有重要作用，而且对儿童控制自己的行为也有一定意义。

（1）视感知的发育

新生儿已有视觉感应功能，但此时不能根据物体远近及时调节晶状体的厚度，故只能看清 15 ～ 20cm 距离内的事物；1 个月时可凝视光源；2 个月起可协调注视物体，初步有头眼协调，头可随移动物体在水平方向上转动；3 ～ 4 个月头眼协调较好，可追寻活动的物体或人所在的方位；4 ～ 5 个月开始认识母亲或奶瓶；5 ～ 6 个月可以注视远距离的物体，如街上的汽车、行人等；18 个月时已能区别各种形状；2 岁能区别垂线与横线；5 岁时能区别各种颜色。

（2）听感觉的发育

新生儿出生时中耳内有羊水，听力差；生后 3 ～ 7 日听觉已相当好；3 ～ 4 个月时可有定向反应（头转向声源），听到悦耳声音时会微笑；6 个月时能区别父母的声音；7 ～ 9 个月时能确定声源，区别语气及言语的意义；1 岁时能听懂自己的名字；2 岁时可精确区别不同声音；4 岁时听觉发育完善。

（3）味觉的发育

新生儿味觉相当灵敏，能辨别不同的味道，如酸、甜、苦、咸等，不同刺激可出现不同的面部表情，其中最明显的是对甜食的"偏爱"。4 ～ 5 个月的婴儿对食物的微小改变已很敏感，是味觉发育的关键期，此时应适时添加各类辅食，以适应多种不同味道的食物。

（4）嗅觉的发育

出生时嗅觉已发育完善，新生儿对愉快和不愉快气味刺激会出现不同的表情，能够由嗅觉建立食物性条件反射，如闻到乳品味道就会寻找乳头。

（5）皮肤感觉的发育

皮肤感觉包括触觉、痛觉、温度觉等。新生儿触觉很敏感，其敏感部位是口唇、口周、手掌及足底等，可引出先天的反射动作；6个月皮肤有定位能力。新生儿已有痛觉，但反应迟钝，2个月后才逐渐完善。新生儿温度觉很灵敏，环境温度骤降时即啼哭，保暖后即安静。

（6）知觉的发育

知觉主要有物体知觉、空间知觉、时间知觉和运动知觉等。物体知觉往往是多种感觉统合的结果，如果不能用感官接触、看到、听到或嗅到某个物体，则很难了解和认识这个物体。儿童在6个月以前，主要是通过感觉认识事物。6个月后，随着运动能力的发育及手眼动作的协调，通过看、咬、摸、闻、敲击等活动，逐步了解物体各方面的属性，对物体的形状、大小、质地及颜色等产生初步的综合性知觉。1岁以后，随着言语的发展，儿童的物体知觉开始在言语的调节下发育。空间知觉在婴儿期已初步发育，如上高处、藏身后等，一般儿童3岁能辨别上、下，4岁能辨别前、后，5岁能辨别左、右。儿童时间知觉发育较晚，一般先知觉和理解"小时"和"天"这些较大的时间单元，然后才慢慢知觉和理解较小的时间单元（分、秒）和更大的时间单元（周、月、年）。一般4～5岁时有早上、晚上、白天、明天、昨天的时间概念，5～6岁时能区别前天、后天、大后天，6～8岁时对与学习、生活密切相关的时间概念能较好地掌握，一般10岁时能掌握秒、分、时、月、年等概念。

3.运动功能的发育

儿童运动功能的发育规律可概括为：从整体动作到分化动作，从上部动作到下部动作，从大肌肉动作到小肌肉动作，从中央部分的动作到边缘部分的动作，从无意动作到有意动作。运动的发育可分为大运动和精细运动两大类。

（1）大运动发育

①抬头：新生儿俯卧时能抬头1～2秒，3个月时抬头较稳，4个月时抬头很稳并能自由转动。

②坐：婴儿6个月时能双手向前撑住独坐，8个月时能坐稳并能左、右转身。

③爬：婴儿7～8个月时已能用手支撑胸腹，使上身离开床面或桌面，有时能在原地转动身体；8～9个月时可用上肢向前爬，但上、下肢的协调性不够好；12个月左右时可手、膝并用爬行；18个月时可爬上台阶。

④站、走、跳：婴儿5～6个月扶立时双下肢可负重，并上下跳动；9个月时可自己扶物站立；11个月时可独自站立片刻；15个月可独立走稳；18个月时已能跑动及倒退行走；2岁时能双足跳；2岁半能单足跳1～2下。

大运动发育过程可归纳为"二抬四翻六会坐，七滚八爬周会走"（数字代表月龄）。

（2）精细运动发育

婴儿 3～4 个月时可自行玩手指，开始有意识地用双手取物；6～7 个月时能用单手抓物，并独自摇摆或玩弄小物体，出现换手及捏、敲等探索性行动；9～10 个月时可用拇指、食指取物；12～15 个月时学会用勺子，乱涂画；18 个月时能叠起 2～3 块方积木；2 岁时可叠 6～7 块方积木，会翻书；3 岁时会脱衣服，在成人的帮助下会穿衣服，能画圆圈及直线；4 岁时能独自穿、脱简单的衣服。

4. 言语的发育

言语（speech）是指个体根据所掌握的语言知识表达思想进行交流的过程，它既包括听、阅读等感觉和理解的过程，也包括说、写等表达的过程。儿童言语的发育除受语言中枢控制外，还需要正常的听觉和发音器官。周围人群经常与儿童的言语交流是促进言语发育的重要条件。一般言语发育的重要时期是在出生后 9 个月至 4 岁，此时应有目的地对儿童进行言语训练，提供适于言语发育的环境。

言语发育经过言语准备、言语理解和言语表达三个阶段。

①言语准备阶段是指从婴儿出生到理解第一个有真正意义的词这一时期，也称前言语阶段。在这一阶段里，婴儿出现了"咿呀学语"和非言语性的声音及动作姿态交流等，如 1～2 个月婴儿能发喉音，2 个月发 "a" "i" "u" 等元音，6 个月出现辅音，7～8 个月能发 "baba" "mama" 等语言，但没有词语的真正意义。

②言语理解阶段是从 9 个月开始，此时婴儿能够按照成人的言语吩咐去做相应的动作，如"再见""欢迎""谢谢"等。在此之前虽然也有此类动作，但多数是模仿性，12 个月左右时对词语的理解和表达开始相互联系起来，并促进了言语的发育。

③言语表达阶段是指能说出第一个有特定意义的词语开始，一般从 9～10 个月开始。如 10 个月左右能有意识地喊"爸爸""妈妈""走""不"等；1 岁开始会说单词，2 岁时能说出自己身体各部分，如手、脚等，能讲 2～3 个字的词组；3～4 岁时能说短小的歌谣，会唱歌，以后不断发展、完善。

5. 儿童心理的发展

儿童心理的发展有两个必要条件，即神经系统和环境。脑发育的水平及其功能是儿童心理发育的物质基础，生活环境和教养则是对心理发育起决定性作用的外界因素。

（1）注意的发展

注意是人的心理活动集中于一定的人或物，是认识过程的开始。婴儿早期虽然不能用言语表达其感觉、知觉，却能通过各种注意行为表现出来。3 个月开始能短暂地集中注意人脸和声音。随着年龄的增长、活动范围的扩大、生活内容的丰富、动作语言的发育，儿童逐渐出现有意注意。到 5～6 岁后儿童能较好地控制自己的注意力。

（2）记忆的发展

记忆是将获得的信息"贮存"和"读出"的神经活动过程，可分为感觉、短暂记忆和长久记忆 3 个阶段。长久记忆又分为再认和重现两种。1 岁内婴儿只有再认而无重现，随着年龄增长，重现能力也增强。婴幼儿时期的记忆特点是时间短、内容少，易记忆带有欢乐、愤怒、恐惧等情绪的事情。随着年龄增长和思维、理解、分析能力的发展，儿童有意识地逻辑记忆逐渐发展，记忆内容也越来越广泛、复杂，记忆的时间也越来越长。

（3）思维的发展

思维是人应用理解、记忆和综合分析能力来认识事物的本质和掌握其发展规律的一种精神活动，是心理活动的高级活动形式。1 岁以后儿童开始产生思维。婴幼儿的思维为直觉活动思维，即思维与客观物体及行动分不开，不能脱离人物和行动来主动思考。学龄前期小儿则以具体形象思维为主，即具体形象引起的联想来进行思维，尚不能考虑事物间的逻辑关系和进行演绎推理。随着年龄增大，小儿逐渐学会综合、分析、分类、比较等抽象思维方法，使思维具有目的性、灵活性和判断性，在此基础上进一步发展独立思考的能力。

（4）想象的发展

想象是指对感知过的事物进行思维加工、改组、创造出现实中从未有过的事物形象的思维活动，常常通过讲述、画图等表达出来。1～2 岁儿童由于生活经验少，语言尚未充分发育，想象的萌芽局限于模拟成人生活中某些个别的动作。3 岁后儿童随着经验和言语的发展，想象内容较多，已有初步的有意想象。学龄期儿童有意想象和创造性想象迅速发展。

（5）情绪、情感的发展

情绪是人们对事物情景或观念所产生的主观体验和表达。新生儿主要有两种情绪反应，即愉快和不愉快，两者都与生理需要是否得到满足直接相关；3～4 个月开始出现愤怒、悲伤；5～7 个月时出现惧怕；18 个月以后伴随自我意识和认知的发展，逐步产生羞愧、自豪、骄傲、内疚、同情、嫉妒等。情感是在情绪的基础上产生对人、对物的关系的体验，属于较高级且复杂的情绪。幼儿已初步发展情感，可区分好与不好、喜欢与不喜欢，随着年龄的增长和与周围人交往的增加，儿童对客观事物的认识逐步深化，情感日益增加、分化和完善，从而产生信任感、安全感、同情感、友谊感和荣誉感等。

（6）意志的发展

意志是自觉、有目的地调节自己的行为，克服困难以达到预期目的或完成任务的心理过程。新生儿没有意志，随着言语、思维的发展，社会交往增多，在成人教育的影响下，意志逐步形成和发展。婴幼儿开始有意行动或抑制自己某些行动即为意志的萌芽，如能克制自己"不要别人东西"，但因内抑制较差，克服时间不长，以后自制力逐渐增强。

（7）性格的发展

性格是在人的内动力与外环境产生矛盾和解决矛盾的过程中发展起来的，是重要的个性心理特征，具有阶段性。婴儿期由于一切生理需要均依赖成人，逐渐建立对亲人的依赖和信赖感；幼儿时期已能独立行走，并能说出自己的需要，故有一定的自主感，但又未脱离对亲人的依赖，常出现违拗言行与依赖行为相交替现象；学龄期开始了正规学习生活，重视自己勤奋学习的成就，如不能发现自己的学习潜力将产生自卑；青春期体格生长和性发育开始成熟，社交增多，心理适应能力加强但容易波动，在感情、伙伴、职业选择、道德评价和人生观等问题上处理不当易发生性格变化。

（8）社会行为的发展

儿童的社会行为是各年龄阶段相应心理功能发展的综合表现。可以从儿童情绪的社会化及社会性交往两个侧面来认识儿童社会行为的发展。儿童情绪的社会化是在人际交往中逐渐实现的，如新生儿对成人的声音、触摸等可产生愉快反应。6～7个月时形成母婴依赖，同时可产生"分离性焦虑"，并害怕陌生人，表现为避开目光、皱眉、紧紧依偎母亲等。8～18个月时能分辨他人的情绪表情，并做出相应的情绪、行为反应，特别是母亲的情绪表情对婴儿有很重要的影响，婴儿的情绪及行为反应与母亲的情绪表情有很大的一致性。儿童的社会性交往对其心理和社会性发展有着重大影响，与母亲的交往影响着儿童认知、言语、情感、个性品质、社会性行为等方面的健康发展。与同伴交往，在学习社交技能、情绪情感及认知能力的发展、婴儿个性和自我概念的形成及发展等方面有着重要意义。2岁左右时，社会性游戏绝对超过单独游戏，与母亲的交往明显呈下降趋势；3岁后人际交往更广泛，与他人同玩游戏，能遵守游戏规则，以后随接触面不断扩大，对周围人和环境的反应能力更趋完善。

五、知识技能应用

（一）目的及内容

掌握儿童生长发育的评估方法，指导家长进行生长发育的干预。

在社区实践中表现出认真、负责的态度，对儿童爱护和关心，礼貌待人，取得家长的合作。

（二）实训前准备

联系实践的社区家庭，与社区及家长沟通并做好准备。

收集小儿生长发育、营养与喂养的多媒体资料（录像、VCD或课件）。

学生应准备护士服、帽子、口罩、身高测量仪、体重测量仪、皮尺等。

（三）方法及要求

1. 社区实践（托儿所）

①集中由带教老师讲述后分组，每6～8人为一组，在组长的带领下对社区家庭（托儿所）1～2名3～5岁儿童进行生长发育测量与评估。

②各小组将收集到的资料整理后讨论，做出ppt，进行展示（要有数据支撑，内容丰富，有指导建议），以小组为单位评分。

③每位学生写出实践报告，交老师批阅。

2. 测量体重法

需用物品：婴儿磅秤、儿童或成人磅秤，尿布、衣服及毛毯。

（1）婴儿测量法

把清洁尿布铺在婴儿磅秤的秤盘上，然后调节指针到零点平衡；先称出干净的衣服、尿布、毛毯的重量，并记录；婴儿更换已称过的干净衣服、尿布和毛毯，再称重量。后者重量减去前者重量，即为婴儿体重。

（2）儿童测量法

年龄较大的小儿可坐于儿童磅秤或站在成人磅秤上测量。测量者可先用脚尖固定秤盘，待小儿站稳后，再松开脚尖，测量体重并记录。不能合作的小儿可穿已知重量的衣服，或包上已知重量的毛毯，由测量者（或家属）抱起小儿一起称重，称后减去衣服、毛毯重量及成人体重即得小儿体重。

（3）注意事项

每次测体重前须先调节磅秤到零点平衡后方可使用。如需每日测量体重者，应每日在同一时间、用同一磅秤进行，并定期校对。最好在空腹时进行。被测者应脱去外衣、帽子和鞋袜，并排空小便。若测得数值与前次差异较大，要重新测量核对。注意安全和保暖。体重记录均以千克为单位。

3. 测量身长（高）和坐高

需用物品：测量桌或测量板、清洁布、立位测量器或有身高量杆的磅秤，没有以上条件时可用带尺（不用塑料尺）、坐高计。

（1）婴儿测量法

将清洁布铺在测量板上，小儿脱去帽子和鞋袜，仰卧于测量板中线上。将头扶正，使患儿头顶轻轻贴近测量板顶端，测量者左手按住小儿双膝使两腿伸直，脚跟贴住测量板，右手推动滑板至贴住两足底且两侧标尺刻度示数相同，读出身长厘米数。将小儿双腿抬起，双腿与底板垂直90°，臀部紧贴测量板，推滑板至压紧臀部，读出坐高厘米数。若无测量板，可将带尺两端固定在长桌面上，用一活动小木板做测量板，方法同上。

（2）儿童测量法

脱去鞋帽袜，让小儿站在立位测量器或有身高量杆的磅秤上，面向前方，取立正姿势，眼向前看，使眼眶下缘与外耳道口上缘处于同一水平面上。两臂放松下垂，手掌向内，手指并拢。足跟靠拢，足尖分开约60°，足跟、臀部和两肩胛间几点同时靠着量杆。将推板轻轻推至头顶，推板与量杆成90°，读出身高厘米数。坐于坐高计上，两大腿伸直与躯干成直角而与地面平行。头与肩部的位置与量身高的要求相同。

（四）课后评价与反思

通过对儿童生长发育的护理评估，制定干预措施，并谈谈参加本次实践的体会。

六、自我测评

（一）体重测量技能考核标准

考核方法：操作、口述

项目	评分标准		分值	扣分标准	得分
准备质量标准（15）	护士：衣帽整齐，洗手，环境适宜		5	缺一项扣2分	
	患儿：身体许可，尿布、被褥、衣服齐全，饭前、大小便后		5	缺一项扣1分	
	用物：婴儿（儿童）体重仪		5	不能确定测量仪工作正常扣5分	
操作质量标准（75）	①把清洁尿布铺在秤盘上，调节指针到零点		15	全缺项扣15分 不准确扣10分 操作生疏扣5分	
	②称出干净衣服、被褥的重量		20	全缺项扣20分 数据有误扣5分 其他操作有误酌情扣分	
	③婴儿更换已称过的干净衣服、尿布和毛毯，再称重量		20	全缺项扣20分 数据有误扣10分 其他操作有误酌情扣分	
	④后者重量减去前者重量为婴儿体重		20	全缺项扣20分 数据误差太大扣10分	
评价质量标准（10）	操作规范、熟练		3	生疏扣2分，有停顿扣1分	
	语言流利，指导正确		2	交代不清扣1分	
	工作态度认真		2	不认真扣1分	
	所需时间5min		3	超过1min扣1分	

（二）身高测量技能考核标准

考核方法：操作、口述

项目	评分标准		分值	扣分标准	得分
准备质量标准（15）	护士：衣帽整齐，洗手，环境适宜		5	缺一项扣2分	
	患儿：身体许可，尿布、被褥、衣服齐全		5	缺一项扣1分	
	用物：婴儿（儿童）身高仪		5	不能确定测量仪工作正常扣2分	
操作质量标准（75）	①根据年龄不同选择正确、测量方法		15	选错仪器扣15分 选择仪器有问题酌情扣分	
	②将清洁布铺在测量板上，小儿脱去帽子和鞋袜，仰卧于测量板中线上		20	全缺项扣20分 位置不准确扣5分 其他操作有误酌情扣分	

（续表）

项目	评分标准	分值	扣分标准	得分
操作质量标准（75）	③将头扶正，使患儿头顶轻贴测量板顶端，测量者左手按住小儿双膝使两腿伸直，脚跟贴住测量板	20	全缺项扣20分体位有误扣5分没按双膝使两腿伸直扣5分其他操作有误酌情扣分	
	④说出小儿身高	20	全缺项扣20分。数据误差太大扣10分	
评价质量标准（10）	操作规范、熟练	3	生疏扣2分，有停顿扣1分	
	语言流利，指导正确	2	交代不清扣1分	
	工作态度认真	2	不认真扣1分	
	所需时间5min	3	超过1min扣1分	

七、课后练习

（一）选择题

1. 宝宝25天，母乳喂养，已经注射乙肝疫苗和卡介苗。医护人员告诉妈妈新生儿期的护理很重要。那么，新生儿期指（　　）。

   A. 从受孕到生后脐带结扎

   B. 从出生脐带结扎到满28天

   C. 从出生脐带结扎到满29天

   D. 从出生脐带结扎到满1个月

   E. 从出生脐带结扎到满1周岁

2. 宝宝8个月，母乳与牛奶混合喂养，未添加辅食。医生告诉妈妈一定要让孩子在婴儿期就学会吃饭。那么，婴儿期是指（　　）。

   A. 从出生至28天后

   B. 从出生至1周岁

   C. 从生后1个月到满6个月

   D. 从生后1个月到满1周岁

   E. 从生后1周岁到3周岁

3. 宝宝生后体重增加6kg，妈妈担心孩子发生肥胖。医生告诉妈妈她的孩子正处于生长发育最快的时期。其最快的时期是（　　）。

   A. 新生儿期　　　　　　B. 婴儿期　　　　　　　C. 幼儿期

   D. 学龄前期　　　　　　E. 学龄期

4. 准妈妈了解到小儿在生长发育时期应注意预防意外发生。小儿最易发生意外事故的时期是（　　）。

A. 新生儿期　　　　　B. 婴儿期　　　　　C. 幼儿期

D. 学龄期　　　　　E. 青春期

5. 某护士对宝宝的妈妈进行健康教育，讲到婴儿期特点时，她更正的错误观点是

（　　）。

A. 生长发育最迅速　　　　　　　　　　B. 易发生消化与营养紊乱

C. 饮食以乳汁为主　　　　　　　　　　D. 需要有计划接受预防接种

E. 抗病能力较强，不易患传染病

6. 宝宝 2 个月，在健康体检中发现孩子能试着抬头。妈妈追问，孩子多大了才能伸手拿到物品？（　　）

A. 3 个月　　　　　B. 5 个月　　　　　C. 6 个月

D. 8 个月　　　　　E. 9 个月

7. 宝宝出生后生长发育正常，此时头围与胸围大致相同。那么，他的年龄是（　　）。

A. 8 个月　　　　　B. 10 个月　　　　　C. 1 岁

D. 2 岁　　　　　E. 3 岁

8. 宝宝的妈妈知道孩子正常发育的重要性，非常关注体重的变化。请你告诉她，计算公式平均体重 = 年龄 ×2 + 8（kg）所适合的年龄段为（　　）。

A. 14 岁以下　　　　　B. 12 岁以下　　　　　C. 2 ～ 10 岁

D. 1 ～ 12 岁　　　　　E. 2 ～ 12 岁

9. 宝宝出生时身高 47cm，在整个幼儿期身高始终比一般孩子矮。请你告诉其妈妈，身高低于哪项数字时即可称为异常（　　）。

A. 低于年龄 ×5 + 75（cm）　　　　　　B. 低于正常 10% 以下

C. 低于正常 20% 以下　　　　　　　　D. 低于正常 30% 以下

E. 低于正常 40% 以下

10. 宝宝出生体重为 2.8kg，在整个幼儿期体重也始终比一般孩子轻。请你告诉其妈妈，小儿体重的正常范围是（　　）。

A. 体重 = 年龄 ×2 + 8（kg）　　　　　　B. 同年龄的体重 ±10%

C. 同年龄正常体重 ±15%　　　　　　　D. 同年龄体重 ±20%

E. 体重 = 年龄 ×2 + 7

11. 宝宝妈妈妊娠 40 天，今天来门诊例行检查。请你告诉她，母亲的不利因素最容易造成胎儿的先天畸形，主要是在妊娠的哪一时期？（　　）

A. 妊娠早期　　　　　B. 妊娠中期　　　　　C. 妊娠晚期

D. 分娩时　　　　　E. 妊娠中晚期

12. 宝宝 15 岁，面部出现痤疮，声音也发生改变。妈妈到门诊咨询，请你告诉她，青春期生长发育最大特点是（　　）。

A. 体格生长　　　　　　B. 神经发育成熟　　　　C. 内分泌调节稳定

D. 生殖系统迅速发育，并渐成熟　　　　　　　E. 以上都不是

13. 宝宝 1 周岁，出牙 4 颗，妈妈不知道孩子的乳牙什么时间出齐。请你告诉她，乳牙出齐时间为（　　　　）。

A. 1 岁　　　　　　　　B. 1 ～ 1.5 岁　　　　　C. 1.5 岁

D. 1.5 ～ 2 岁　　　　　E. 2 ～ 2.5 岁

14. 宝宝身长 65cm，可独坐一会，会用手摇玩具，能认出熟人和陌生人。他可能的年龄是（　　　　）。

A. 4 个月　　　　　　　B. 5 个月　　　　　　　C. 6 个月

D. 9 个月　　　　　　　E. 10 个月

15. 宝宝乳牙出齐在 2 周岁，他的正常体重和身高应分别是（　　　　）。

A. 12kg，85cm　　　　　B. 10kg，75cm　　　　　C. 9kg，75cm

D. 15kg，80cm　　　　　E. 13kg，80cm

16. 宝宝体重 4kg，前囟 1.5cm×1.5cm，能微笑，头不能立，抱起喂奶时出现吸吮动作。他可能的年龄是（　　　　）。

A. 7 ～ 15 天　　　　　B. 10 ～ 20 天　　　　　C. 20 ～ 30 天

D. 30 ～ 60 天　　　　　E. 60 ～ 90 天

（二）简答题

1. 简述小儿年龄分期及每期特点。

2. 简述影响儿童生长发育的因素。

3. 简述儿童语言的发育。

4. 简述小儿运动发育。

（三）案例分析题

1. 患儿，男，6 个月。母乳喂养，未添加辅食。体重 7kg，身高 65cm，头围 44cm，能双手向前撑住独坐，会单手抓物，并独自摇摆或玩弄小物体，出现换手、捏物体等行动，听到妈妈的声音特别高兴。

请问：

（1）如何对患儿的发育进行评估？

（2）患儿存在的主要护理问题是什么？

（3）患儿妈妈在以后的护理中应注意什么？

2.妞妞，女，3岁，上幼儿园小班。近期妈妈发现她不爱吃饭，挑食，经常和小朋友打架，妈妈很担心孩子有什么问题，故就诊。查体：一般情况尚好，面色红晕，身高95cm，体重15kg，头围49cm，乳牙20颗，蹦跳自如，会背诵10首儿歌，心率100次/min，呼吸26次/min，心、肺查体未发现异常，腹部平软，肝脾均未触及，四肢活动自如。

请问：

（1）妞妞体格发育是否正常？

（2）妞妞不爱吃饭，挑食的原因是什么？

（3）经常和小朋友打架的问题应怎么解决？

子项目（二） 小儿营养与喂养

一、学习目标

知识目标

1.掌握儿童各年龄阶段的营养和喂养方法。

2.熟悉儿童能量与营养的需要，母乳喂养的护理，人工喂养注意事项。

3.了解儿童的膳食安排。

技能目标

1. 会对婴儿喂养方法进行指导。

2. 会对儿童营养进行评估与指导。

二、学习重点和难点

重　点：母乳喂养的优点，代乳品牛奶的矫正方法。

难　点：婴儿食物转换。

三、工作情境及任务

情境一：王护士为小宝家长进行食物转换的健康指导。小宝6个月，母乳喂养，每日6～7次，以保证小宝的营养摄取。

任务一：为宝宝制定一个辅食添加方案。

任务二：食物转换过程中应该注意哪些问题？

情境二：刘女士昨天凌晨顺利生下一个健康的女儿，一家人处于喜乐中。刘女士认为女儿吃牛奶会更方便，对自己身体也有益，所以拒绝喂养女儿，一家人很焦急。你是刘女士的责任护士，应该怎样做？

任务一：怎样说服刘女士进行母乳喂养？

任务二：人工喂养与母乳喂养的优缺点是什么？

任务三：刘女士母乳喂养时应该注意什么？

情境三：李护士今天门诊值班，遇到这样一位孩子：妮妮，女，10月，母乳喂养，6月开始添加辅食，主要以米粉、鸡蛋花、菜汁为主，生长发育良好。

任务一：妮妮辅食添加是否得当？

任务二：家长想知道小儿断奶的最佳时间。

四、知识储备和理论学习

营养（nutrition）是指人体获得和利用食物维持生命活动的整个过程。食物中经过消化、吸收和代谢能够维持生命活动的物质称为营养素（nutrients）。营养素分为能量、宏量营养素（蛋白质、脂类、糖类）、微量营养素（矿物质及维生素）和膳食成分（膳食纤维、水）。由于儿童的消化功能尚未成熟，在喂养过程中，应根据儿童的生理特点，提供合适的饮食，保证其获得合理的营养。

（一）能量的需要

1. 基础代谢

婴幼儿基础代谢较成人高，所需能量占总能量的50%～60%，随年龄增长逐渐减少。如婴儿需230kJ（55kcal）/（kg·d），7岁时约需184kJ（44kcal）/（kg·d），12岁时约需 126kJ（30kcal）/（kg·d），成人需 105 ～ 126kJ（25 ～ 30kcal）/（kg·d）。

2. 食物热力作用

食物消化、吸收过程中产生能量。此作用与食物成分有关，蛋白质的热力作用最高，其次为糖类、脂肪。婴儿食物含蛋白质较高，此项能量需要占总能量的 7% ～ 8%，而年长儿约占 5%。

3. 生长所需

儿童时期因生长有能量需要，与儿童的生长速度成正比。婴儿此项能量需要占总能量的 25% ～ 30%，以后逐渐减少，至青春期又增高。

4. 活动消耗

活动所需能量与身体状况、活动强度及持续时间、活动类型有关，个体差异较大。当能量摄入不足时，儿童可表现为活动减少。

5. 排泄丢失

正常情况下未经消化吸收的食物排出体外所丢失的能量为排泄丢失。一般不超过总能量的 10%，腹泻时增加。

以上 5 方面能量的总和即为儿童能量的需要量。常用的估算方法，1 岁以内婴儿约需能量为 460kJ（110kcal）/（kg·d），以后每增加 3 岁能量需要量约减少 42kJ（10kcal）/（kg·d），至 15 岁时为 250kJ（60kcal）/（kg·d）。长期能量摄入不足可引起营养不良，长期能量摄入过多则引起肥胖。

（二）儿童营养素的需要

1. 糖类

糖类为能量的主要来源。婴儿需糖类 10 ～ 12g/（kg·d），所产能量占总能量的 50% ～ 60%；2 岁以上儿童膳食中，糖类提供的能量应占总能量的 55% ～ 65%。糖类主要来源于乳类、粮谷类、薯类等，如糖类产能 > 80% 或 < 40% 都不利于健康。

2. 脂类

脂类包括脂肪和类脂，为机体的第二供能营养素。婴幼儿需脂肪 4 ～ 6g/（kg·d），所产能量占总能量的 35% ～ 50%。脂肪主要来源于乳类、肉类、植物油或由体内糖类和蛋白质转化而来。

3. 蛋白质

蛋白质是维持生长发育最重要的营养素，也是保证各种生理功能的物质基础。婴儿需蛋白质 1.5 ～ 3.0g/（kg·d），优质蛋白质应占 50% 以上，蛋白质所产能量占总能量的 8% ～ 15%。蛋白质主要来源于动物和大豆蛋白质。

4. 维生素

维生素是维持人体正常生理功能所必需的营养素，但不能供给能量，一般体内不能合成或合成量不足，必须由食物供给。其中，脂溶性维生素（A、D、E、K）可储存于体内，过量易引起中毒，缺乏时症状缓慢出现；而水溶性维生素（B族和C）溶于水，不易储存，必须每日供给，过量一般不易发生中毒，但缺乏时症状迅速出现。

5.矿物质

矿物质为非供能物质，但参与机体的构成，具有维持体液渗透压、调节酸碱平衡等作用，可分为常量元素及微量元素。常量元素为每日膳食需要量在100mg以上者，有钙、磷、镁、钠、钾、氯等；微量元素有碘、锌、铜、硒、铁等，其中铁、锌为最容易缺乏的必需微量营养素。

6.膳食纤维

膳食纤维包括纤维素、半纤维素、果胶等，为不能被小肠酶消化的非淀粉多糖。功能为吸收水分，软化大便，增加大便体积，促进肠蠕动，降解胆固醇，改善肝代谢等。膳食纤维主要来自植物的细胞壁。

7.水

水的需要量与能量摄入、食物种类、肾功能成熟度、年龄等因素有关。婴儿新陈代谢旺盛，所需水为150mL/（kg·d），以后每增加3岁减少25mL/（kg·d），成人则每日需水45～50mL/（kg·d）。水主要来源于饮水和食物。

（三）婴儿喂养

婴儿喂养的方式有母乳喂养、部分母乳喂养及人工喂养。

1.母乳喂养

母乳能够满足4～6个月内婴儿的营养需要，是婴儿最理想的天然食物。

（1）母乳的成分

按产后不同时期乳汁成分的变化，母乳分为四种：

①初乳：分娩后4～5天内分泌的乳汁。量少，质稠色黄，含蛋白质较多（主要为免疫球蛋白）而脂肪少，有丰富的矿物质、牛磺酸及维生素A，并含有初乳小球（充满脂肪颗粒的巨噬细胞及其他免疫活性细胞），有利于婴儿的生长、增强抗感染能力。

②过渡乳：6～14天的乳汁。量逐渐增多，含脂肪高，而蛋白质及矿物质逐渐减少。

③成熟乳：15天至9个月的乳汁。量最多，但蛋白质含量更低。

④晚乳：10个月以后的乳汁。其量和成分都不能满足婴儿的需要。

（2）母乳喂养的优点

①营养丰富，最适合婴儿的需要。

母乳营养生物效价高，蛋白质、脂类和糖类比例适宜，易被婴儿利用。母乳中乳清蛋白和酪蛋白的比例为4∶1，乳清蛋白在胃内形成的乳凝块较小，易被消化吸收。脂肪颗粒小，含较多的不饱和脂肪酸和脂肪酶，利于消化吸收。母乳中乳糖含量丰富，主要为乙型乳糖，可以促进双歧杆菌、乳酸杆菌生长。母乳中钙、磷比例（2∶1）适宜，铁含量虽与牛乳相似，但吸收率高；含有低分子的锌结合因子——配体，易吸收，锌利用率高。

②增进婴儿抗感染力。

母乳含有免疫球蛋白尤其是 SIgA，能有效抵抗病原微生物侵袭机体。母乳中双歧因子、低聚糖可促进双歧杆菌、乳酸杆菌的生长，抑制大肠埃希菌的生长，减少腹泻的发生。母乳中的催乳素可促进新生儿免疫功能的成熟。母乳中乳铁蛋白对铁有强大的螯合能力，能夺走大肠埃希菌、大多数需氧菌和白色念珠菌赖以生长的铁，从而抑制它们的生长。母乳还含有巨噬细胞、溶菌酶、补体等，有抗感染作用。

③喂养简便。

母乳经济方便，温度适宜，不易污染，且乳量随婴儿生长而增加。

④促进良好的心理—社会反应。

母乳喂养时，母亲与婴儿的直接接触，增进了母婴感情，有利于婴儿心理的发育及建立良好的亲子关系。

⑤利于母亲康复。

哺乳能促进母亲子宫收缩、复原，促进康复，抑制排卵，减少乳腺癌和卵巢癌的发病率。

（3）母乳喂养的护理

①产前准备：宣传母乳喂养的优点，树立母乳喂养的信心；保证合理营养，使孕期体重适当增加（12～14kg），贮存足够脂肪，供哺乳能量消耗；做好乳房、乳头的护理，从妊娠后期每日用清水擦洗乳头，并按摩乳房。

②指导哺乳技巧

尽早开始喂奶，按需哺乳。产后 15min 至 2h 内哺乳，早接触、早吸吮，促使乳汁早分泌、多分泌。1～2 个月内的婴儿"按需哺乳"，以促进乳汁的分泌，以后则根据婴儿的饮食、睡眠等规律"按时哺乳"，一般 2～3h 喂一次，每次哺乳 15～20min。

掌握正确的喂哺方法。喂哺前，先给婴儿更换尿布，然后母亲清洁双手及乳头。喂哺时，母亲取舒适体位，一般采用坐位，将婴儿抱在胸前，将乳头和大部分乳晕送入婴儿口中，注意观察婴儿吸吮和吞咽情况。哺乳后，将婴儿竖起，头伏于母亲肩上，轻拍其背，使胃内空气排出，然后将其右侧卧位数分钟，以防溢乳。哺乳时应两侧乳房轮流排空，即每次哺乳时让婴儿吸空一侧再吸另一侧乳房，下次哺乳时则先吸未排空的一侧。

保证合理营养，保持心情愉快。母亲营养充足，可使乳量充分；母亲保证心情舒畅、睡眠充足、劳逸结合，可促进乳汁的分泌。

不宜哺乳的情况：母亲患有急、慢性传染病及活动性肺结核等消耗性疾病或重症心肾疾病均不宜或暂停母乳喂哺，患乳腺炎者暂停患侧哺乳。

③指导断奶：婴儿生后 4～6 个月开始辅助食品的添加，并逐渐减少哺乳次数，一般在 10～12 个月时完全断奶，最晚不超过一岁半。

2. 混合喂养

母乳与牛乳或其他代乳品同时喂养者称混合喂养，有补授法和代授法两种情况。

补授法，即每次喂哺母乳后再适当补充牛乳或其他代乳品。常用于母乳不足者，此法有利于婴儿的生长及刺激母乳分泌。

代授法，即每日有几次完全以牛乳或其他代乳品代替母乳喂哺。常用于为断奶做准备。

3. 人工喂养

4～6个月以内的婴儿由于各种原因不能进行母乳喂养，完全用牛乳等代乳品喂养者称人工喂养。常用的代乳品有牛乳、羊乳、马乳等。

（1）鲜牛乳

①鲜牛乳的特点：鲜牛乳蛋白质含量较人乳高，但以酪蛋白为主，在胃内易形成较大的凝块；脂肪以饱和脂肪酸为主，脂肪颗粒较大，且缺乏脂肪酶；乳糖含量低，以甲型乳糖为主，有利于大肠埃希菌的生长；含矿物质较多，增加肾脏的溶质负荷，钙磷比例不当，磷含量高，影响钙的吸收；含有 β 乳白蛋白，可以使某些婴儿过敏、腹泻；缺乏各种免疫因子，且易污染。

②鲜牛乳的矫正方法：

稀释：降低蛋白质及矿物质的浓度，减轻婴儿消化道、肾脏的负荷。出生1～2周的新生儿可用2：1乳（牛奶2份，水1份），以后逐渐增至3：1或4：1乳，满月后可用全乳汁。

加糖：使三大供能物质比例适宜，易于吸收，一般每100mL牛乳中加蔗糖5～8g。

煮沸：灭菌，并使蛋白质变性，减小乳凝块。

（2）牛乳制品

①全脂奶粉：经鲜牛乳经浓缩、干燥而制成。按重量比1：8（1g 奶粉加水8g）或按容积比1：4（1勺奶粉加4勺水）配成的牛乳，其成分与鲜牛乳相似。

②婴儿配方奶粉：是以牛乳为主要原料经过加工而成的乳制品，除去了大量饱和脂肪酸及矿物质，加入乳糖、不饱和脂肪酸及微量营养素，调整了清蛋白与酪蛋白的比例，使成分更接近母乳，适合于婴儿的消化能力。不同月龄的婴儿应使用不同的婴儿配方奶粉。

其他乳类和代乳品有羊乳（叶酸和维生素 B_{12} 缺乏，易患巨幼红细胞性贫血）、豆浆、豆浆粉等。

（3）全牛乳量摄入的估计

100mL牛奶可产生热量280kJ（67kcal），8%糖牛乳100mL供能418kJ（100kcal），婴儿的能量需要为460kJ（110kcal）/（kg·d），故婴儿需8%糖牛乳110mL（kg·d）。全牛乳喂养时，因蛋白质与矿物质浓度较高，应在两次喂哺之间加水，使奶汁与水总液量为 150mL/（kg·d）。

（4）人工喂养的注意事项

①选择适宜的奶瓶和奶头，保持奶具清洁，定期消毒。

②乳液最好现配现用，定时、定量喂养。

③喂奶时，婴儿斜卧于母亲怀中，乳头充满乳汁。喂奶完成后竖抱婴儿，拍背排气。

④根据婴儿的食欲、体重增减及粪便性质随时增减奶量。

4. 婴儿食物转换

（1）目的

补充乳类营养素的不足；改变食物的性质，为断奶做准备；逐步培养良好的饮食习惯。

（2）食物转换的原则

由少到多，由稀到稠，由细到粗，由一种到多种。天气炎热或患病期间，应减少辅食量或暂停辅食。辅食应单独制作。

（3）换乳期食物

除母乳或配方乳外，为过渡到成人固体食物所添加的富含能量和各种营养素的辅食，其添加顺序见下表。

辅食的添加顺序

月龄（月）	食物性状	食物种类	餐数		进食技能
			主餐	辅餐	
1～3	流汁食物	果汁、菜汁、鱼肝油	8次奶	1次	用勺喂
4～6	泥状食物	含铁配方米粉、菜泥、水果泥、蛋黄、鱼泥	6次奶	逐渐加至1次	用勺喂
7～9	末状食物	稀饭、烂面、菜末、豆腐、蛋、鱼、肝末	4次奶	1餐饭、1次水果	学用杯子
10～12	软碎食物	软饭、粥、面条、豆制品、带馅食品、碎肉	3次奶、1次水果	2餐饭	断奶瓶、手抓食或自用勺

（四）幼儿膳食安排

幼儿的主食由乳类变成谷类，需要增加优质蛋白的供给。食物以固体为主，制作宜细、软、易消化，并逐渐增加食物品种及花色。注意培养孩子良好的饮食习惯，定时进餐、不挑食、不吃零食等。饮食一日三餐加2～3次点心或乳品，食物组成以蛋白质、脂肪和糖类产能之比是（10%～15%）∶（25%～30%）∶（50%～60%）为宜。

五、知识技能应用

婴儿配乳与哺喂实训：

（一）目的及内容

①学会全脂奶、稀释奶、酸奶和脱脂奶的配制方法，为不同婴儿提供适宜的食物。学会乳瓶哺喂法、滴管哺喂法及鼻饲法喂养，满足不同婴儿的进食需要。

②实训中表现出严肃、认真的态度，对小儿爱护、关心、有耐心。

（二）实训前准备

①用物准备：奶瓶、吸管、鼻饲管、量杯、滴管、汤匙、奶锅、小碗、电磁炉或者电炉、婴儿模型、小餐巾等。

②食品准备：全脂奶粉、糖、100%乳酸溶液或5%柠檬酸溶液或橘子汁。

③护生准备：剪指甲、更鞋、戴帽子和口罩、洗手，关好门窗。

（三）方法及要求

1. 实训地点

在医院儿科病房配乳室或学校护理模拟实训室。

2. 实训方法

①由老师集中演示操作方法后分组，每3～5人为一组。

②每组分头配制全脂奶、稀释奶、酸奶和脱脂奶。

③每组每人操作乳瓶哺喂法、滴管哺喂法及鼻饲法。

（四）注意事项

注意保持环境及用物的卫生。

严格执行计算用量。

（五）课后评价与反思

评价学生的合作精神和态度。

评价各小组操作步骤是否规范、计算结果是否正确。

要求学生写出本次实训课的报告，并谈谈参加本次实训的体会。

六、自我测评

婴儿配乳法考核标准 考核方法：操作、口述

项目	评分标准	分值	扣分标准	得分
准备质量标准（15）	护士：衣帽整齐，洗手，环境适宜	5	缺一项扣2分	
	患儿：婴儿模型，小餐巾、汤匙，衣服穿戴齐全，大小便后	5	缺一项扣1分	

（续表）

项目	评分标准	分值	扣分标准	得分
准备质量标准（15）	用物：奶瓶、奶锅、奶粉、汤匙、糖、量杯、电磁炉等	5	缺一项扣1分	
操作质量标准（75）	①把用品清洁干净，检查电磁炉功能	15	全缺项扣15分 不准确扣10分 操作生疏扣5分	
	②计算出水、糖、奶粉的用量	20	全缺项扣20分 数据有误扣5分 其他操作有误酌情扣分	
	③用量杯取出水，用汤匙取奶粉和糖，搅拌均匀，倒入奶锅加热，然后倒入奶瓶中	20	全缺项扣20分 数据有误扣10分 其他操作有误酌情扣分	
	④奶汁温度适宜，喂奶姿势正确	20	不正确扣20分 姿势不规范扣10分	
评价质量标准（10）	操作规范、熟练	3	生疏扣2分，有停顿扣1分	
	语言流利，指导正确	2	交代不清扣1分	
	工作态度认真	2	不认真扣1分	
	所需时间5min	3	超过1min扣1分	

七、课后练习

（一）选择题

1.人体所需的总能量中为小儿所特有的是（　　　）。

　　A.基础代谢所需的能量　　　　　　　　　B.生长发育所需的能量

　　C.食物热力作用所需的能量　　　　　　　D.活动所需的能量

　　E.排泄损失能量

2.婴儿饮食中三大营养素（蛋白质、脂肪、碳水化合物）所供热量的百分比，正确的是（　　　）。

　　A.15 : 35 : 50　　　　　B.15 : 50 : 35　　　　　C.25 : 40 : 35

　　D.25 : 35 : 40　　　　　E.25 : 25 : 50

3.母乳喂养的优点中，不正确的是（　　　）。

　　A.蛋白质、脂肪、糖比例合适　　　　　　B.母乳含免疫物质

　　C.有助于母亲产后子宫复原　　　　　　　D.母乳中酪蛋白多

　　E.糖类以乙型乳糖为主

4.母乳中与抗感染有关的是（　　）。

    A. 含乳白蛋白　　　　　　B. 钙磷比例适宜　　　　　C. 含脂酶

    D. 不饱和脂肪酸多　　　　E. 含 SIgA

5.母乳喂养的指导中不恰当的一项是（　　）。

    A. 母亲取坐位哺乳

    B. 吸空一侧乳房的奶后再吸另一侧

    C. 先给小儿换尿布，然后清洗母亲双手和乳头

    D. 哺乳时只将母亲乳头送入婴儿口中即可

    E. 哺乳后轻拍小儿后背让吸入的空气排出

6.将 6 勺全脂奶粉配成全乳，应加水（　　）。

    A. 10 勺　　　　　　　　B. 14 勺　　　　　　　　C. 18 勺

    D. 24 勺　　　　　　　　E. 48 勺

7.宝宝 6 个月，体重 7kg。为适应正常的生长发育需要，每日要供给其热量（　　）。

    A. 1610kJ/kg　　　　　　B. 3220kJ/kg　　　　　　C. 3558kJ/kg

    D. 4186kJ/kg　　　　　　E. 2511kJ/kg

8.宝宝 4 个月，体重 6kg，用鲜牛奶喂养应选用的配方是（　　）。

    A. 牛奶 500mL，糖 44g，水 300mL

    B. 牛奶 660mL，糖 48g，水 240mL

    C. 牛奶 600mL，糖 40g，水 250mL

    D. 牛奶 600mL，糖 48g，水 200mL

    E. 牛奶 650mL，糖 40g，水 300mL

9.宝宝 4 个月，人工喂养。家属来儿童保健门诊咨询喂养方法，应指导添加的辅食为（　　）。

    A. 肉末　　　　　　　　　B. 饼干　　　　　　　　C. 蛋黄

    D. 米饭　　　　　　　　　E. 馒头

10.宝宝 10 个月，母乳喂养。6 个月开始添加辅食，小儿生长发育良好。家长询问小儿断奶的最佳月龄，正确的是（　　）。

    A. 4 ～ 5 个月　　　　　　B. 6 ～ 7 个月　　　　　　C. 8 ～ 9 个月

    D. 10 ～ 12 个月　　　　　E. 14 ～ 16 个月

11.宝宝生后 10 天，家长询问婴儿每日应喂哺的次数，护士正确的回答是（　　）。

    A. 4 ～ 5 次　　　　　　　B. 5 ～ 6 次　　　　　　C. 6 ～ 7 次

    D. 7 ～ 8 次　　　　　　　E. 按需喂哺

12.宝宝体重已 6kg，人工喂养，用全脂奶粉配 8% 糖牛奶，每日需水（　　）。

    A. 550mL　　　　　　　　B. 575mL　　　　　　　C. 585mL

D. 700mL   E. 750mL

13. 刘女士刚生下一个女孩，为鼓励其进行母乳喂养，护士指导以下各阶段母乳中营养价值最高的是（　　）。

A. 晚乳   B. 初乳   C. 配方乳

D. 过渡乳   E. 成熟乳

14. 宝宝6个月，母乳喂养，每日6～7次。为保证小儿的营养摄取，护士对家长进行食物转换的健康指导，正确的是（　　）。

A. 由粗到细   B. 由稠到稀   C. 由少到多

D. 由多到少   E. 由多种到一种

15. 宝宝3个月，母乳量少，以羊乳喂养，要注意预防（　　）。

A. 低钙   B. 肥胖症   C. 佝偻病

D. 肠道疾病   E. 巨幼红细胞性贫血

（二）简答题

1. 简述母乳喂养的优点。

2. 简述牛奶的矫正方法。

3. 简述辅食添加原则。

4. 简述母乳喂养注意事项。

（三）案例分析题

1. 7个月患儿，体重5.5kg，身高68cm，出生后牛乳喂养，未添加辅食，尚未出牙，不会坐。查体：神志清，精神稍差，皮肤苍白，腹部皮下脂肪0.4cm，肌肉松弛。

请问：

（1）该患儿出现了什么问题？

（2）应该采取什么样的护理措施？

2.宝宝 6 个月，母乳喂养，每日 6 ～ 7 次，没有添加辅食。为保证小儿健康成长，妈妈来咨询小儿营养摄取情况。

请问：

（1）该儿童是否存在喂养问题?

（2）护士对家长进行食物转换的健康指导。

（3）什么时间可以断奶?

子项目（三） 计划免疫

一、学习目标

知识目标

1.掌握儿童计划免疫程序。

2.熟悉儿童预防接种的禁忌、预防接种的反应及处理。

3.了解儿童计划免疫方式、常用制剂。

技能目标

1.会对儿童制定预防免疫计划。

2.会对儿童免疫接种进行评估与指导。

二、学习重点和难点

重　点：儿童计划免疫程序。

难　点：预防接种的反应及处理。

三、工作情境及任务

情境一：张女士怀抱婴儿来到门诊，告诉护士：女儿笑笑，生后 3 天已接种过卡介苗、乙肝疫苗，2 个月时口服过脊髓灰质炎减毒活疫苗糖丸，现已 4 个月，迫切想知道有关孩子接种疫苗的相关问题。

任务一：笑笑现在应该接种的疫苗是什么？

任务二：接种前后需注意的事项有哪些？

任务三：如出现异常反应如何处理？

情境二：李护士今天儿保门诊值班，遇到这样一位患儿。宝宝10岁，为预防流行性感冒，自愿接种流感疫苗，接种过程中出现头晕、心悸、面色苍白、出冷汗。查体：体温36.8℃，脉搏130次/min，呼吸25次/min，诊断为晕针。

任务一：此时，护士应为患儿采取什么样的卧位？

任务二：这个过程中应该注意观察什么？

任务三：患儿出现什么情况是对疫苗过敏？

四、知识储备和理论学习

计划免疫（planned immunizations）是根据小儿免疫特点和传染病发生的情况制定免疫程序，有针对性地将生物制品接种到婴幼儿体中，使之产生免疫力的过程，以达到控制和消灭传染病的目的。计划免疫工作是一项群众性的工作，预防接种（preventive vaccination）是计划免疫的核心，必须利用一切机会大力宣传预防接种的重要意义，以取得各方的支持和合作，确保计划免疫按时完成。

（一）免疫方式及常用制剂

1. 主动免疫

主动免疫指给易感者接种特异性抗原，以刺激机体产生特异性抗体，从而产生主动免疫力，是预防接种的主要内容。主动免疫制剂在接种后经过一定期限才能产生抗体，持续时间较久，一般为1～5年，故在完成基础免疫后，还要适时地安排加强免疫，巩固免疫效果。

常用制剂有菌苗、疫苗、类毒素等。多采用一种以上的预防接种制剂联合应用，同时对几种传染病产生抵抗力，即联合免疫接种。如百白破三联（百日咳菌苗、白喉类毒素、破伤风类毒素）效果好，可减少接种次数，增加协同作用。这是目前各国都采用的一种方法。

2. 被动免疫

未接受主动免疫的易感儿在接触传染病后，可给予相应的抗体，使机体立即获得免疫力，称为被动免疫。这种免疫抗体在体内存留时间短暂，一般3周左右，只能作为暂时性的预防和治疗。例如，给未注射麻疹疫苗的麻疹易感儿注射丙种球蛋白以预防麻疹，受伤时注射破伤风抗毒素以预防破伤风。

被动免疫制剂是用于人工被动免疫的生物制品，包括特异性免疫血清、丙种球蛋白及胎盘球蛋白等。其中，特异性免疫血清又包括抗毒素、抗菌血清和抗病毒血清，此类制剂来自于动物血清，对人体是一种异性蛋白，注射后容易引起过敏反应或血清病，尤其是重复使用时更应慎重。

（二）计划免疫程序

计划免疫包括基础免疫和加强免疫。人体初次接受某种疫苗的全程足量预防接种称为基础免疫；基础免疫后，机体产生的相应抗体会随着时间的推移逐渐降低乃至消失，必须进行同类疫苗的复种，称为加强免疫。

根据我国卫生与计划生育委员会规定，儿童在 1 岁内必须完成乙肝疫苗、卡介苗、脊髓灰质炎减毒活疫苗、百白破混合制剂、麻疹疫苗的接种，并将甲肝疫苗、流脑疫苗、乙脑疫苗、麻腮风疫苗纳入国家免疫规划，对适龄儿童进行常规接种；在重点地区对重点人群进行出血热疫苗接种；发生炭疽、钩端螺旋体病疫情或发生洪涝灾害可能导致钩端螺旋体病爆发流行时，对重点人群进行炭疽疫苗和钩体疫苗应急接种。儿童具体免疫程序见下表。

儿童计划免疫程序

疫苗	预防疾病	接种对象	次数	接种部位及途径	每次剂量	备注
乙肝疫苗	乙型肝炎	0、1、6 月龄	3	上臂三角肌肌内注射	5μg/0.5mL	第 1 剂在生后 24 小时内注射，第 2、3 剂分别在 1 个月和 6 个月时注射
卡介苗	结核病	出生时	1	上臂三角肌中部略下处皮下注射	0.1mL	初种年龄为出生 24 小时后；2 个月以上接种前应做结核菌素试验，阴性反应者可接种
脊髓灰质炎疫苗糖丸	脊髓灰质炎	2、3、4 月龄，4 周岁	4	口服	1 粒	第 1、2 剂和第 2、3 剂间隔 ≥ 28 天，冷开水送服，并在吞服后 1 小时内禁饮热开水
百白破疫苗	百日咳、白喉、破伤风	3、4、5月龄，18～24 月龄	4	上臂三角肌肌内注射	0.5mL	第 1、2 剂和第 2、3 剂间隔 ≥ 28 天
麻疹疫苗	麻疹	8 月龄	1	上臂三角肌下缘附着处皮下注射	0.5mL	因婴儿体内尚有母体抗体残留，故婴儿初种时疫苗不可过早
麻腮风减毒活疫苗	麻疹、腮腺炎、风疹	18～24 月龄	1	上臂三角肌下缘附着处皮下注射	0.5mL	
乙脑减毒活疫苗	乙型脑炎	8 月龄、2 周岁	2	上臂三角肌下缘附着处皮下注射	0.5mL	

（续表）

疫苗	预防疾病	接种对象	次数	接种部位及途径	每次剂量	备注
A群流脑疫苗	流行性脑脊髓膜炎	6～18月龄	2	上臂三角肌下缘附着处皮下注射	30μg	第1、2剂次间隔3个月
A+C流脑疫苗	流行性脑脊髓膜炎	3周岁、6周岁	2	上臂三角肌下缘附着处皮下注射	100μg	2剂间隔≥3年；第1剂与A群流脑疫苗第2剂间隔≥12个月
甲肝减毒活疫苗	甲型肝炎	18月龄	1	上臂三角肌下缘附着处皮下注射	1mL	

（三）预防接种的禁忌症

患免疫缺陷病、恶性肿瘤，在接受免疫抑制治疗（如放射治疗、糖皮质激素、抗代谢药物和细胞毒性药物）期间，禁止接种。

患有活动性结核病、急性传染病（包括有接触史而未过检疫期者），以及严重心、肝、肾疾病或慢性疾病急性发作者，禁止接种。

有明确过敏史者禁止种白喉类毒素、破伤风类毒素、麻疹疫苗（尤其是鸡蛋过敏）、脊髓灰质炎糖丸疫苗（牛乳或乳制品过敏）、乙肝疫苗（酵母过敏或疫苗中任何成分过敏）。

发热患儿、一周内每日腹泻达到4次的小儿禁服脊髓灰质炎疫苗糖丸；因百日咳菌苗可产生神经系统严重并发症，故儿童及家庭成员患癫痫、神经系统疾病，有抽搐史者禁用百日咳菌苗。

患严重湿疹及其他皮肤病者不予接种卡介苗；近1个月内注射过丙种球蛋白者，不能接种活疫苗。

（四）预防接种的反应及处理

1. 局部反应

接种后数小时至24小时左右，接种局部会出现红、肿、热、痛等炎症表现，有时伴有淋巴结肿大。红肿直径<2.5cm为弱反应，2.6～5cm为中等反应，>5cm为强反应，反应持续2～3天不等。接种活菌（疫）苗后局部反应出现晚、持续时间长。个别小儿接种麻疹疫苗后5～7日出现皮疹等反应。局部反应时，可用干净毛巾热敷。

2. 全身反应

于接种后5～6h至24h内体温升高，持续1～2日，但接种活疫苗需经过一定潜伏期才有体温上升。体温37.5℃左右为弱反应，37.5℃～38.5℃为中等反应，38.6℃以上为强反应。此外，还伴有头晕、恶心、呕吐、腹痛、腹泻及全身不适等反应。有全身反应时可对症处理，给予休息，多饮水。如局部红肿继续扩大，高热持续不退，应到医院诊治。

3.异常反应

（1）过敏性休克

注射后数分钟或半小时至 2 小时内出现烦躁不安、面色苍白、口周青紫、四肢湿冷、呼吸困难、脉搏细速、恶心呕吐、惊厥、大小便失禁甚至昏迷，若不及时抢救，可在短期内有生命危险。一旦出现，立刻让患儿平卧，头稍低，注意保暖，并立刻皮下或静脉注射 1∶1000 肾上腺素 0.5～1mL，必要时可重复注射，同时给予吸氧，待病情稍稳定后，立刻转至医院抢救。

（2）晕针

儿童常由于空腹、疲劳、室内闷热、紧张或恐惧等原因，刺激引起反射性周围血管扩张导致一过性脑缺血，故在接种时或接种后几分钟内出现头晕、心慌、面色苍白、出冷汗、手足冰凉、心跳加快等症状，重者知觉丧失、呼吸减慢。一旦出现，立即使患儿平卧，头稍低，饮少量热开水或糖水，短时间内即可恢复正常。数分钟后不恢复正常者，可针刺人中穴，也可皮下注射 1∶1000 肾上腺素，每次 0.01～0.03mL/kg 体重。

（3）过敏性皮疹

以荨麻疹最为多见，一般于接种后几小时至几天内出现，经服用抗组胺药物后即可痊愈。

（4）全身感染

有严重原发性免疫系统缺陷或继发性免疫防御功能减低（如放射病）者，接种活菌（疫）苗后可扩散为全身感染。应积极抗感染处理。应注意避免。

（五）预防接种的准备及注意事项

1.预防接种的准备

（1）接种环境

接种场所必须光线明亮、空气流通、室温适宜，接种用品、抢救设备及药品处于备用状况。

（2）心理准备

做好宣传解释工作，消除紧张、恐惧心理，争取家长和小儿的合作。最好在小儿饭后进行，以免晕针。

（3）生物制品

检查制品标签，包括名称、型号、有效期、生产单位，并做好登记；检查安瓿有无裂缝，药液有无发霉、异物、凝块、变色或冻结等；按规定稀释、溶解、摇匀后使用。

（4）严格查对

仔细核对儿童姓名和年龄；严格按照规定的剂量接种；注意预防接种的次数，按使用说明完成全程免疫和加强免疫；按各种制品要求的间隔时间接种，一般接种活疫苗后需间隔4周，接种死疫苗后需间隔2周，再接种其他活疫苗或死疫苗。

（5）局部消毒

用2%碘酊及75%乙醇或0.5%碘酊消毒皮肤，待干后再注射，否则会降低疫苗活性；接种活疫苗、活菌苗时只用75%乙醇消毒，以免活疫苗、活菌苗易被碘酊杀死，影响接种效果。

（6）无菌操作

一人一副无菌注射器、一个无菌针头，预防疫苗交叉感染。抽吸后如有剩余药液，需用无菌干纱布覆盖，空气中放置不能超过2h；接种后剩余药液应废弃，活疫苗应烧毁。

2.预防接种的注意事项

（1）做好记录及预约时间

保证接种及时、全程及足量，避免重复接种及遗漏；未接种者须注明原因，必要时进行补种。

（2）各种制品的特殊禁忌证应严格按照使用说明执行

2个月以上婴儿接种卡介苗前应做PPD试验，阴性才能接种；脊髓灰质炎疫苗用冷开水送服，服后1小时内禁止热饮；接种麻疹疫苗前1个月及接种后2周避免使用胎盘球蛋白、丙种球蛋白制剂。

五、知识技能应用

儿童计划免疫实训：

（一）目的及内容

①掌握儿童计划免疫程序、预防接种的禁忌、预防免疫接种的反应及处理。

②在临床见习中表现出认真、负责的态度，对患儿同情、爱护和关心。

（二）实训前准备

①联系见习医院，与患儿及家长沟通并做好准备。

②收集儿童计划免疫的多媒体资料（录像、VCD或课件）、临床病例。

③学生应准备白大衣、帽子、口罩、听诊器等。

（三）临床见习（医院儿科病房）

①集中由带教老师讲述后分组，每6～8人为一组，在学校老师和医院带教老师指导下对儿童计划免疫进行护理评估。

②各小组将收集到预防免疫儿童的资料整理后讨论，并做出计划方案。

③每位学生写出实践报告，交老师批阅。

（四）观看录像或临床实例分析（护理模拟示教室）

若无条件去医院病房见习，可组织学生在护理模拟示教室观看"儿童计划免疫"的录像或讨论病例。

【病例1】患儿，8个月，已经接种乙肝疫苗、百白破疫苗，各种疫苗接种的次数不详。体格检查：体温36℃，脉搏90次/min，呼吸25次/min，心肺无异常发现，肝脾未触及，双下肢活动自如。

①对该儿童的计划免疫进行评估。

②制定相应的预防接种措施。

【病例2】小青，14个月，自幼身体欠佳，经常感冒。妈妈叙述多次到应该注射疫苗时出现身体不适而耽误。现在已知小青注射过卡介苗、乙肝疫苗、脊髓灰质炎疫苗糖丸。

①小青耽误哪些计划内免疫疫苗？

②为小青制定一个免疫计划表。

（五）课后评价与反思

通过对儿童计划免疫进行评估，制订计划免疫措施，谈谈参加本次实训的体会。

六、自我测评

儿童免疫计划

项目	评分内容	分值	扣分标准	得分
免疫方式	主动免疫、被动免疫	10	缺一项扣5分	
常用制剂	菌苗、疫苗、类毒素、联合疫苗	10	缺一项扣5分	
1岁内必须完成疫苗	乙肝疫苗、卡介疫苗、脊髓灰质炎减毒活疫苗、百白破混合疫苗、麻疹疫苗	25	缺一项扣5分 描述不准确扣2分	
近期纳入国家免疫规划疫苗	甲肝疫苗、流脑疫苗、乙脑疫苗、麻腮风疫苗	20	缺一项扣5分	
免疫接种禁忌	患免疫缺陷病、恶性肿瘤、在接受免疫抑制剂、活动性结核、急性传染病、有明确过敏史、发热、皮肤患严重湿疹	20	缺一项扣2.5分	
预防接种常见反应	局部反应、全身反应、过敏性休克、晕针、过敏性皮疹、全身感染	15	缺一项扣3分	

七、课后练习

（一）选择题

1.卡介苗初种的月龄应是（ ）。

A.出生至2个月　　　　B.3～4个月　　　　C.5～6个月

D.7～8个月　　　　　E.9～10个月

2.预防接种引起的反应较少见的是（ ）。

A.注射局部红肿　　　　B.心慌出虚汗　　　　　　C.过敏性休克

D. 病理性黄疸　　　　　E. 体温升高

3. 世界卫生组织推荐的预防接种的 4 种疫苗有（　　　）。

A. 卡介苗、麻疹疫苗、百白破混合疫苗、脊髓灰质炎疫苗

B. 卡介苗、流感疫苗、百白破疫苗、脊髓灰质炎疫苗

C. 卡介苗、麻疹疫苗、伤寒疫苗、霍乱疫苗

D. 麻疹疫苗、流感疫苗、脊髓灰质炎疫苗、天花疫苗

E. 卡介苗、麻疹疫苗、风疹疫苗、脊髓灰质炎疫苗

4. 宝宝 6 个月，来院完成最后一次乙肝疫苗接种时，其妈妈询问麻疹疫苗初种的年龄，正确的回答是（　　　）。

A. 8 个月　　　　　　　B. 10 个月　　　　　　　C. 1 岁

D. 1.5 岁　　　　　　　E. 2 岁

5. 宝宝 2 个月，已按时完成第一次白喉、百日咳、破伤风混合疫苗初种。护士告诉家长，白喉、百日咳、破伤风混合疫苗初种时需（　　　）。

A. 注射 1 次　　　　　　　　　　　　　B. 每月 1 次，注射 3 次

C. 每周 1 次，注射 3 次　　　　　　　　D. 每周 1 次，注射 2 次

E. 每月 1 次，注射 2 次

6. 宝宝生后 3 天，已按时完成疫苗接种，体格检查正常，准备出院。家长询问第二次乙肝疫苗接种的时间，护士正确的回答是（　　　）。

A. 1 个月　　　　　　　B. 2 个月　　　　　　　C. 3 个月

D. 4 个月　　　　　　　E. 5 个月

7. 早产儿 3 个月，出生后因身体原因，未能接种卡介苗，家长带其补种卡介苗。正确的护理措施是（　　　）。

A. 立即接种　　　　　　B. 6 月后再接种　　　　　C. 与百日咳同时接种

D. 结核菌素实验阴性再接种

E. 给予免疫球蛋白后再接种

8. 宝宝 4 岁，3 天前注射了丙种球蛋白，儿保门诊通知明天要进行预防接种。该儿童不能接种的疫苗是（　　　）。

A. 乙脑疫苗　　　　　　B. 流脑疫苗　　　　　　C. 霍乱疫苗

D. 百白破疫苗　　　　　E. 脊髓灰质炎疫苗

9. 宝宝 3 个月，接种百白破三联疫苗后，当天下午体温 38.5℃，并伴有烦躁、哭闹等表现。此时，护士应采取的措施是（　　　）。

A. 用湿毛巾冷敷　　　　　　　　　　　B. 给予氧气吸入

C. 让婴儿休息，多饮水　　　　　　　　D. 立即注射肾上腺素

E. 服用抗组胺药物

10. 某儿保门诊通知所辖小学要集中进行预防接种，接种前被告知其正确的做法是（   ）。

    A. 接种时每人只需换注射器上的针头

    B. 使用免疫抑制剂期间应加大剂量接种

    C. 有传染病接触史而未过检疫期者可接种

    D. 严重的心脏病及哮喘患儿应及时预防接种

    E. 注射丙种球蛋白一个月内不能接种活疫苗

宝宝 3 个月，体重 6kg，母乳喂养，出生后即接种了卡介苗和乙肝疫苗，2 个月时已初次口服脊髓灰质炎疫苗糖丸。据此回答 11 ~ 14 题。

11. 该婴儿还应接种的疫苗是（   ）。

    A. 卡介苗复种   B. 乙肝疫苗第二针   C. 百白破三联疫苗

    D. 乙型脑炎疫苗   E. 麻疹减毒活疫苗

12. 该疫苗在下列哪种情况下不可以接种？（   ）

    A. 先天性心脏病   B. 轻度营养不良   C. 有支气管炎病史

    D. 父亲患有癫痫   E. 面部有湿疹

13. 该疫苗的接种方法是（   ）。

    A. 皮内注射   B. 皮下注射   C. 肌内注射

    D. 静脉注射   E. 口服

14. 该疫苗第一次开始初种的时间是（   ）。

    A. 出生后 2 ~ 3 天   B. 生后 1 个月   C. 生后 2 个月

    D. 生后 3 个月   E. 生后 8 个月

（二）简答题

1. 我国卫生与计划生育委员会规定的 1 岁内必须完成哪些疫苗？

2. 简述预防接种的禁忌。

3. 简述预防接种的准备及注意事项。

4.常见预防接种的反应有哪些？

（三）案例分析题

1.患儿，7岁，上午空腹注射乙脑疫苗，5min后出现头晕、心慌、面色苍白、出冷汗、心跳加快。

请问：

（1）该患儿发生了什么情况？

（2）如何处理此种情况？

2.宝宝出生已15天，一家人非常高兴，但是不知怎样护理孩子才是最科学的，疫苗应该怎样接种。作为一名医护人员，请你给家长普及儿童护理知识。

（1）请告知孩子接种疫苗的程序。

（2）什么情况下不适合接种疫苗？

（臧伟红）

项目二

肺炎患儿的护理

子项目（一）　急性喉炎患儿的护理

一、学习目标

知识目标

1. 掌握急性喉炎患儿的临床表现、护理评估、护理措施。
2. 熟悉急性喉炎患儿的治疗原则、护理诊断、预期目标、护理评价。
3. 了解急性喉炎患儿的病因。

技能目标

1. 学会对急性喉炎患儿进行整体护理。
2. 会对急性喉炎患儿及家属进行健康教育指导。

二、学习重点和难点

重　点：急性喉炎患儿的临床表现、护理评估、护理措施。

难　点：急性喉炎患儿的临床表现。

三、工作情境及任务

情境一：今日王护士值夜班，3 床突然呼吸急促、声音嘶哑加重。患儿，男，3 岁，因发热伴声音嘶哑半天以急性喉炎收入住院。

任　务：对患儿的护理评估有哪些？

情境二：患儿，男，3 岁，因"发热伴声音嘶哑半天"入院。患儿于半天前无诱因出现发热，当时未测体温，热前无寒战，热退有汗，伴声音嘶哑，无犬吠样咳嗽，无呼吸困难，无发绀。查体：T 39℃，P 102 次/min，R 30 次/min，双肺呼吸音粗糙，余未见异常。

任务一：对患儿主要存在哪些护理问题？

任务一：患儿目前的护理目标是什么？

任务三：患儿目前的主要护理措施有哪些？

情境三：患儿，男，2 岁，以声音嘶哑、犬吠样咳嗽 2 天入院，住院期间出现吸气性呼吸困难，伴喘息、气促，鼻翼扇动，口唇发绀，病程中无呕吐、无腹泻，饮食差。

任务一：针对患儿的主要护理措施有哪些？

任务二：如何进行患儿的护理评价？

四、知识储备和理论学习

急性感染性喉炎是喉部黏膜弥漫性炎症，以犬吠样咳嗽、声嘶、喉鸣、吸气性呼吸困难为临床特征，可发生于任何季节，但以春、冬两季发病较多，常见于婴幼儿。

（一）病因与发病机制

大都为急性上呼吸道病毒或细菌感染的一部分，亦可并发于麻疹、流行性感冒或其他急性传染病。由于小儿喉腔狭小，软骨柔软，黏膜血管丰富，黏膜下组织疏松，炎症时易充血水肿而出现喉梗阻。

（二）临床表现

可有不同程度的发热，夜间突发声音嘶哑，犬吠样咳嗽和吸气时发生喉鸣。严重者因缺氧而出现青紫、烦躁不安、吸气性呼吸困难、心率加快等。一般白天症状较轻，夜间入睡后因喉部肌肉松弛，分泌物潴留阻塞致症状加重。喉梗阻若不及时抢救，可因吸气困难而窒息致死。

（三）治疗原则

小儿急性喉炎发展快，易并发喉梗阻，应及时治疗，以免威胁患儿生命。一般足量使用抗生素和肾上腺皮质激素治疗即可获得明显效果。但对于喉梗阻症状比较严重的患儿，可能需要喉镜吸痰甚至气管切开等处理。

（四）护理评估

1. 健康史

注意询问患儿既往有无佝偻病、百日咳等疾病。发病前有无白喉接触史和支气管异物吸入史，以排除上述原因所致的喉梗阻。

2. 身体状况

（1）症状评估

评估有无感染性喉炎的特征性表现，如发热、犬吠样咳嗽、声嘶、喉鸣、吸气性呼吸困难等表现。

（2）护理体检

评估患儿呼吸、心率、体温变化；评估有无唇周发绀、三凹征、吸气性呼吸困难及肺部听诊；了解血气分析、血常规、喉镜的检查，以进一步对喉炎的临床分度作出判断。

（3）心理—社会状况

评估患儿有无因呼吸困难而出现的烦躁、情绪紧张，评估患儿家长对急性喉炎相关知识了解的程度。家长有无因患儿出现喉鸣、呼吸困难等症状而表现出焦虑、恐惧。

（五）护理诊断

①体温过高：与感染有关。

②有窒息的危险：与喉梗阻有关。

③低效性呼吸形态：与喉头水肿有关。

④知识缺乏：家长缺乏护理患儿的知识。

（六）护理目标

①患儿体温恢复正常。

②患儿住院期间不发生喉梗阻窒息的危险。

③患儿住院期间呼吸平稳。

④患儿及家长掌握疾病相关治疗、护理知识与技能。

（七）护理措施

1.生活护理

（1）环境

保持室内安静，空气清新、湿润。温度保持在18℃～22℃，湿度55%～60%，减少混浊空气对喉部的刺激。

（2）休息

置患儿于有利于呼吸的舒适体位，如抬高床头、半坐卧位；保持患儿安静，避免哭闹，减少活动。尽可能将护理操作集中进行，避免对患儿的刺激，以免加重呼吸困难。

（3）饮食

保证充足的营养供给。给予易消化、营养丰富的流质或半流质饮食，少量多餐。婴幼儿哺喂时应耐心和细心，防止呛咳引起窒息。

2.病情观察

严密观察患儿发绀、三凹征、吸气性呼吸困难、喉鸣、肺部听诊的变化，及时对喉炎的临床分度作出判断；对经治疗不能有效缓解呼吸困难者和Ⅲ度以上的喉梗阻患儿，应注意窒息、心力衰竭的发生，一旦发生，应立即向医生汇报。

3.治疗配合

（1）保持气道通畅

遵医嘱使用抗生素、糖皮质激素、麻黄碱及镇静剂，以迅速消除喉头水肿、恢复气道通畅。观察、记录药物的疗效和副作用。

（2）喉梗阻窒息的防治

一般情况下不主张吸痰，避免直接对患儿咽部的刺激，以免诱发喉部突然痉挛而引起窒息。对经糖皮质激素、吸氧、镇静等处理仍有严重缺氧和呼吸困难的患儿，应迅速报告医生，建立静脉通路，准备好气管插管和气管切开包等急救用品，以备及时行气管切开术。

（3）发热护理

①密切观察体温的变化。体温超过38.5℃给予物理或药物降温，如头部冷湿敷、枕冰袋、35%～50%乙醇擦浴、温水擦浴，必要时遵医嘱口服退热药等。

②供给足够的水分。发热期间鼓励患儿多饮水，必要时由静脉补充，以保证液体的摄入量，充足的水分摄入有利于散热，并可避免呼吸道黏膜干燥和分泌物黏稠。

4. 心理护理

给予患儿更多的关爱，避免情绪激动及紧张的活动。气急发作时，抚摸和搂抱患儿，并鼓励患儿不要紧张、害怕，促使其放松紧张的心理，缓解和消除其恐惧。允许患儿及家长表达感情，鼓励患儿及时将不适告诉医护人员，并尽量满足其合理的要求。

5. 健康教育

（1）增强体质

指导患儿合理营养，营造良好的生活作息制度，加强锻炼，尤其加强呼吸运动锻炼，提高对气温变化的适应能力。积极防治易并发呼吸系统急性炎症的疾病，如营养不良、佝偻病等。

（2）卫生宣教

指导家长尽可能不要带患儿到公共场所去，以防交叉感染。注意室内通风，及时进行预防接种。

（八）护理评价

①患儿体温是否恢复正常。

②患儿是否恢复正常呼吸功能、声音嘶哑消失。

③患儿住院期间是否发生窒息等并发症。

④患儿及家长能否掌握相关知识与技能。

五、知识技能应用

急性喉炎患儿的护理实训：

（一）目的及内容

①学会对喉炎患儿的身体状况进行评估，制定干预措施。

②实训中表现出严肃、认真的态度，对小儿爱护、关心、有耐心。

（二）实训前准备

①联系见习医院，与患儿及家长沟通并做好准备。

②收集急性喉炎患儿护理的多媒体资料（录像、VCD 或课件）、临床病例。

③学生应准备白大衣、帽子、口罩、听诊器等。

（三）方法及要求

1. 临床见习（医院儿科病房）

①集中由带教老师讲述后分组，每 6 ～ 8 人为一组，在学校老师和医院带教老师指导下对患儿进行护理评估。

②各小组将收集到急性喉炎患儿的资料整理后讨论，并做出计划方案。

③每位学生写出实践报告，交老师批阅。

2.观看录像或临床实例分析（护理模拟示教室）

若无条件去医院病房见习，可组织学生在护理模拟示教室观看"急性喉炎患儿的护理"的录像或讨论病例。

【病例】患儿，男，1岁，无明显诱因出现声音嘶哑1天，偶有咳嗽，呈犬吠样，可闻及吸气性喉鸣，伴发热，具体体温未测，无喘息及气促，无明显呼吸困难及口周发绀。病程中患儿无呕吐及腹泻，无抽搐及意识障碍，精神尚可，饮食稍差，大小便未见异常。否认发病前异物吸入及剧烈呛咳史。

①根据临床资料提出护理问题。

②制定相应的护理措施。

（四）课后评价与反思

①评价学生的合作精神和态度。

②要求学生写出本次实训课的报告，并谈谈参加本次实训的体会。

六、自我测评

急性喉炎患儿的护理

项目	评分标准	分值	扣分标准	得分
准备（15）	护士：衣帽整齐，洗手，环境适宜	5	缺一项扣2分	
	患儿：婴儿模型，身体许可，尿布，被褥、衣服齐全	5	缺一项扣1分	
	用物：体温计、吸氧装置、血压计、听诊器、手表等	5	缺一项扣1分	
操作（75）	①安置患儿卧位	15	不准确扣15分	
	②测量生命体征	40	全缺项扣40分 数据有误扣10分 其他操作有误酌情扣分	
	③遵医嘱进行雾化吸入	20	全缺项扣20分 数据有误扣10分 其他操作有误酌情扣分	
评价（10）	操作规范、熟练	3	生疏扣2分，有停顿扣1分	
	语言流利，指导正确	2	交代不清扣1分	
	工作态度认真	2	不认真扣1分	
	所需时间5min	3	超过1min扣1分	

七、课后练习

（一）选择题

1. 小儿急性喉炎的临床表现错误的是（　　　）。

  A. 犬吠样咳嗽　　　　　B. 声音嘶哑　　　　　C. 呼吸性呼吸困难

  D. 低热　　　　　　　　E. 喉鸣

2. 保持呼吸道通畅的护理措施不包括（　　　）。

  A. 超声雾化吸入　　　　B. 体位引流　　　　　C. 翻身扣背，协助排痰

  D. 定时吸痰　　　　　　E. 加强给氧

（二）简答题

1. 简述急性喉炎患儿的临床表现。

2. 简述急性喉炎患儿改善呼吸、保持呼吸道通畅的措施。

（三）病例分析

患儿，男，2 岁，因发热、鼻塞、流涕、喷嚏 3 天，伴声音嘶哑 1 天入院。患儿声音低沉、沙哑逐渐加重，伴有哮吼样咳嗽，夜间症状加重，不规则热，体温 38℃，无寒战、抽搐等症状。诊断为急性喉炎。

1. 患儿首优护理问题是什么？

2. 制定相应的护理措。

子项目（二） 肺炎患儿的护理

一、学习目标

知识目标

1. 掌握肺炎患儿的临床表现、护理评估、护理措施。

2. 熟悉肺炎患儿的治疗原则、护理诊断、预期目标、护理评价。

3. 了解肺炎患儿的病因。

技能目标

1. 学会对肺炎患儿进行整体护理。

2. 会对肺炎患儿及家属进行健康教育指导。

二、学习重点和难点

重　点：肺炎患儿的临床表现、护理评估、护理措施。

难　点：肺炎患儿的临床表现。

三、工作情境及任务

情境一：李护士今日值夜班，接诊这样一位患儿：女，1岁半，因发热咳嗽4天、气促1天、抽搐1次入院。

任　务：为患儿进行护理评估。

情境二：患儿，男，3岁，因发热、咳嗽、呼吸急促2天入院。查体：神志不清，浅昏迷。T 38.6℃，R 55次/min，P 135次/min。呼吸气促，可见鼻翼扇动，三凹征（＋），颈有抵抗感。

任务一：患儿的护理问题主要有哪些？

任务二：患儿的护理目标是什么？

情境三：患儿，男，3岁，以肺炎入院就诊，经治疗后病情转轻，体温、呼吸正常，但是喉咙处有痰不易咳出。

任务一：患儿的主要护理问题有哪些？

任务二：针对该问题制定相应护理措施。

四、知识储备和理论学习

支气管肺炎（bronchopneumonia）系指不同病原体或其他因素所致的支气管肺部炎症。以发热、咳嗽、气促、呼吸困难和肺部固定湿啰音为主要临床表现。肺炎为婴幼儿时期的常见病，支气管肺炎是肺炎中最常见的病理类型，是发展中国家 5 岁以内儿童疾病死因之首。一年四季均可发病，以冬、春季节发病率为高。被我国卫生与计划生育委员会列为儿童重点防治的四病之一。

肺炎按病理可分为支气管肺炎、大叶性肺炎、间质性肺炎，按病因可分为感染性肺炎和非感染性肺炎，按病程又分为急性肺炎（病程 <1 个月）、迁延性肺炎（病程 1 ~ 3 个月）、慢性肺炎（病程 >3 个月），按病情分为轻症肺炎、重症肺炎。

（一）病因与发病机制

1. 病因

常见病原体为病毒和细菌。病毒以呼吸道合胞病毒常见，其次为腺病毒、流感病毒等。细菌以肺炎链球菌多见，还有葡萄球菌、链球菌、革兰阴性杆菌等。近年来肺炎支原体、衣原体和流感嗜血杆菌有增加趋势。营养不良、维生素 D 缺乏症、先天性心脏病、免疫缺陷等儿童易患本病，且病情严重，迁延不愈。

病原体多由呼吸道入侵，也可经血行入肺，引起支气管、肺泡的炎症。支气管因黏膜水肿、炎性渗出而管腔变窄，肺泡壁因充血水肿而增厚，肺泡腔内充满炎性渗出物，从而造成通气和换气功能障碍，导致低氧血症和高碳酸血症。由于缺氧，患儿出现代偿性呼吸与心率加快，出现鼻翼扇动和三凹征，严重时可发生呼吸衰竭。由于病原体毒素的作用，重症患儿常伴有毒血症，而引起不同程度的感染中毒症状。缺氧、二氧化碳潴留及毒血症共同作用可累及重要脏器，而导致循环系统、消化系统、神经系统的一系列症状、代谢性和呼吸性酸中毒、电解质紊乱。

2. 发病机制

（1）循环系统

循环系统受累常见心肌炎、心力衰竭及微循环障碍。缺氧使肺小动脉反射性收缩，致肺动脉高压，导致右心负担加重；病原体和毒素作用于心肌，引起心肌炎。肺动脉高压和中毒性心肌炎是诱发心力衰竭的重要因素。重症者可出现微循环障碍休克及弥散性血管内凝血（DIC）。

（2）中枢神经系统

缺氧和二氧化碳潴留不仅影响脑细胞的能量代谢，使 ATP 生成减少，乳酸堆积，引起脑细胞内水钠潴留，而且使脑血管扩张，血流减慢、血管通透性增加。二者均可引起脑水肿和颅内高压。病原体毒素作用亦可致中毒性脑病。

（3）消化系统

缺氧和毒血症可使胃肠黏膜受损，发生黏膜糜烂、出血、上皮细胞坏死、脱落等应激反应，导致胃肠功能紊乱，严重者发生中毒性肠麻痹和消化道出血。

（4）水、电解质和酸碱平衡紊乱

重症肺炎患儿常出现混合性酸中毒。这是由于缺氧使体内有氧代谢发生障碍，酸性代谢产物增加，加之高热、进食少等因素而发生代谢性酸中毒；二氧化碳潴留，碳酸增加导致呼吸性酸中毒。缺氧和二氧化碳潴留致肾小动脉痉挛而引起水钠潴留；严重抗利尿激素分泌增加，使钠水重吸收增加，可造成稀释性低钠血症。

（二）临床表现

1. 轻症支气管肺炎

以呼吸系统症状和相应的肺部体征为主，主要表现为发热、咳嗽、呼吸急促和肺部有固定中细湿啰音。

①发热热型不定，多为不规则热，但婴儿及重度营养不良儿童可不发热，甚至体温不升。

②咳嗽较频繁，初为刺激性干咳，而后有痰。

③气促呼吸频率加快，多出现在发热、咳嗽、哭闹后，呼吸增快至 40 ~ 60 次 /min。

2. 重症肺炎

病情重，除呼吸系统症状外全身中毒症状明显，并可累及其他重要系统。

（1）循环系统常见心肌炎和心力衰竭

①心肌炎：表现为面色苍白，心动过速、心音低钝、心律不齐，心电图表现为 ST 段下移和 T 波低平、双向或倒置。

②肺炎合并心力衰竭表现：呼吸突然加快，安静时 >60 次 /min 以上；心率增快，安静时婴儿 >180 次 /min，幼儿 >160 次 /min；突然极度烦躁不安，面色苍白或青灰，且明显发绀，指（趾）甲微循环再充盈时间延长；肝脏短期内迅速增大，达肋下 3cm 以上；心音低钝或有奔马律，颈静脉怒张；尿少或无尿，颜面、眼睑或下肢水肿。

（2）神经系统常见脑水肿和中毒性脑病

患儿表现：烦躁或嗜睡，哭声尖叫，眼球上翻、凝视，反复惊厥。前囟饱满、隆起。晚期出现意识障碍、呼吸节律不齐等。

（3）消化系统常见中毒性肠麻痹和消化道出血

患儿表现为腹胀、肠鸣音减弱或消失。呕吐咖啡样物，便血。

（4）其他

发生循环衰竭及 DIC 时，表现为血压下降，四肢凉，脉搏细速而弱，以及皮肤、胃肠道出血。若诊断延误或病原体致病力强，则可引起脓胸、脓气胸、肺大疱等并发症。

（三）治疗原则

应采取综合措施，治疗原则主要为积极控制炎症、改善肺的通气功能、对症治疗、防止和治疗并发症。

①积极控制感染药物使用原则：根据不同病原体选用敏感抗生素控制感染，肺炎链球菌首选青霉素或阿莫西林，流感嗜血杆菌首选阿莫西林加克拉维酸，肺炎支原体和衣原体首选大环内酯类抗生素如红霉素、罗红霉素及阿奇霉素；早期、联合、足量使用抗生素，重者可选择静脉给药；足疗程，肺炎链球菌、流感嗜血杆菌感染用药时间一般应持续至体温正常后 5～7 天，症状、体征消失后 3 天停药。

②改善肺通气功能，使用祛痰药、雾化吸入、吸氧。喘憋严重可选用支气管解痉剂，若中毒症状明显可加用肾上腺皮质激素。

③治疗并发症。中毒性肠麻痹者，应禁食、胃肠减压，静脉滴注酚妥拉明。发生感染中毒性休克、脑水肿和心肌炎者，应及时相应处理。脓胸和脓气胸者应及时进行穿刺引流，若脓液黏稠，经反复穿刺抽脓不畅或发生张力性气胸时，宜采用胸腔闭式引流。

（四）护理评估

1. 健康史

详细询问患儿有无上呼吸道感染或支气管炎病史，有无麻疹、百日咳等病史；评估既往生长发育情况，有无反复呼吸道感染既往史，以及营养障碍性疾病、先天性心脏病等。

2. 身体状况

（1）症状评估

评估患儿面色、精神状态、体温、心率、呼吸的变化。了解患儿咳嗽有无痰液、痰液黏稠度。评估有无气急、烦躁、发绀表现及三凹征。评估患儿每日食物的摄入量、进食次数、食欲等情况，了解大便的次数、性状。

（2）护理体检

重点检查患儿的呼吸频率、节律，肺部有无啰音、哮鸣音或呼吸音减弱。了解胸部 X 线检查结果和动脉血气分析值。对突然烦躁不安、气喘加重的患儿，则应检查患儿的心率有无加速、肝脏有无在短时间内急剧增大等急性心力衰竭表现；检查有无腹胀、肠鸣音减弱或消失等中毒性肠麻痹体征；检查患儿前囟是否有紧张、隆起等中毒性脑病等体征。

（3）心理—社会状况

本病病情较重，发病率、死亡率较高，病程较长，常需住院治疗；患儿因发热、咳嗽等不适害怕打针等，常有烦躁不安、哭闹、易怒不合作现象。家长因患儿住院，家庭的正常生活秩序被打乱，同时缺乏肺炎的预防、保健知识和护理知识，而产生焦虑、自责、忧虑、抱怨等心理反应。同时，也应了解患儿既往有无住院经历、家庭居住环境和经济状况等。

（五）护理诊断

①气体交换受损：与肺部炎症造成的通气和换气障碍有关。

②体温过高：与肺部感染有关。

③有受伤的危险：与抽搐有关。

④清理呼吸道无效：与呼吸道分泌物过多、痰液黏稠、无力排痰有关。

⑤营养失调：低于机体需要量，与发热、消化道功能紊乱、摄入不足有关。

⑥潜在并发症：急性充血性心力衰竭、中毒性脑病、中毒性肠麻痹或脓胸、脓气胸等。

（六）护理目标

①患儿能有效咳痰，咳嗽、气促缓解至消失。

②患儿缺氧、呼吸困难改善。

③患儿体温恢复正常。

④患儿营养摄入充足，体重稳定。

⑤患儿住院期间避免或不发生并发症，一旦发生能及时发现并配合医生处理。

（七）护理措施

1. 生活护理

（1）环境

保持室内空气清新，温度为18℃～22℃，定时开窗通风，每次20～30min。同时做好呼吸道隔离，防止交叉感染。

（2）休息

急性期患儿应卧床休息，置患儿有利于呼吸的舒适体位，减少活动。护理操作应集中完成，保证患儿有足够的休息时间，并可减少刺激，避免哭闹，降低氧耗。

（3）饮食

保证营养的供给，发热期间给予易消化、营养丰富的流质或半流质饮食为宜，婴儿每日热量供给不少于230kJ（55kcal）/（kg·d），液体入量每日60～80mL/（kg·d）。应少量多餐，防止过饱而影响呼吸。哺喂时应耐心，每次喂食时将患儿头部抬高或抱起，防止呛入气管发生窒息。重症患儿不能进食时，采取静脉营养，静脉输液时最好采用输液泵，滴注的速度应控制在5mL/（kg·h）以下。

2. 病情观察

观察病情，及时发现和处理并发症。

（1）心力衰竭

观察患儿呼吸、心率、肝脏的变化。如提示有心力衰竭的表现，应及时报告医生，遵医嘱正确使用强心药。

（2）中毒性脑病

观察患儿有无眼球凝视、惊厥、哭声尖叫等神经系统表现，监测其前囟、头围、瞳孔、肌张力的改变。若提示有中毒脑病的表现，应立即与医生共同抢救。

（3）中毒性肠麻痹

观察有无腹胀、肠鸣音减弱或消失，是否有呕吐咖啡样物、便血等，以便及时发现中毒性肠麻痹和消化道出血。

（4）脓气胸

并发脓气胸时，咳嗽、呼吸困难并突然加重，肺部听诊呼吸音减弱或消失，提示并发脓胸或脓气胸，应积极配合医生进行胸穿或胸腔闭式引流。

3. 治疗配合

（1）清除呼吸道分泌物，保持呼吸道通畅

①湿化痰液：定时超声雾化吸入，每日 2～3 次，每次雾化吸入时间不超过 20min 以免引起肺泡内水肿，吸氧时可让氧气温湿化（将氧气瓶装置的湿化瓶盛入 60℃ 左右的温水）以使痰液稀薄利于咳出；提高病室湿度，维持在 55%～65%，以湿化空气；保证充足的水分供给，避免呼吸道黏膜干燥、分泌物黏稠。

②促进痰液引流：经常变换患儿体位，并叩击背部，方法是五指并拢、稍向内合掌，由下向上、由外向内轻拍背部，并指导、鼓励患儿有效咳嗽，病情许可时采取体位引流；及时清理口、鼻腔分泌物，如分泌物较多影响呼吸或排出不畅时，可采用吸痰器清除痰液，吸痰时动作要轻柔，以防损伤呼吸道黏膜，且吸痰不能过频、动作过慢以免妨碍呼吸使缺氧加重。

③用药护理：遵医嘱使用祛痰药，如复方甘草合剂等，严重喘憋者给予支气管解痉剂，如氨茶碱等。由于氨茶碱的有效浓度与中毒浓度很接近，浓度过高、速度过快可强烈兴奋心脏和中枢神经系统，故氨茶碱静脉注射或静脉滴注时，抽吸的剂量要精确、输入的速度应缓慢，防止中毒。

（2）纠正缺氧、改善呼吸困难

凡有呼吸困难、喘憋、口周发绀等情况应立即吸氧。给氧时应注意给氧浓度及流量，主张以低浓度、低流量、温湿化给氧为宜。纯氧吸入时间不应超过 6h，以防氧中毒损伤。

（3）发热的护理

密切观察患儿体温变化，并警惕热性惊厥的发生。高热可使机体代谢加快，耗氧量增加，导致缺氧加重、消耗增加。若体温超过 38.5℃，应采取物理降温、按医嘱给予退热剂。

4. 心理护理

对频繁咳嗽、气促的患儿除满足其生理需要外，应经常搂抱和安抚患儿，使其得到心理满足；了解患儿最依恋的人或玩具，允许将其熟悉的玩具、生活用品带进病室；对年长患儿可用亲切、通俗的语言进行交流或讲故事，以此消除患儿焦虑、恐惧的情绪。

5.健康教育

（1）疾病知识指导

向家长讲解肺炎的护理要点，如保持患儿正确舒适的体位，经常变换卧位，患儿咳嗽时协助排痰等；使患儿保持安静，喂养时应少食多餐，避免呛咳；并向家长介绍患儿病情，安慰其不要过于紧张，指导其观察患儿病情；对年长患儿说明住院和注射对疾病痊愈的重要性，鼓励患儿克服暂时的痛苦，配合治疗。

（2）增强体质

强调预防本病的关键是增强体质。指导患儿合理营养，开展户外活动，进行体格锻炼，尤其加强呼吸运动锻炼，改善呼吸功能，提高对气温变化的适应能力。积极防治营养不良、佝偻病、先天性心脏病等易引起呼吸系统急性炎症的疾病。

（3）培养良好的卫生习惯

教育患儿咳嗽时，用手帕或纸捂嘴，尽量勿使痰液、飞沫向周围喷射。不随地吐痰，防止病菌污染空气而传染他人。

（4）卫生宣教

在肺炎高发季节，对易患肺炎的高危儿加强卫生管理，嘱他们不要到公共场所去，以防交叉感染。注意室内通风，必要时用食醋熏蒸，进行房间空气消毒，每日1次，连续3～5日。

五、知识技能应用

急性肺炎患儿的护理实训：

（一）目的及内容

①掌握支气管肺炎患儿的护理评估及护理措施。

②在临床见习中表现出认真、负责的态度，对患儿同情、爱护和关心。

（二）实训前准备

①联系见习医院，与患儿及家长沟通并做好准备。

②收集支气管肺炎的多媒体资料（录像、VCD或课件）、临床病例。

③学生应准备白大衣、帽子、口罩、听诊器等。

（三）方法及要求

1.临床见习（医院儿科病房）

①集中由带教老师讲述后分组，每6～8人为一组，在学校老师和医院带教老师指导下对支气管肺炎患儿进行护理评估。

②各小组将收集到支气管肺炎患儿的资料整理后讨论，并做出护理诊断，制定护理计划。

③每位学生写出实践报告，交老师批阅。

2. 观看录像或临床实例分析（护理模拟示教室）

若无条件去医院病房见习，可组织学生在护理模拟示教室观看"支气管肺炎"的录像或讨论病例。

【病例】患儿，女，14个月，因发热，咳嗽5天，诊断"急性支气管肺炎"入院。患儿于5天前出现发热，体温38℃～39℃，伴有单声咳嗽，逐渐咳嗽加剧，喉有痰声，气急，哭闹。发病以来吃奶少，大便稀黄，每天3～4次。入院体检：体重10.5kg，体温39℃，呼吸54次/min，脉搏140次/min。阵发性烦躁，口周略有发绀，有轻度鼻翼扇动。心率140次/min，心律齐。两肺可闻及固定的中、细湿啰音。腹软，肝肋下1.5cm、质软。神经系统无异常。辅助检查：血常规示白细胞 15×10^9/L，中性粒细胞0.76，淋巴细胞0.24。X线胸片显示：双肺下野中内侧见点片状阴影。

①根据临床资料提出护理问题。

②制定相应的护理措施。

（四）课后评价与反思

①评价学生的合作精神和态度。

②通过对支气管肺炎患儿的护理评估，制定护理措施，并谈谈参加本次实训的体会。

六、自我测评

急性肺炎患儿的护理

项目	评分标准	分值	扣分标准	得分
准备 （15）	护士：衣帽整齐，洗手，环境适宜	5	缺一项扣2分	
	患儿：婴儿模型，被褥、衣服齐全	5	缺一项扣1分	
	用物：体温计、吸氧装置、血压计、听诊器、手表等	5	缺一项扣1分	
操作 （75）	①安置患儿卧位	15	不准确扣15分	
	②测量生命体征	40	全缺项扣40分 数据有误扣10分 其他操作有误酌情扣分	
	③遵医嘱进行吸氧	20	全缺项扣20分 数据有误扣10分 其他操作有误酌情扣分	
评价 （10）	操作规范、熟练	3	生疏扣2分，有停顿扣1分	
	语言流利，指导正确	2	交代不清扣1分	
	工作态度认真	2	不认真扣1分	
	所需时间5min	3	超过1min扣1分	

七、课后练习

（一）选择题

1. 关于小儿呼吸系统解剖、生理特点的叙述正确的是（　　）。

　　A. 咽鼓管相对窄、短，弯曲，易患中耳炎

　　B. 年龄越小，呼吸频率越快

　　C. 婴幼儿呈胸腹式呼吸

　　D. 婴幼儿缺乏 SIgE，易反复呼吸道感染

　　E. 婴幼儿易患扁桃体炎

2. 婴幼儿上呼吸道感染易并发中耳炎的原因是（　　）。

　　A. 咽鼓管细、长、平　　　　　　　　　　B. 咽鼓管短、平、粗

　　C. 血 IgM 含量不足

　　D. 血 SIgA 含量不足

　　E. 炎症易经淋巴组织蔓延

3. 小儿扁桃体炎发病年龄的高峰是（　　）。

　　A. 新生儿　　　　　　B. 1 岁内　　　　　　C. 2 ～ 3 岁

　　D. 4 ～ 10 岁　　　　E. 12 岁以后

4. 1 岁正常小儿每分钟呼吸（　　）。

　　A. 15 ～ 25 次　　　　B. 20 ～ 25 次　　　　C. 30 ～ 40 次

　　D. 40 ～ 45 次　　　　E. 55 ～ 65 次

5. 婴幼儿易发生呼吸道感染的原因之一是呼吸道黏膜缺乏（　　）。

　　A. 黏液腺　　　　　　B. 纤毛　　　　　　　C. 鼻毛

　　D. IgG　　　　　　　E. SIgA

6. 小儿急性上呼吸道感染常见的病原体是（　　）。

　　A. 病毒　　　　　　　B. 支原体　　　　　　C. 真菌

　　D. 链球菌　　　　　　E. 葡萄球菌

7. 婴儿上感早期突发高热最易引起（　　）。

　　A. 惊厥　　　　　　　B. 中耳炎　　　　　　C. 结膜炎

　　D. 支气管炎　　　　　E. 咽后壁脓肿

8. 婴幼儿上呼吸道感染的临床特点是（　　）。

　　A. 以鼻咽部症状为主

　　B. 以呼吸道症状为主

　　C. 全身症状轻微，仅有发热头痛

　　D. 全身症状重，呼吸道症状不明显

E. 以消化道症状为主

9. 王某，3岁，急性支气管炎，体温 39℃，脉搏 100/min，呼吸 26/min。医嘱：小儿百服宁 1/4 片、q6h、prn，头孢唑啉钠过敏试验阴性后肌内注射 0.25g、2 次 / 日，小儿止咳糖浆 5mL/ 次、3 次 / 日，应（　　　）。

A. 饭前服用，服后多饮水　　　　　　　　B. 饭后服用，服后多饮水

C. 睡前服用，服后多饮水　　　　　　　　D. 咳嗽时服用，服后多饮水

E. 在所有的药物饭后服用，服后不饮水

10. 当急性上感婴幼儿体温超过 39℃时，立即降温处理的主要目的是（　　　）。

A. 减少水分丢失　　　B. 降低机体代谢率　　　C. 防止惊厥发作

D. 防止组织损伤　　　E. 以上都不是

11. 针对上呼吸道感染，预防宣教最基本的内容是（　　　）。

A. 避免受凉　　　　　B. 避免劳累　　　　　C. 增加机体抵抗力

D. 加强隔离　　　　　E. 加强营养

12. 支气管肺炎与支气管炎护理观察的主要不同点是（　　　）。

A. 发热的高低　　　　B. 咳嗽的轻重　　　　C. 痰液的多少

D. 肺部是否有固定的中小水泡音　　　　　E. 血白细胞的高低

13. 小儿支气管肺炎最常见的病原体为（　　　）。

A. 链球菌　　　　　　B. 肺炎链球菌　　　　C. 金黄色葡萄球菌

D. 呼吸道合胞病毒　　E. 流感病毒

14. 区别轻症与重症肺炎最重要的依据是（　　　）。

A. 发热程度　　　　　B. 呼吸困难程度　　　C. 患儿年龄、性别

D. 除呼吸系统表现外有其他系统受累表现　　E. 肺部啰音多少

15. 肺炎链球菌肺炎治疗应首选（　　　）。

A. 大剂量青霉素　　　B. 氯霉素　　　　　　C. 庆大霉素

D. 红霉素　　　　　　E. 林霉素

（二）简答题

1. 简述重症肺炎的临床表现。

2. 简述肺炎的并发症有哪些。

（三）病例分析

患儿，男，于 15 天前在无明显诱因下出现咳嗽，单声咳，有痰，不易咳出，无发热，无呕吐，无腹泻，CT 显示重症肺炎。

1. 患儿目前最主要的护理问题是什么？

2. 针对该问题，制定相应护理措施。

子项目（三） 腹泻患儿的护理

一、学习目标

知识目标

1. 掌握腹泻患儿的临床表现、护理评估、护理措施。

2. 熟悉腹泻患儿的治疗原则、护理诊断、预期目标、护理评价。

3. 了解腹泻患儿的病因。

技能目标

1. 学会对腹泻患儿进行整体护理。

2. 会对腹泻患儿及家属进行健康教育指导。

二、学习重点和难点

重　点：腹泻患儿的临床表现、护理评估、护理措施。

难　点：腹泻患儿的补液护理。

三、工作情境及任务

情境一：李护士发现 6 床患儿无尿 6h。患儿，男，10 个月，2 天来腹泻，蛋花汤样大便 10 ～ 15 次 / 日，伴低热，偶有呕吐，1 天来尿少。查体：T 38℃，精神萎靡，口干，眼窝及前囟凹陷，皮肤弹性差，四肢凉，BP 64/40mmHg，血清钠 135mmol/L。

任　务：请为患儿进行护理评估。

情境二：6 床患儿，男，10 个月，平时发育营养正常，人工喂养，2 天来腹泻，蛋花汤样大便 10 ～ 15 次 / 日，伴低热，偶有呕吐，1 天来尿少，3h 无尿。查体：T 38℃，精神萎靡，口干，眼窝及前囟凹陷，皮肤弹性差，四肢凉，BP 64/40mmHg，血清钠135mmol/L。

任务一：列出患儿主要的护理问题。

任务二：患儿的护理目标有哪些？

任务三：患儿的护理措施有哪些？

情境三：6 床患儿经积极补液治疗，8h 后呼吸平稳，前囟平，眼窝不凹，有尿，但出现腹胀，肠鸣音减弱，四肢肌张力低下，双膝腱反射减弱，刚才又突然全身抽搐，两眼上翻。

任务一：患儿的主要护理问题有哪些？

任务二：针对该问题制定护理措施。

四、知识储备和理论学习

腹泻病（diarrhea disease）是由多病因、多因素引起的以大便次数增多和大便性状改变为特征的消化道综合征。严重者可引起水、电解质和酸碱平衡紊乱。发病年龄以 6 个月至 2 岁多见，其中 1 岁以下者约占 50%，夏、秋季发病率最高，是我国儿童保健重点防治"四病"之一。

（一）病因

1. 易感因素

（1）消化系统特点

胃酸、消化酶分泌少且消化酶活性低；生长发育快、需要较多营养物质导致消化道负担加重，如果再受到外界不良影响则发生消化功能紊乱，引发腹泻。

（2）机体防御功能低下

婴儿血液中免疫球蛋白、胃肠道 SIgA 及胃内酸度均较低。牛乳等代乳品中缺乏分泌型 IgA、乳铁蛋白等免疫成分，加之人工喂养过程容易发生污染，所以人工喂养儿更容易发生腹泻。

（3）肠道正常菌群失调

新生儿出生后尚未建立正常肠道菌群，或因长期使用抗生素等导致肠道菌群失调，易发生消化功能紊乱及肠道感染导致腹泻。

2. 感染因素

（1）肠道内感染

可由病毒、细菌和真菌等引起，其中病毒和细菌多见。

①病毒感染：寒冷季节的婴幼儿腹泻 80% 由病毒感染所致，其中以轮状病毒感染最为常见，其次是星状病毒、杯状病毒和肠道病毒（包括柯萨奇病毒、埃可病毒等）。

②细菌感染（不包括法定传染病）：以致病性大肠埃希菌为主，包括致病性大肠埃

希菌（EPEC）、产毒性大肠埃希菌（ETEC）、侵袭性大肠埃希菌（EIEC）、出血性大肠埃希菌（EGEC）和黏附—集聚性大肠埃希菌（EAEC）。其次是空肠弯曲菌和耶尔森菌等。

③真菌感染：以白色念珠菌多见，其次是曲菌。

④寄生虫感染：常见有蓝氏贾第鞭毛虫、阿米巴原虫和隐孢子虫等。

（2）肠道外感染

患上呼吸道感染、肺炎、泌尿道感染或中耳炎患儿，可因发热、病原体毒素的作用或者病原体同时感染肠道而出现腹泻。

3.非感染因素

（1）饮食因素

如喂食不定时、食物的质和量不当、过早添加淀粉类或脂肪类食物等均可引起腹泻。

（2）气候因素

气温突然变低、腹部受凉，使肠蠕动增加导致腹泻；气温过高引发消化液分泌减少、口渴饮奶或喝水过多引起消化功能紊乱而致腹泻。

（3）过敏或其他因素

对牛奶、豆浆或某些食物成分过敏或不耐受可引起腹泻。原发性或继发性双糖酶缺乏，肠道对糖的消化吸收能力下降，使乳糖积滞而引起腹泻。

（二）临床表现

1.临床分期

①急性腹泻病程在2周以内。

②迁延性腹泻病程在2周至2个月。

③慢性腹泻病程在2个月以上。

2.临床分型

（1）轻型腹泻

多为饮食、气候因素或者由肠道外感染引起。临床上以胃肠道症状为主，表现为纳差、恶心、呕吐和腹泻，大便每日在10次以内，量不多，呈黄色或黄绿色，有酸味，可见黄白色皂块和泡沫。无体液紊乱和全身中毒症状。

（2）重型腹泻

多由肠道内感染引起。起病常较急，除有较重的胃肠道症状外，还有明显的体液紊乱和全身中毒症状。

①胃肠道症状：腹泻频繁，大便每日可达10次至数十次，量较多，呈蛋花汤样或水样，可有少量黏液。常伴呕吐（严重者可吐出咖啡样液体）、腹胀、腹痛等。

②水、电解质和酸碱平衡紊乱症状：有脱水、代谢性酸中毒、电解质紊乱（低钾血症、低钙血症和低镁血症）等。

③全身中毒症状：发热（体温可达40℃）、烦躁不安、精神萎靡或嗜睡，甚至昏迷、休克等。

3. 不同病因引起腹泻的临床特点

（1）轮状病毒肠炎

秋、冬季常见，故又称秋季腹泻。以6～24个月的婴幼儿多见。潜伏期1～3天，发病急，常伴有发热和上呼吸道感染症状，病初即有呕吐。大便每日十余次，量多，呈黄色水样或蛋花汤样，无腥臭味。常发生脱水、酸中毒及电解质紊乱。本病为自限性疾病，病程3～8天。

（2）大肠埃希菌肠炎

多发生在5～8月气温较高的季节，腹泻频繁。致病性和产毒性大肠埃希菌肠炎者的大便多呈蛋花汤样或水样，有黏液；侵袭性大肠埃希菌肠炎者可排痢疾样黏液脓血便，腥臭，常伴有腹痛和里急后重，可伴严重的全身中毒症状；出血性大肠埃希菌肠炎者开始为黄色水样便，后转为血水便，有特殊臭味，伴腹痛。

（3）抗生素诱发性肠炎

多见于长期使用抗生素、肾上腺皮质激素和免疫功能低下、体弱的患儿，因肠道菌群失调而继发肠道内耐药的金黄色葡萄球菌、变形杆菌、某些梭状芽孢杆菌和白色念珠菌等大量繁殖引起的肠炎。金黄色葡萄球菌肠炎者大便为暗绿色海水样，黏液多，少数为血便，出现不同程度的中毒症状、脱水和电解质紊乱，甚至发生休克。白色念珠菌肠炎者排黄色稀便，泡沫多有黏液，有时可见豆腐渣样细块；常常伴有鹅口疮，大便镜检有真菌孢子和菌丝。

（4）生理性腹泻

多发生在6个月内婴儿，外观虚胖，常有湿疹。仅表现为大便次数增多，而大便性状无变化；一般不影响生长发育；添加辅食后，大便次数逐渐恢复正常。

（三）治疗原则

①调整饮食。腹泻病患儿的饮食强调继续进食，具体饮食指导详见"护理措施"部分。

②纠正脱水、电解质和酸碱平衡紊乱。见"儿童液体疗法"部分。

③控制感染。病毒性肠炎患者以饮食疗法和支持疗法为主，一般不用抗生素。细菌性肠炎患者根据病原体选择敏感抗生素。

④应用肠黏膜保护剂和微生态疗法。常用蒙脱石散维护和修复肠黏膜，用双歧杆菌、乳酸杆菌等恢复肠道正常菌群。

⑤对症治疗腹泻。一般不用止泻剂，止泻会增加毒素的吸收；腹胀明显者可肌注新斯的明或肛管排气；呕吐严重者可肌注氯丙嗪或针刺足三里。

（四）护理评估

1. 健康史

评估喂养史：喂养方式，人工喂养儿乳品的种类、来源、冲调浓度、喂哺次数及量，添加辅食及断奶情况；发病前有无饮食不洁、喂养不当或腹部受凉；是否有中耳炎、急性上呼吸道感染、肺炎等肠道外感染病史；有无长期应用广谱抗生素或肾上腺糖皮质激素等情况；有无食物过敏史、既往腹泻史。

2. 身体状况

（1）症状评估

询问患儿腹泻开始的时间、次数、颜色、性状、量，有无呕吐，呕吐的次数、量及性状等，有无腹痛、发热等不适；询问患儿有无口渴、尿少等脱水的表现，有无四肢无力、腹胀等低钾的表现，有无惊厥等低钙或低镁的表现。

（2）护理体检

对患儿进行体温、脉搏、呼吸、血压、体重检测；观察患儿精神状态、神志、面色等；观察患儿皮肤弹性、温度、湿度，以评估患儿脱水的程度和性质；检查心音、肠鸣音、腱反射等，以评估患儿有无低钾血症的表现；检查患儿肛周皮肤有无破损，以评估患儿皮肤完整性。

（3）心理—社会状况

评估家长及患儿对疾病的心理反应，评估家长的文化程度、对疾病的认识程度，评估患儿家庭的经济状况、居住环境、卫生习惯等。

（五）护理诊断

①体液不足：与丢失体液过多有关。

②腹泻：与喂养不当有关。

③有皮肤黏膜完整性受损的危险：与腹泻大便刺激有关。

④体温改变：与感染有关。

⑤潜在并发症：代谢性酸中毒、电解质紊乱。

⑥知识缺乏：家长缺乏有关腹泻的护理及预防知识。

（六）护理目标

①患儿排便次数减少至正常。

②患儿腹泻、呕吐逐渐好转，脱水纠正。

③患儿臀部皮肤保持完好无损。

④患儿体温逐渐恢复正常。

⑤患儿不发生酸中毒、低钾血症等并发症。

⑥家长能掌握小儿喂养知识、腹泻的护理和预防知识。

（七）护理措施

1. 生活护理

调整饮食。母乳喂养者应继续母乳喂养，暂停辅食，缩短每次喂乳时间，少量多次喂哺。人工喂养儿可喂米汤、酸奶、脱脂奶等，腹泻次数减少后，给予流质或半流质饮食如粥、面条等。严重呕吐者，可暂时禁食4～6h（不禁水），待好转后继续喂食。病毒性肠炎多有双糖酶的缺乏，不宜用蔗糖，并暂停乳类喂养，改用酸奶、豆浆等。饮食恢复由少到多、由稀到稠，逐渐过渡到平时饮食。

2. 病情观察

①监测生命体征，如神志、体温、脉搏、呼吸、血压等。

②观察大便情况，观察并记录大便次数、颜色、性状、量。

③观察水、电解质和酸碱平衡紊乱情况，如脱水、代谢性酸中毒、低血钾症等症状。

3. 治疗配合

（1）控制感染

遵医嘱应用抗生素控制感染，严格执行消毒隔离，与其他疾病患儿分室居住。护理患儿前后要洗手，对腹泻患儿的尿布、便盆、被污染的衣被进行消毒处理，防止交互感染。

（2）发热的护理

密切观察体温变化，体温过高时应给患儿多饮水，及时更换汗湿的衣服，必要时采取物理降温或药物降温。

（3）体液不足的护理

①补液前的准备阶段：全面了解患儿的病史、病情、补液目的及其临床意义，熟悉常用液体的种类、成分及配制；做好家长工作，取得配合，对于患儿也要做好鼓励与解释，以消除其恐惧心理，对不合作患儿加以适当的约束或给予镇静剂。

②输液过程中注意事项：

按医嘱要求全面安排24小时的液体总量，并本着急需先补、先快后慢、先浓后淡、先盐后糖、见尿补钾的原则分批输入。

掌握输液速度，明确每小时应输入量，计算出每分钟输液滴数，有条件者最好使用输液泵。

认真观察病情，细心做好护理。观察生命体征，若出现烦躁不安、脉率增快、呼吸加快等，应警惕是否有输液量过多或输液速度太快、发生心力衰竭和肺水肿等情况；观察脱水情况，注意脱水是否改善及尿量情况，观察输液效果；观察静脉输液是否通畅，有无堵塞、肿胀及漏出血管外；观察酸中毒表现，注意酸中毒纠正后，由于血浆稀释、离子钙降低，可出现低钙惊厥；观察低钾血症表现，补钾时应按照见尿补钾的原则，严格掌握补钾的浓度和速度，绝不可静脉推注。

准确记录液体出入量。24 小时液体出入量包括口服液体和胃肠道外补液量。液体出量包括尿、大便和不显性失水。补液过程中，应准确计算并记录 24 小时液体出入量。

（4）维持皮肤完整性

选用清洁、柔软的尿布，避免使用塑料布或橡皮布，注意及时更换。每次便后用温水清洗臀部，蘸干，保持会阴部及肛周皮肤清洁、干燥。局部皮肤发红处涂以 5% 鞣酸软膏或 40% 氧化锌油；有渗出或溃疡者，可采用暴露法或灯光照射，每次照射 20 ~ 30min，每日 2 ~ 3 次，照射后局部涂以药膏，照射时应注意避免烫伤。

4. 健康教育

①介绍小儿腹泻的病因、治疗、预防和护理要点，注意臀部正确的清洁及护理方法，指导观察患儿病情，如注意患儿尿量、眼窝及前囟的凹陷、皮肤弹性等变化。

②嘱咐家长在患儿出院后要注意饮食卫生，合理喂养，添加辅食要循序渐进。加强体格锻炼，注意气候变化，防止受凉或过热。切忌滥用抗菌药物，以免造成菌群失调引起腹泻。

（八）护理评价

①患儿体温及大便是否恢复正常。

②脱水是否得到纠正，臀部皮肤是否保持正常。

③患儿是否发生酸中毒、低钾血症等并发症。

④家长能否掌握小儿喂养知识及腹泻的预防、护理知识。

五、知识技能应用

腹泻患儿的护理实训：

（一）目的及内容

①掌握腹泻病患儿的护理评估及护理措施。

②在临床见习中表现出认真、负责的态度，对患儿同情、爱护和关心。

（二）实训前准备

①联系见习医院，与患儿及家长沟通并做好准备。

②收集腹泻病的多媒体资料（录像、VCD 或课件）、临床病例。

③学生应准备白大衣、帽子、口罩、听诊器。

（三）方法及要求

1. 临床见习（医院儿科病房）

①集中由带教老师讲述后分组，每 6 ~ 8 名学生为一组，在学校老师和医院带教老师指导下对腹泻病患儿进行护理评估。

②各小组将收集的腹泻病患儿资料进行整理、讨论，并做出护理诊断，制定护理计划。

③每位学生写出实践报告，交老师批阅。

2. 观看录像或临床实例分析（护理模拟示教室）

若无条件去医院病房见习，可组织学生在护理模拟示教室观看"腹泻"相关录像或进行病例讨论。

【病例】患儿，女，9个月，因"呕吐、腹泻3天，加重伴少尿1天"入院。

患儿于入院3天前开始流涕、发热，T 37.5℃，继之呕吐，量少，呕吐物为胃内容物；大便每日十余次，为黄色蛋花汤样，有少许黏液，无脓血。一天前吐泻加重，出现尿少，急诊入院。

体格检查：T 39.2℃，P 140次/min，R 46次/min，体重7.5kg，精神萎靡；皮肤黏膜极干；前囟、眼窝深陷，哭时无泪；口唇樱桃红，咽不红，颈软；双肺呼吸音清，心率135次/min、律齐、心音低钝；腹胀、肝脾未触及，肠鸣音减弱；四肢凉；臀部皮肤潮红，少许皮疹；肌张力下降，膝腱反射未引出。

①结合案例中表现判断患儿体液紊乱类型。

②提出患儿主要护理诊断。

③制定相应的护理措施。

（四）课后评价与反思

通过对腹泻病患儿的护理评估，制定护理措施，谈谈参加本次实训的体会。

六、自我测评

腹泻患儿的护理

项目	评分标准		分值	扣分标准	得分
准备（15）	护士：衣帽整齐，洗手，环境适宜		5	缺一项扣2分	
	患儿：婴儿模型、被褥、衣服齐全		5	缺一项扣1分	
	用物：体温计、血压计、听诊器、手表、毛巾、脸盆等		5	缺一项扣1分	
操作（75）	①患儿更换尿布		25	不准确扣25分	
	②对患儿臀部进行皮肤护理		25	全缺项扣25分 皮肤护理顺序有误扣10分 其他操作有误酌情扣分	
	③对患儿进行静脉补液		25	全缺项扣25分 补液的"三定"有误扣10分 其他操作有误酌情扣分	
评价（10）	操作规范、熟练		3	生疏扣2分，有停顿扣1分	
	语言流利，指导正确		2	交代不清扣1分	
	工作态度认真		2	不认真扣1分	
	所需时间5min		3	超过1min扣1分	

七、课后练习

（一）选择题

1.有关生理性腹泻特点的说法正确的是（   ）。

A. 多发生在婴儿期

B. 腹泻时有大便次数和大便性状的改变

C. 可以影响生长发育

D. 小儿常常偏瘦、伴有湿疹

E. 添加辅食后大便逐渐转为正常

2.轻型腹泻和重型腹泻主要的区别点是（   ）。

A. 大便性状的不同　　　　　　　　　　　B. 呕吐和腹泻的严重程度

C. 是否伴有食欲下降　　　　　　　　　　D. 是否伴有发热

E. 是否发生脱水、酸中毒和电解质紊乱

3.金黄色葡萄球菌肠炎患者典型的大便为（   ）。

A. 水样便　　　　　　B. 蛋花汤样便　　　　　C. 黏液脓血便

D. 暗绿色海水样　　　E. 豆腐渣样便

4.临床上常用于判断脱水性质的指标是（   ）。

A. 尿量　　　　　　　B. 皮肤弹性　　　　　　C. 末梢循环情况

D. 血钠　　　　　　　E. 血钾

5.在护理腹泻小儿时，如输液后病儿出现乏力、腹胀、肠鸣音减弱、腱反射消失、心音低钝，应考虑（   ）。

A. 低钾血症　　　　　B. 低氯血症　　　　　　C. 低钙血症

D. 低镁血症　　　　　E. 低磷血症

6.患儿因腹泻病入院。因呕吐严重，医嘱禁食。护士告知家长禁食的时间和注意的问题分别是（   ）。

A. 2～4h、禁水　　　B. 2～4h、不禁水　　　C. 4～6h、禁水

D. 4～6h、不禁水　　E. 6～8h、禁水

7.某患儿，腹泻3天，大便为稀便，量不多，不伴有呕吐。医生诊断为腹泻病、轻度脱水，建议使用口服补液。护士指导家长正确的做法是（   ）。

A. 配置过程中要加糖　　　　　　　　　　B. 配置后再用等量水稀释

C. 1次全量服完　　　　　　　　　　　　D. 多次少量、4h内服完

E. 多次少量、6h内服完

8.某患儿，11个月，因腹泻病需要补充钾。在300mL液体内最多能加10%氯化钾溶液的量是（   ）。

A. 3mL   B. 6mL   C. 9mL

D. 12mL   E. 15mL

9. 某患儿，男，4个月。母乳喂养，腹泻2个月，大便为糊状，每日5～6次，无脓血。进食良好，体重6.0kg。对患儿目前最可能的诊断是（   ）。

A. 感染性腹泻   B. 急性腹泻   C. 迁延性腹泻

D. 慢性腹泻   E. 生理性腹泻

10. 患儿，女，7个月。呕吐、腹泻2天。眼窝轻度凹陷，口唇略干，皮肤弹性稍差，四肢暖。血钠140mmol/L。请判断患儿脱水的程度和性质（   ）。

A. 轻度、等渗性脱水   B. 轻度、高渗性脱水

C. 轻度、低渗性脱水   D. 中度、等渗性脱水

E. 中度、低渗性脱水

11. 患儿，1岁，呕吐、腹泻稀水便5天，1天来尿量极少，精神萎靡，前囟及眼窝极度凹陷，皮肤弹性差，四肢发凉，脉细弱，血清钠125mmol/L。应首先给下列哪种液体？（   ）

A. 2：1等张含钠液   B. 1/2张含钠液   C. 1/3张含钠液

D. 1/4张含钠液   E. 1/5张含钠液

（二）简答题

1. 简述重度腹泻患儿的临床表现。

2. 简述腹泻患儿静脉补液的原则。

（三）病例分析

患儿，男，6个月。因小儿腹泻病伴脱水3天在外院治疗，效果不佳，因无尿6h入院。体格检查：体温37.2℃，脉搏126次/min，呼吸32次/min。萎靡，皮肤弹性极差。前囟及眼窝明显凹陷，口唇红、干。心肺未见异常。

请分析：

1. 患儿目前最主要的护理问题是什么？

2. 护士配合医生应该进行哪些急诊检查？

3. 患儿何时可以补钾？

子项目（四） 先天性心脏病患儿的护理

一、学习目标

知识目标

1. 掌握先天性心脏病患儿的临床表现、护理评估、护理措施。

2. 熟悉先天性心脏病患儿的治疗原则、护理诊断、预期目标、护理评价。

3. 了解先天性心脏病患儿的病因。

技能目标

1. 学会对先天性心脏病患儿进行整体护理。

2. 会对先天性心脏病患儿及家属进行健康教育指导。

二、学习重点和难点

重　点：先天性心脏病患儿的临床表现、护理评估、护理措施。

难　点：先天性心脏病患儿的生活护理。

三、工作情境及任务

情境一：患儿，男，5岁，突然青紫加重伴呼吸困难2h。患儿因咳嗽10天，门诊以"肺炎，先天性心脏病"收入。

任务一：为患儿进行护理评估。

任务二：该患儿的主要护理措施有哪些？

情境二：该患儿进一步检查，10天前无明显诱因出现咳嗽，呈单声咳，有痰不易咳出，无发热、呕吐、腹泻，近1天咳嗽加重，呈阵发性连声咳，青紫较前加重，气喘，呼吸困难，精神差，拒食。查体：口唇青紫，R 40次/min，心率120次/min，心前区听到四级吹风样收缩期杂音，伴杂音向颈部和背部传导。

任务一：患儿的护理主要有哪些问题？

任务二：患儿目前的护理目标是什么？

情境三：患儿，女，2岁。自幼口唇发绀，易感冒，生长发育落后于同龄儿，活动后喜蹲踞。入院后体检：T 38.5℃，R 42次/min，P 118次/min，体重11kg，身高76cm。心前区隆起，胸骨左缘第2～4肋间闻及Ⅲ级收缩期杂音，杵状指。

任务一：对患儿主要有哪些护理措施？

任务二：为患儿进行护理评价。

四、知识储备和理论学习

先天性心脏病（congenital heart disease，CHD）简称先心病，是胎儿期心脏及大血管发育异常而致的先天畸形，是儿童最常见的心脏病。先天性心脏病患儿，轻者无症状，重者可有活动后呼吸困难、晕厥、发绀等，甚至心功能不全，年长患儿可有生长发育迟缓。

随着超声心动图、心导管和心血管造影术、放射性核素造影、计算机断层扫描及磁共振成像等新技术的迅速发展，较复杂的先天性心血管畸形在新生儿期即可做出诊断。治疗上，低温麻醉、体外循环下心脏直视手术的发展，介入性导管术用于堵塞动脉导管、关闭房间隔及室间隔缺损、瓣膜和血管扩张等，使临床上先天性心脏病诊断、治疗和预后都有了显著的进步，先天性心脏病的预后大为改善，病死率显著下降。

（一）病因

先天性心脏病的病因目前还不完全明了，但已公认其发病主要是由遗传和环境因素相互作用的结果。

1. 环境因素（外在因素）

较为重要的是宫内感染，尤其为妊娠早期病毒感染，如风疹、流感等病毒感染，其他包括孕母缺乏叶酸、接触放射线、药物影响（抗癌药、抗癫痫药等）、代谢性疾病（糖尿病、高钙血症等）以及宫内慢性缺氧、妊娠早期酗酒或吸食毒品等。

2. 遗传因素（内在因素）

可由常染色体畸变或多基因突变引起，如21-三体综合征、马方综合征等可合并心血管畸形。

（二）分类

临床常根据左、右心腔及大血管之间有无分流分为三大类，左向右分流、右向左分流型、无分流。

左向右分流型（left-to-right shunt lesions）（潜伏青紫型）是临床上最常见的类型。在左、右心之间或主动脉与肺动脉之间有异常通路，由于左心压力高于右心压力，主动脉压力高于肺动脉压力，血流方向由左向右，因此平时不出现青紫，在特殊情况下，如肺炎、哭闹、右心衰竭时，右心室或肺动脉压力大于左心室，血流方向就由右向左，出现暂时性青紫。常见的有室间隔缺损、房间隔缺损和动脉导管未闭等。

右向左分流型（right-to-left shunt lesions）（青紫型）为先天性心脏病中最严重、死亡率高的类型。畸形的存在，造成右心压力增高超过左心，使血液从右向左分流，或大血管起源异常，使大量静脉血流入体循环，出现持续性青紫。以法洛四联症和大血管错位畸形最常见。

无分流型（non-shunt lesions）（无青紫型）指心脏左右两侧或动静脉之间不存在异

常通道或分流，如肺动脉狭窄和主动脉缩窄等。

（三）常见先天性心脏病的特点

1.室间隔缺损

室间隔缺损（ventricular septal defect，VSD）是先天性心脏病中最常见的类型，占先天性心脏病发病总数的25%～40%。根据缺损位置不同，可分为膜部缺损（最为常见）、漏斗部缺损（较常见）、三尖瓣后方、肌部缺损（较少见）。根据缺损大小不同还可分为三型：小型缺损，缺损直径<0.5cm，常见于肌部，又称为Roger病；中型缺损，缺损直径为0.5～1cm；大型缺损，缺损直径>1cm。

（1）病理生理

室间隔缺损在早期因左心室压力高于右心室压力，其分流为左向右分流，所以一般无青紫。分流造成右心室血量增加、流至肺循环血量增加、左心室舒张期负荷过重而产生左右心室增大。左向右分流使体循环血量减少，肺循环血流量增加，出现容量性肺动脉高压，晚期可导致肺小动脉肌层及内膜改变，管腔壁增厚、管腔狭窄导致不可逆的肺动脉高压，当右心室压力超过左心室压力时，左向右分流变为双向分流或右向左分流，临床上出现持续青紫，称为艾森曼格综合征（eisenmenger syndrome）。这一阶段的患儿已失去手术机会，唯一等待的是心肺联合移植，大多数在40岁以前死亡。

（2）临床表现

患儿临床表现出现得早晚、轻重，取决于缺损的大小及肺循环的阻力。小型缺损常无明显症状，生长发育不受影响。中、大型缺损分流量大者，因体循环血量明显减少，可影响生长发育，患儿出现消瘦、乏力、面色苍白；肺循环内明显充血，患儿出现喂养困难（哺乳时因气促、发绀、大汗而有停歇），活动后心慌、气急，易患肺部感染。肺动脉扩张可压迫喉返神经，引起声音嘶哑。

体检：心前区隆起，心尖搏动弥散，心界扩大。胸骨左缘3、4肋间有响亮、粗糙的Ⅲ～Ⅳ级以上全收缩期杂音，杂音最响处可触及收缩期震颤，肺动脉瓣第二音（P2）亢进。分流量较大时，肺静脉回流入左心房血量过多，可于心尖部听到舒张期隆隆样杂音。

2.房间隔缺损

房间隔缺损（atrial septal defect，ASD）为儿童常见先天性心脏病。根据病理解剖部位的不同可分为：原发孔缺损、继发孔缺损（较原发孔缺损多见）、静脉窦性缺损。部分房间隔缺损可在1岁内闭合，1岁后自然闭合的可能性极小。

（1）病理生理

生后因左心房压力高于右心房压力，房间隔缺损时则出现左向右分流，分流量与缺损大小、两侧心房压力差及心室的顺应性有关。分流造成右心房和右心室负荷过重而产生右心房和右心室增大，肺循环血量增多和体循环量减少，晚期可发展成为不可逆的肺动脉高压，当右心房压力超过左心房压力时，则可产生右向左分流，出现艾森曼格综合征。

（2）临床表现

缺损小可无症状。缺损大时可出现乏力，活动后气急、心悸，生长发育落后，易患呼吸道感染。体检：可见心前区隆起，心尖搏动弥散，心界扩大；胸骨左缘 2 ～ 3 肋间闻及 Ⅱ ～ Ⅲ 级喷射性收缩期杂音，P2 亢进呈固定分裂。

3. 动脉导管未闭

动脉导管未闭（patent ductus arteriosus，PDA）占先天性心脏病发病总数的 15% ～ 20%。小儿出生后，随着呼吸的开始，肺循环压力降低，血氧分压提高，动脉导管于生后出现功能性关闭，80% 在生后 3 个月左右解剖性关闭。若持续开放并出现左向右分流者，即为动脉导管未闭。根据未闭的动脉导管大小、长短、形态的不同，分管型、漏斗型及窗型三种类型。

（1）病理生理

动脉导管未闭分流量的大小，与主动脉、肺动脉之间的压力差和导管内径的粗细有关。由于主动脉压力高于肺动脉压力，所以血液自主动脉向肺动脉分流，肺循环血量增加，回流至左心房和左心室的血量也增多，出现左心房、左心室增大。由于长期大量血流向肺循环的冲击，可致肺动脉高压，当肺动脉压力超过主动脉压力时产生右向左分流，血液自肺动脉逆向流入主动脉，患儿表现为下半身青紫，左上肢轻度青紫，右上肢正常，即为差异性青紫（differential cyanosis）。

（2）临床表现

分流量小可无症状，分流量大者有体循环供血不足（消瘦、乏力、生长发育落后等）、肺循环充血（反复的呼吸道感染等）、肺动脉扩张压迫喉返神经引起的声音嘶哑等。体检：心尖搏动弥散，心界扩大；胸骨左缘第 2 肋间闻及粗糙响亮的连续性机器样杂音，向左锁骨下、颈部和腋下传导；P2 亢进。婴幼儿期肺动脉高压、心力衰竭或哭闹时，主动脉与肺动脉舒张期压力差很小，可仅听到收缩期杂音。由于肺动脉分流使舒张压降低，而收缩压多正常，当脉压差大于 5.3kPa（40mmHg）时可表现周围血管征，如水冲脉、毛细血管搏动和股动脉枪击音等。有显著肺动脉高压时，产生右向左分流，出现差异性青紫。

4. 法洛四联症

法洛四联症（tetralogy of Fallot，TOF）是存活婴儿中最常见的青紫型心脏病，由四种畸形组成：肺动脉狭窄（漏斗部狭窄多见），室间隔缺损（膜部缺损），主动脉骑跨（主动脉骑跨于室间隔），右心室肥厚（肺动脉狭窄后右心室负荷增加的结果）。四种畸形中以肺动脉狭窄最重要。

（1）病理生理

由于肺动脉狭窄，血液进入肺循环受阻，引起右心室代偿性肥厚，右心室压力增高，当右心室压力超过左心室压力时，右心室血液大部分进入骑跨的主动脉。主动脉骑跨于左、右心室之上，同时接受左、右心室血液输送全身，因而出现发绀。肺动脉狭窄，肺循环血流量减少，更加重了发绀。

（2）临床表现

①发绀：生后发绀逐渐加重为主要表现。发绀的程度和出现时间的早晚，与肺动脉狭窄程度有关。发绀常见于毛细血管丰富的部位，如口唇、指（趾）甲、球结膜、耳垂等，患儿在哭闹、情绪激动及活动后，气促及发绀加重。

②缺氧发作：患儿在吃奶、哭闹或用力时可突发呼吸困难、发绀加重，重症可出现晕厥、抽搐甚至死亡。这是由于在肺动脉漏斗部狭窄的基础上，突然发生该处肌部痉挛，引起一时性肺动脉梗阻，使脑缺氧加重所致。

③蹲踞现象：患儿在行走、活动中常自行下蹲片刻。蹲踞时因下肢屈曲，使静脉回心血量减少，可减轻心脏负荷，同时下肢动脉受压，体循环阻力增加，使右向左分流减少，缺氧的症状得以暂时缓解。

④其他表现：长期缺氧使侧支循环增多，出现杵状指、眼结膜充血等表现。长期缺氧还使红细胞代偿性增多，血液黏稠度增高，易并发脑血栓，若为细菌性血栓，引起脑脓肿。

⑤查体：体格发育落后。心前区可隆起，抬举性心尖搏动，胸骨左缘 2～4 肋间可闻及 Ⅱ～Ⅲ 级喷射性收缩期杂音。杂音响度取决于肺动脉狭窄程度，严重的狭窄使流经肺动脉的血液减少，杂音则轻而短。部分伴有收缩期震颤。肺动脉瓣区第二音减弱或消失。

（四）治疗原则

1. 内科治疗

目的是使患儿能安全到达适宜手术的年龄。措施：建立合理的生活制度，保护心功能；预防感染、防治并发症。新生儿、早产儿可生后 2～7 天内试用吲哚美辛（消炎痛）治疗，促使动脉导管关闭。

2. 外科治疗

原则上以手术根治为主。手术时间一般选择学龄前期 4～6 岁较适宜。反复患肺炎、缺损较大影响生长发育、难以控制的充血性心力衰竭者，则应及早手术治疗。小型缺损、膜部和肌部的室间隔缺损有自然闭合的可能，所以可先在门诊随访至学龄前期，再决定是否手术。房间隔缺损一般均需手术。法洛四联症如肺血管发育差，则以姑息手术为主，年长后一般情况改善后再行根治术。

3. 介入疗法

介入疗法为微创手术，通过介入性封堵装置关闭缺损，使单纯的动脉导管未闭、室间隔缺损、房间隔缺损的手术年龄大大提前。

（五）护理评估

1. 健康史

①了解母亲妊娠史，尤其是孕期最初 2～3 个月内有无病毒感染、放射线接触和服

用过影响胎儿发育的药物，母亲是否有代谢性疾病。

②了解家族史，家族中是否有先天性心脏病病史。

③了解患儿出生史。出生时有无缺氧、发绀、心脏杂音等。出生后各阶段的生长发育状况，以及是否有喂养困难、哭声嘶哑、气促、咳嗽、蹲踞现象和突发性昏厥，是否经常反复呼吸道感染等。

2.身体状况

（1）症状评估

评估患儿的活动耐力，是否有喂养困难、活动后气促、乏力。评估发绀的表现及出现的时间，有无哭声嘶哑等。

（2）护理体检

观察患儿的体位，检查体重、身高等生长发育状况。主要检查心界的大小、听诊心脏杂音的位置和性质，有无发绀及杵状指（趾），并了解各项辅助检查的结果和临床意义，有无特殊面容（提示染色体及遗传代谢性疾病）等。

（3）心理—社会状况

评估患儿正常活动、游戏、学习受到何种程度的限制和影响，是否因疾病受周围人歧视而出现抑郁、焦虑、自卑及恐惧等心理。评估是否因疾病的检查和治疗比较复杂、风险较大、预后难于预测、医疗费用高而对家庭经济造成压力，家长出现焦虑和恐惧感等。

（六）护理诊断

①活动无耐力：与先天性心脏病体循环血量减少或氧饱和度下降有关。

②清理呼吸道无效：与肺部感染有关。

③有感染的危险：与肺循环血量增多、机体免疫力降低及心脏畸形、心内膜损伤有关。

④潜在并发症：心内膜炎、心力衰竭、脑血栓等。

⑤生长发育迟缓：与喂养困难及体循环血量减少有关。

⑥焦虑：与担心疾病的预后、对手术或检查的担忧有关。

（七）护理目标

①患儿活动量能得到适当控制，满足基本生活所需。

②使患儿能获得足够的营养，满足生长发育所需。

③患儿住院期不发生并发症，或若发生能及时发现和处理。

④患儿及家长能获得本病的相关知识及心理支持，减轻或消除焦虑。

（八）护理措施

1.生活护理

（1）环境

病室要阳光充足、空气新鲜、安静，定时通风、消毒；与感染性疾病患儿分室居住，防止交叉感染。

（2）休息

休息可改善心功能，减轻心脏负荷。根据患儿活动耐力安排适度的活动量。方法：活动前测量生命体征；活动后立即测量其生命体征，观察其有无缺氧表现；休息3min后再测量其生命体征。如呼吸、血压恢复到活动前水平，脉率增快不超过6次/min，则说明活动耐力适度。活动耐力适度者可与正常儿童一样生活，活动无耐力的患儿应限制活动，严重者应卧床休息，集中护理，避免哭闹，保证休息。

（3）饮食

①满足营养：供给高蛋白、高热量、高维生素饮食。注意营养搭配，保证营养需要。对有水肿或心力衰竭者，根据其程度，适当限制食盐摄入。

②耐心哺喂：对喂养有困难的患儿，吃奶前先给予吸氧，每次哺乳时间可适当延长，以免呛咳和呼吸困难。必要时滴管喂养或静脉补充营养，哺喂应少量多餐，防止过饱。

2. 病情观察

住院期间观察和记录心率、心律、呼吸、血压及心脏杂音的变化，必要时使用心电监护仪监测；注意体温的变化，及时发现感染征象；观察有无气促、烦躁、心率加快等心力衰竭表现；观察法洛四联症患儿有无偏瘫等脑血栓形成和脑缺氧发作的表现。

3. 治疗配合

（1）预防感染

做好个人卫生防护，衣服穿着冷热适宜，避免受凉引起呼吸道感染；应避免与感染性疾病患儿接触，避免去公共场所，防止院内交叉感染；护理中严格无菌操作。

（2）防治心力衰竭

①减轻心脏负荷，保护心功能。给予患儿妥善的生活照顾，避免患儿情绪激动和大哭，保持大便通畅；护理操作应尽可能集中进行，静脉输液的速度宜慢，以每小时<5mL/kg为宜。

②一旦发现患儿有心力衰竭征象应立即报告医生，立即吸氧，置患儿于半卧位，并保持安静。遵医嘱使用洋地黄类药物时，应注意观察、记录副作用及疗效，避免洋地黄中毒。

（3）防治脑血栓和脑缺氧发作

法洛四联症患儿由于血液黏稠度高，可因发热、多汗、吐泻导致体液减少，加重血液浓缩，易形成血栓，有重要器官栓塞的危险。因此，应注意供给充足的水分，尤其是夏天，患儿不显性失水增加、大量出汗时更应注意多饮水。

法洛四联症患儿在哭闹、进食、活动、排便时易引起脑缺氧发作，所以应注意以上诱发因素。保护患儿"蹲踞现象"（婴幼儿喜欢膝胸位卧位），蹲踞时不应强行拉起，让其自然蹲踞和起立。一旦脑缺氧突发性昏厥发作，应立即使患儿取膝胸卧位，吸氧，通知医生，同时准备好普萘洛尔、吗啡等急救药品。

4. 心理护理

先天性心脏病的治疗需要一个较长的过程，家长可能缺乏这方面的信息支持，护士应关心、爱护患儿，在建立起良好的护患关系基础上，耐心向家长和患儿解释先心病的相关知识，介绍心脏外科手术的进展及同类疾病治愈的病例，以消除其焦虑、紧张的情绪，树立信心、配合治疗。

5. 健康教育

指导家长掌握先天性心脏病的日常护理，建立合理的生活制度；预防感染和其他并发症，做小手术（如拔牙）时应给予足量的抗生素预防感染；定期复查，合理用药，维持心功能正常，使患儿能安全到达合适的手术年龄，通过手术根治。

（九）护理评价

①患儿活动耐力是否得到改善。

②患儿营养状况改善，体重是否增加。

③患儿住院期间是否发生感染或其他并发症。

④患儿或家长是否了解相关疾病的知识、消除焦虑、积极配合治疗。

五、知识技能应用

先天性心脏病患儿的护理实训：

（一）目的及内容

①掌握先天性心脏病患儿的护理评估及护理措施。

②在临床见习中表现出认真、负责的态度，对患儿同情、爱护和关心。

（二）实训前准备

①联系见习医院，与患儿及家长沟通并做好准备。

②收集先天性心脏病的多媒体资料（录像、VCD 或课件）、临床病例。

③学生应准备白大衣、帽子、口罩、听诊器等。

（三）方法及要求

1. 临床见习（医院儿科病房）

①集中由带教老师讲述后分组，每 6～8 人为一组，在学校老师和医院带教老师指导下对先天性心脏病患儿进行护理评估。

②各小组将收集到先天性心脏病患儿的资料整理后讨论，并做出护理诊断，制定护理计划。

③每位学生写出实践报告，交老师批阅。

2. 观看录像或临床实例分析（护理模拟示教室）

若无条件去医院病房见习，可组织学生在护理模拟示教室观看"先天性心脏病"的录像或讨论病例。

【病例】患儿，女，2岁半。自幼口唇发绀，易感冒，生长发育落后于同龄儿，活动后喜蹲踞。因腹痛、腹泻半天入院。体检：T 38.8℃，R 40次/min，P 120次/min，体重10kg，身高78cm。心前区隆起，胸骨左缘第2～4肋间闻及Ⅲ级收缩期杂音，杵状指。初步诊断为先天性心脏病（法洛四联症）、腹泻。

①根据临床资料提出护理问题。

②制定相应的护理措施。

（四）课后评价与反思

①评价学生的合作精神和态度。

②通过对先天性心脏病患儿的护理评估，制定护理措施，谈谈参加本次实训的体会。

六、自我测评

先天性心脏病患儿的护理

项目	评分标准	分值	扣分标准	得分
准备（15）	护士：衣帽整齐，洗手，环境适宜	5	缺一项扣2分	
	患儿：幼儿模型，被褥、衣服齐全	5	缺一项扣1分	
	用物：体温计、听诊器、手表等	5	缺一项扣1分	
操作（75）	①安置患儿卧位	15	不准确扣15分	
	②测量生命体征	40	全缺项扣40分 数据有误扣10分 其他操作有误酌情扣分	
	③遵医嘱活动指导	20	全缺项扣20分 数据有误扣10分 其他操作有误酌情扣分	
评价（10）	操作规范、熟练	3	生疏扣2分，有停顿扣1分	
	语言流利，指导正确	2	交代不清扣1分	
	工作态度认真	2	不认真扣1分	
	所需时间5min	3	超过1min扣1分	

七、课后练习

（一）选择题

1.心脏胚胎发育的关键时期是胚胎的（　　）。

A. 第2～4周　　　B. 第2～8周　　　C. 第2～6周

D. 第3～6周　　　E. 第4～6周

2. 不属于左向右分流型先心病的是（　　　）。

    A. 法洛四联症　　　　B. 室间隔缺损　　　　C. 动脉导管未闭

    D. 房间隔缺损　　　　E. 以上都不属于

3. 法洛四联症最重要的畸形是（　　　）。

    A. 肺动脉狭窄　　　　B. 室间隔缺损　　　　C. 主动脉骑跨

    D. 右心室肥厚　　　　E. 动脉导管未闭

4. 胸部透视有肺门舞蹈的先心病是（　　　）。

    A. 法洛四联症　　　　B. 肺动脉狭窄　　　　C. 主动脉狭窄

    D. 房间隔缺损　　　　E. 以上都是

5. 关于小儿血压，下列叙述错误的是（　　　）。

    A. 新生儿期收缩压平均为 60 ～ 70mmHg

    B.1 岁儿收缩压为 70 ～ 80mmHg

    C.2 岁以后小儿收缩压为 ［（年龄 ×2）+80］mmHg

    D. 舒张压相当于收缩压的 1/3

    E. 下肢血压比上肢血压约高 20mmHg

6. 右向左分流型先天性心脏病是（　　　）。

    A. 室间隔缺损　　　　B. 房间隔缺损　　　　C. 动脉导管未闭

    D. 法洛四联症　　　　E. 主动脉骑跨

7. 先天性心脏病无创性诊断方法最重要的是（　　　）。

    A. 心脏 X 线摄片　　　B.ECG 检查　　　　　C. 超声心动图检查

    D. 心导管和心血管造影　　　　　　　　　　E. 动态心电图检查

8. 左向右分流型先天性心脏病最常见并发症是（　　　）。

    A. 支气管肺炎　　　　B. 脑栓塞　　　　　　C. 喉返神经麻痹

    D. 咯血　　　　　　　E. 咳嗽

9. 法洛四联症患儿喜蹲踞是因为（　　　）。

    A. 缓解漏斗部痉挛

    B. 使心脑供血增加

    C. 使腔静脉回心血量增加

    D. 增加体循环阻力，减少右向左分流量

    E. 减少左向右分流

10. 法洛四联症患儿突然昏厥抽搐的常见原因是（　　　）。

    A. 长期缺氧

    B. 血液黏稠，血流缓慢致脑血栓

    C. 肺动脉漏斗部肌肉痉挛

D. 合并脑脓肿

E. 合并心衰

11. 先天性心脏病中最常见的类型是（　　　）。

A. 房间隔缺损　　　　　B. 室间隔缺损　　　　　C. 动脉导管未闭

D. 法洛四联症　　　　　E. 主动脉骑跨

12. 下列哪项不是法洛四联症的畸形组成？（　　　）

A. 室间隔缺损　　　　　B. 房间隔缺损　　　　　C. 主动脉骑跨

D. 肺动脉狭窄　　　　　E. 右心室肥厚

13. 与先天性心脏病患儿不相符的饮食护理是（　　　）。

A. 给蛋白质、维生素丰富的易消化食物

B. 经常调换品种，增进食欲

C. 鼓励小儿每餐多进食，以纠正营养失调

D. 适当限制食盐的摄入

E. 供给适量的蔬菜、水果

14. 某 3 岁男孩，婴儿期开始发现紫绀，逐渐加重，有昏厥及抽搐史。查体：胸骨左缘第 3 肋间有Ⅱ级收缩期杂音，P2 减弱，有杵状指。最可能的诊断是（　　　）。

A. 房间隔缺损　　　　　B. 室间隔缺损　　　　　C. 动脉导管未闭

D. 法洛四联症　　　　　E. 肺动脉狭窄

15. 方方，女，2 岁。平日食欲差，哭闹后青紫明显，体格发育落后，胸骨左缘闻及心杂音，胸片 X 线检查显示左心房、左心室、右心室增大。最可能的疾病是（　　　）。

A. 房间隔缺损　　　　　B. 室间隔缺损　　　　　C. 动脉导管未闭

D. 法洛四联症　　　　　E. 肺动脉狭窄

16. 强强，男，18 个月，临床诊断为动脉导管未闭合并心力衰竭。按医嘱应用洋地黄类药物时，不妥的方法是（　　　）。

A. 精确抽吸药液　　　　　　　　　　B. 缓慢静脉推注药液

C. 观察药物疗效及副作用　　　　　　D. 脉率 <60 次 /min 时应停用

E. 避免与钙剂同用

17. 兵兵，男，2.5 岁。生后 3 个月出现发绀，哭闹、活动后发绀明显加重，生长发育落后，有杵状指，胸骨左缘第 2 肋间有连续性杂音。可能患的疾病是（　　　）。

A. 室间隔缺损　　　　　B. 房间隔缺损　　　　　C. 动脉导管未闭

D. 肺动脉狭窄　　　　　E. 法洛四联症

（二）简答题

1. 简述先天性心脏病患儿的生活护理。

2.简述法洛四联症的病理畸形。

（三）病例分析

患儿，女，4岁。幼时吃奶常有停顿，学走路后较长距离行走便感气促，经常患上呼吸道感染和肺炎；家长发现患儿多汗，现因"心脏杂音"入院。患儿为第一胎，足月顺产，母乳喂养。诊断为房间隔缺损。

1.如何为患儿家长进行知识宣教？

2.如何对患儿进行生活护理？

子项目（五） 充血性心力衰竭患儿的护理

一、学习目标

知识目标

1.掌握充血性心力衰竭患儿的临床表现、护理评估、护理措施。

2.熟悉充血性心力衰竭患儿的治疗原则、护理诊断、预期目标、护理评价。

3.了解充血性心力衰竭患儿的病因。

技能目标

1.学会对充血性心力衰竭患儿进行整体护理。

2.会对充血性心力衰竭患儿及家属进行健康教育指导。

二、学习重点和难点

重　点：充血性心力衰竭患儿的临床表现、护理评估、护理措施。

难　点：充血性心力衰竭患儿的生活护理。

三、工作情境及任务

情境一：王护士今天发现5床患儿突然烦躁、气急加重，发绀。患儿，1岁，因咳嗽吐痰3天以肺炎收入院。护理体检：T 37℃，R 78 次 /min，P 176 次 /min，心音低钝，两肺闻及较多中小水泡音，肝右肋下 3.5cm。

任　务：为患儿进行护理评估。

情境二：患儿，1 岁，患肺炎，近两天突然烦躁、气急加重，发绀。护理体检：T 37℃，R 78 次 /min，P 176 次 /min，心音低钝，两肺闻及较多中小水泡音，肝右肋下 3.5cm。心电图显示心率快、T 波低平。

任务一：患儿主要存在哪些护理问题？

任务二：患儿目前的护理目标是什么？

任务三：患儿的主要护理措施有哪些？

任务四：为患儿进行护理评价。

四、知识储备和理论学习

充血性心力衰竭（congestive heart failure）简称心衰，是指由于多种原因引起心脏泵功能减退，致使心输出量不足、组织血液灌注量减少、静脉血液回流受阻、脏器瘀血等变化，出现一系列症状和体征的临床综合征。心衰是小儿时期较为常见的危重症之一，严重危害儿童健康。

（一）病因

1. 心肌病变

原发性心肌病变如心肌炎、心肌病、心内膜弹力纤维增生症等，心肌代谢障碍如新生儿重度窒息、休克、严重贫血、高原病、维生素 B1 缺乏等。

2. 心室压力负荷过重

心脏在收缩时承受的阻抗负荷增加。左室压力负荷过重见于主动脉瓣狭窄、主动脉缩窄、高血压等，右室压力负荷过重见于肺动脉瓣狭窄、肺动脉高压、新生儿持续性肺动脉高压等。

3. 心室容量负荷过重

心脏舒张期承受的容量负荷过大。左室容量负荷过重见于动脉导管未闭、室间隔缺损、主动脉瓣或二尖瓣关闭不全等，右室容量负荷过重见于房间隔缺损、三尖瓣或肺动脉瓣关闭不全等。严重贫血、甲状腺功能亢进、肾脏疾病等引起左、右室容量负荷过重。

4. 不同年龄心衰的病因特点

新生儿期，心脏解剖结构异常（早产儿动脉导管未闭、完全性大动脉转位、主动脉缩窄等）是生后一周心衰的主要原因，新生儿呼吸窘迫综合征、新生儿持续性肺动脉高压、肺炎等也是常见原因；婴儿期，除先天性心脏病仍是常见原因外，心肌病变（心内膜弹力纤维增生症、心糖原累积症、病毒性心肌炎、心肌病等）引起的心衰增多，近年来川崎病发病数增多，其冠状动脉病变亦为婴幼儿心衰病因之一；4 岁以后儿童引起心衰的原因主要为风湿热及心肌病。

5. 心衰的诱因

包括感染、过度劳累及情绪激动、贫血、心律失常、输液过快或钠摄入量过多、电解质紊乱和酸碱平衡失调、停用洋地黄过早或洋地黄过量等。

（二）临床表现

1. 心肌功能障碍

心脏扩大、心动过速是较早出现的代偿现象，心搏量下降的情况下，心动过速在一定范围内可提高心输出量，改善组织缺氧状况；第一心音低钝，严重者出现舒张期奔马律；末梢循环灌注不良，脉搏细弱，四肢末梢发凉及皮肤发花等。

2. 肺循环瘀血

呼吸急促，严重者呼吸困难、出现三凹征，新生儿和小婴儿多表现为喂养困难、吸乳中断；肺部因肺水肿、肺泡渗出可闻及湿罗音；咳嗽则由支气管黏膜充血引起，婴幼儿少见由肺泡或支气管黏膜小血管破裂引致的泡沫血痰。

3. 体循环瘀血

肝脏肿大是最早、最常见的体征，肝脏进行性增大则更有意义，年长患儿可诉肝区疼痛或压痛；颈静脉怒张多见于年长患儿右心衰竭，婴儿则由于颈部短、皮下脂肪多而不易显示；水肿多见于年长患儿，婴儿水肿不明显，但每天测体重增加是体液潴留的客观指标；腹水及全身性水肿仅见于较大儿童。

4. 心衰的临床诊断依据

下列前四项为临床诊断心衰的主要依据。

（1）安静时心率增快，婴儿 >180 次 /min，幼儿 >160 次 /min，不能用发热或缺氧解释者。

（2）呼吸困难，青紫突然加重，安静时呼吸频率 60 次 /min 以上。

（3）肝脏瘀血肿大达右肋下 3cm 以上，或在密切观察下短时间内较前增大 1.5cm 以上，而不能以横隔下移等原因解释者。

（4）心音明显低钝，或出现奔马律。

（5）突然烦躁不安，面色苍白或发灰，不能用原有疾病解释者。

（6）尿少、下肢浮肿，已排除营养不良、肾炎、维生素 B1 缺乏等原因造成者。

5. 心衰的程度

临床上一般依据病史、临床表现及劳动耐力的程度，将心脏病患儿（不适用于婴儿）的心功能分为以下四级：

（1）I 级

患儿体力活动不受限制。学龄期儿童能够参加体育课，并且能像正常儿童一样活动。

（2）II 级

患儿体力活动轻度受限。休息时没有任何不适，一般活动时出现症状如疲乏、心悸和呼吸困难。学龄期儿童能够参加体育课，但活动量比同龄正常儿童小。可能存在继发性生长障碍。

（3）Ⅲ级

患儿体力活动明显受限。轻劳动时即有症状，例如步行 15min 即有疲乏、心悸和呼吸困难。学龄期儿童不能参加体育活动。存在继发性生长障碍。

（4）Ⅳ级

在休息状态亦有症状，完全丧失劳动能力。存在继发性生长障碍。

（三）治疗原则

消除病因及诱因，改善血流动力学状况，保护心功能。

1. 病因治疗

如为先天性心脏病所致心衰，则内科治疗往往是术前准备，且手术后亦需继续治疗一定时期；心肌病所致心衰，内科治疗可使患儿症状获得暂时缓解；甲状腺功能亢进、重度贫血或维生素 B1 缺乏、病毒性心肌炎等引起的心衰，需及时治疗原发疾病。

2. 洋地黄类药物

洋地黄作用于心肌细胞膜上的 Na^+–K^+ATP 酶，抑制其活性，造成细胞内 Na^+ 增多，通过 Na^+–Ca^+ 交换使细胞内 Ca^+ 增多，从而增强心肌收缩力，增加心输出量，改善组织灌注及静脉瘀血状态；洋地黄还作用于心脏传导系统，减慢心室率；洋地黄还有神经内分泌作用，可降低交感神经系统和肾素血管紧张素系统的活性。

（1）洋地黄制剂

分为作用缓慢类及作用迅速类。前者有洋地黄毒苷（目前已很少用），后者有地高辛、毛花苷丙（西地兰）及毒毛旋花子苷 K，其中地高辛为儿科首选。

（2）洋地黄用法

①负荷量法：在 24h 内给予负荷量，首次用量为负荷量的 1/2，余半量分两次，相隔 6～12h 一次。负荷量 12h 后，再加用维持量。对于起病迅速、病情严重的急性心衰患儿，可采用负荷量法，以便及时控制心衰。

②维持量法：每日用维持量，地高辛维持量为负荷量的 1/5～1/4，分两次服用。每日服用地高辛维持量，经过 4～5 个半衰期，即 6～8 天，可达到稳定的有效血药浓度。慢性心衰者，可用维持量法。

洋地黄制剂的临床应用

制剂	给药途径	负荷量（mg/kg）	维持量（mg/kg）	效力开始时间	效力最大时间	半衰期
地高辛	口服	早产儿 0.02 足月儿 0.02～0.03 婴儿儿童 0.025～0.04	1/5～1/4 负荷量，分两次，Q12h	30～60min	2～3h	36h

（续表）

制剂	给药途径	负荷量（mg/kg）	维持量（mg/kg）	效力开始时间	效力最大时间	半衰期
地高辛	静注	75% 口服量		5～30min	1.5～3h	
西地兰	静注	<2岁　0.03～0.04		3～6min	1～2h	23h
		>2岁　0.02～0.03				
毒毛旋花子苷 K	静注	<2岁　0.006～0.012		5～10min	0.5～2h	21h
		>2岁　0.005～0.010				

3. 利尿剂

当使用洋地黄制剂而心衰仍未完全控制，或伴有显著水肿者，可加用利尿剂，常用的有呋塞米（速尿）、依他尼酸、氢氯噻嗪、美托拉松（沙洛索林）、螺内酯、氨苯蝶啶等。使用利尿剂时，应注意是否并发低血容量、低钠、低钾等电解质紊乱。

4. 血管紧张素转换酶抑制剂

可减轻心室前、后负荷，降低心肌耗氧量和冠状动脉阻力，改善心功能。儿科常用的有卡托普利、依那普利和贝那普利，应从小剂量开始，达目标量后长期维持。

5. 扩张血管药

主要通过扩张静脉容量血管和动脉阻力血管，减轻心室前、后负荷，提高心输出量，降低心肌耗氧，改善心功能。常用的有硝普钠、硝酸甘油、肼苯哒嗪、酚妥拉明等。

6. 非洋地黄类正性肌力药

如多巴胺、多巴酚丁胺等 β 受体激动剂，氨联吡啶酮、环磷酸腺苷葡甲胺（心先安）等磷酸二酯酶抑制剂以及 β 受体阻滞剂等，应综合评估患儿的心功能状况及原发病，根据患儿实际情况遵照医嘱酌情选用。

7. 其他药物

抗心律失常药、血管紧张素 Ⅱ 受体拮抗剂、钙通道阻滞剂及改善心肌代谢药物等。

（四）护理评估

1. 健康史

评估引起患儿心力衰竭的原因，如有无先天性心脏病、心肌炎、风湿性心脏病、支气管肺炎等病史，是否存在劳累、输血输液过多或过快、手术、剧烈运动、情绪变化、严重失血等诱因。询问患儿的饮食、生活方式、活动情况及尿量等。

2. 身体状况

（1）症状评估

询问家长患儿有无呼吸增快、呼吸困难、烦躁不安、喜抱、面色苍白或发灰、尿少等症状，对小婴儿应了解有无喂养困难、呻吟、发绀。

（2）护理体检

密切监测患儿的精神状态、呼吸、脉搏、心率和血压，有无口周发绀、端坐呼吸、颈静脉怒张、下肢水肿等体征；检查患儿肝脏大小及质地，触摸末梢循环是否温暖，评估患儿的心功能状态。

（3）辅助检查

评估 X 线检查是否显示心脏扩大、肺瘀血的表现，心电图检查是否有洋地黄中毒征象；超声心动图检查可显示心房和心室腔扩大或异常分流等，有助于先心病诊断。

（4）心理—社会状况

评估患儿及其家长的心理状态，对本病的预后及护理常识的了解情况，社会支持系统如何。

（五）护理诊断

①心排血量减少：与心肌收缩力降低有关。

②气体交换受损：与肺循环瘀血有关。

③活动无耐力：与心排血量减少致组织缺氧有关。

④体液过多：与心功能下降、肺瘀血、肾灌注不足、排尿减少有关。

⑤潜在并发症：药物的不良反应（洋地黄中毒）。

⑥焦虑：与疾病的痛苦、危重程度及住院环境改变有关。

（六）护理目标

①患儿的心排血量增加至恢复正常。

②患儿的呼吸平稳，发绀的症状减轻。

③患儿活动后，诉心悸、气促的症状减轻。

④患儿尿量增加，水肿的症状有所减轻。

⑤患儿在用药期间不发生洋地黄中毒的表现。

⑥患儿及家长能适应住院环境，并积极配合治疗护理。

（七）护理措施

1. 生活护理

①患儿应安置在抢救室，保持病室安静、空气新鲜、温湿度适宜。各种治疗和护理集中进行，以保证患儿充分休息，从而达到降低基础代谢、减少耗氧量、减轻心脏负担的目的。抬高床头 15° ~ 30° 或半卧位，患儿每 2h 翻身或更换体位一次。患儿衣服要宽松，被子要松软，以利呼吸。

②合理喂养，以少食多餐、高热量、高维生素、易消化的食物为宜。避免婴儿过饱，防止窒息。

③心功能Ⅲ、Ⅳ级患儿必须绝对卧床休息；心功能Ⅱ级患儿应限制活动，增加卧床时间；心功能Ⅰ级患儿可起床在室内做轻微活动。婴儿应避免剧烈哭闹，对年长患儿应

加强心理护理，解除恐惧心理。对于烦躁不安的患儿应遵医嘱给予镇静剂。

2. 治疗配合

（1）氧气吸入

对口唇发绀、鼻翼扇动、呼吸节律明显增快、端坐呼吸的患儿给予氧气吸入。有急性肺水肿的患儿，可将氧气湿化瓶中放入 30% 乙醇溶液。

（2）限制钠水摄入

一般给予低盐饮食，钠盐每日 0.5 ～ 1g，心功能 Ⅲ 级者则应进行无盐饮食。认真记录 24h 出入量，按时测量体重。注意补充含钾食物，暂停进食含钙食物。对于心功能 Ⅲ、Ⅳ 级或水肿、尿少患儿，应控制水的摄入量，每日入量 <75mL/kg，输液速度宜慢，以 <5mL/（kg·h）为宜。

（3）遵医嘱用药，并做好用药后护理

①洋地黄制剂：多选用地高辛，因该药吸收和排泄迅速，作用可靠，给药途径方便（静注、口服）。地高辛负荷量为 0.03 ～ 0.04mg/kg，维持量为负荷量的 1/5，分 2 次间隔 12h 给予。由于此类药物的治疗量和中毒量较接近，应注意防止中毒。

给药前：由于小儿用药量较小，若静脉注射，配药时须用 1mL 注射器准确抽取药液，以确保用量的精确性。每次用药前需数脉搏（必要时测心率），时间 1min，如心率减慢，年长儿 <60 次 /min，幼儿 <80 次 /min，婴儿 <100 次 /min，或节律不齐，需请示医生决定是否继续用药。

给药时：静脉注射速度要缓慢（不少于 5min），并密切观察脉搏变化；同时注意勿与钙剂和其他药物混合注射。口服给药应做到按时按量，并亲眼看到患儿吞下药物后方可离开。如服药后呕吐，要与医生联系考虑是否继续用药。

给药后：用药 1 ～ 2h 要监测患儿的心率和节律，并注意心力衰竭症状是否控制，以配合医生调整用药计划。

用药期间：应密切观察洋地黄毒性反应，鼓励进食含钾丰富的食物，如牛奶、柑橘、菠菜、豆类等。同时注意有无低钾血症的表现，如四肢无力、腹胀、心音低钝、心律紊乱等。一经发现有中毒和低钾的表现，应及时与医生联系。

②利尿剂：钠水潴留是心力衰竭重要的病理生理改变，故合理应用利尿剂是治疗心力衰竭的重要措施之一。护理人员应了解常用利尿剂的作用与副作用，如呋塞米（速尿）、氢氯噻嗪等药物的临床应用，尽量选择早晨及上午给药，防止夜尿过多而影响患儿休息；掌握水肿情况，定时测量体重；密切观察电解质紊乱症状，谨防利尿剂与洋地黄制剂合用时出现洋地黄中毒反应。

③血管扩张剂：血管扩张剂能使小动脉扩张，心脏后负荷降低，以增加心排血量，同时静脉的扩张使前负荷也降低，肺充血症状改善。常用的血管扩张剂有卡托普利、硝普钠。护理人员应做到按时准确给药，密切观察病情变化；注意观察药物的副作用，如血压下降、

心悸、头痛、恶心。为防止副作用，用药前应测量血压、心率，用药中定时复查，随时调节滴速，发现不良反应；应用硝普钠应做到严格掌握剂量，新鲜配制，准确控制液体速度及浓度，使用监护仪专人监测血压；为防止药物遇光分解，应使用避光输液器。

3. 病情观察

注意患儿的呼吸、脉搏（每次数 1～2min）、血压、精神、肢体温度及尿量，观察水肿程度、肝脾大小、出汗多少及有无洋地黄药物的毒性反应等。各项护理操作要熟练，避免患儿烦躁、哭闹而加重心脏负担。多安抚患儿，主动与患儿沟通，给予鼓励，使其情绪稳定，以取得合作并配合治疗。

4. 健康指导

①向家长及患儿介绍心力衰竭的有关知识、诱发因素及防治措施。

②根据病情制定合理的生活作息制度和饮食方案，避免不良刺激。

③使用洋地黄类药物要教会家长和年长儿药物名称、剂量、给药时间和方法，并学会自我监测脉搏，掌握药物疗效及不良反应的观察方法，一旦出现不良反应要及时就医，定期复查。

④指导患儿和家长认识心力衰竭是危重疾病，应加强自我护理，预防复发。

（八）护理评价

①患儿心每搏出量是否增加，如呼吸、心率是否平稳。

②患儿水肿的症状有无改善，如尿量增多、水肿减轻等。

③患儿呼吸困难、发绀的症状是否减轻。

④患儿住院期间是否发生洋地黄中毒。

⑤家长情绪是否稳定、能否积极配合治疗及护理。

五、知识技能应用

心力衰竭患儿的护理实训：

（一）目的及内容

①掌握心力衰竭患儿的护理评估及护理措施。

②在临床见习中表现出认真、负责的态度，对患儿同情、爱护和关心。

（二）实训前准备

①联系见习医院，与患儿及家长沟通并做好准备。

②收集心力衰竭的多媒体资料（录像、VCD 或课件）、临床病例。

③学生应准备白大衣、帽子、口罩、听诊器等。

（三）方法及要求

1. 临床见习（医院儿科病房）

①集中由带教老师讲述后分组，每6～8人为一组，在学校老师和医院带教老师指

导下对心力衰竭患儿进行护理评估。

②各小组将收集到心力衰竭患儿的资料整理后讨论，并做出护理诊断，制定护理计划。

③每位学生写出实践报告，交老师批阅。

2. 观看录像或临床实例分析（护理模拟示教室）

若无条件去医院病房见习，可组织学生在护理模拟示教室观看"心力衰竭"的录像或讨论病例。

【病例】患儿，男，1 岁 8 个月。平日哭闹、屏气后会出现口周青紫。因发热、咳嗽、气促 3 天入院。体检：T 38.5℃，R 60 次 /min，P 176 次 /min，口周青紫，两肺下部可闻及细湿啰音，心音低钝，胸骨左缘 3 ~ 4 肋间可闻及Ⅳ级粗糙的全收缩期杂音，并广泛传导，可于杂音最响处触及收缩期震颤，肺动脉瓣区第 2 心音亢进，肝肋下 3.0cm。初步诊断为室间隔缺损合并支气管肺炎、心力衰竭。

①列出该患儿的主要护理诊断。

②该患儿的主要护理措施有哪些？

（四）课后评价与反思

①评价学生的合作精神和态度。

②通过对心力衰竭患儿的护理评估，制定护理措施，谈谈参加本次实训的体会。

六、自我测评

心力衰竭患儿的护理

项目	评分标准	分值	扣分标准	得分
准备（15）	护士：衣帽整齐，洗手，环境适宜	5	缺一项扣 2 分	
	患儿：幼儿模型，被褥、衣服齐全	5	缺一项扣 1 分	
	用物：体温计、听诊器、手表等	5	缺一项扣 1 分	
操作（75）	①安置患儿卧位	15	不准确扣 15 分	
	②测量生命体征	40	全缺项扣 40 分 数据有误扣 10 分 其他操作有误酌情扣分	
操作（75）	③遵医嘱使用西地兰	20	全缺项扣 20 分 数据有误扣 10 分 其他操作有误酌情扣分	
评价（10）	操作规范、熟练	3	生疏扣 2 分，有停顿扣 1 分	
	语言流利，指导正确	2	交代不清扣 1 分	
	工作态度认真	2	不认真扣 1 分	
	所需时间 5min	3	超过 1min 扣 1 分	

七、课后练习

（一）选择题

1. 心力衰竭患儿的护理中错误的是（　　　）。

　　A. 采取半卧位

　　B. 病情重者绝对卧床

　　C. 饮食上营养丰富、易消化，无需忌口

　　D. 每次给强心甙前需测脉搏

　　E. 可以适当活动

2. 重症支气管肺炎发生心力衰竭时，下列主要临床表现不符的是（　　　）。

　　A. 呼吸困难突然加重，烦躁不安　　　　B. 呼吸 >180 次 /min

　　C. 肝脏迅速增大　　　　　　　　　　　D. 心音低钝或有奔马律

3. 2 岁小儿，肺炎合并心力衰竭，测血钾为 3.5mmol/L，血钙 2mmol/L。下列处理正确的是（　　　）。

　　A. 给西地兰　　　　　　　　　　　　　B. 补钾及钙剂

　　C. 给西地兰及钙剂　　　　　　　　　　D. 给西地兰与钾剂

4. 一肺炎合并心力衰竭患儿，突然吐粉红色泡沫痰。下列处理正确的是（　　　）。

　　A. 加大氧气流量

　　B. 间歇吸氧化

　　C. 吸入经 20% ～ 30% 酒精湿化的氧气

　　D. 持续高流量给氧

　　E. 雾化吸入

（二）简答题

1. 简述心力衰竭患儿的功能分级。

2. 简述心力衰竭患儿的生活护理措施。

（三）病例分析

患儿，男，6 个月，主因发热、咳嗽 4 天，纳差、少尿 2 天入院。

患儿入院前 4 天出现发热，体温最高 39.5℃，伴咳嗽，有痰，有呛奶、吐沫，无明显喘憋。2 天前患儿出现精神反应弱、烦躁、纳差、拒乳，少尿，多汗。查体：神清，精神反应弱，烦躁，面色苍白，呼吸 60 次 /min，三凹征阳性，可见鼻扇，口唇发绀，双肺呼吸音粗，肺底可闻细湿啰音及痰鸣音，心尖搏动点位于左锁骨中线外 2cm 处，心音低钝，心率 170 次 /min，P2 稍亢进，腹膨隆，肝肋下 5cm，质软，边钝，伴触痛，双下肢及眼睑浮肿。血常规：白细胞 1.4×10^9/L，中性粒细胞 66%，血红蛋白 10.2g/L，血小板 123×10^9/L，快速 C 反应蛋白 12mg/L。胸片：两肺纹理粗多，可见小斑片影，心影增大，心胸比 0.65，肺动脉段稍突出。心脏彩超：先天性心脏病，室间隔缺损（膜部 5mm），EF 45%。

诊断为支气管肺炎、先天性心脏病：室间隔缺损、心力衰竭。

1. 患儿目前最主要的护理问题是什么？

2. 针对问题，制定相应护理措施。

子项目（六） 急性呼吸衰竭患儿的护理

一、学习目标

知识目标

1. 掌握急性呼吸衰竭患儿的临床表现、护理评估、护理措施。
2. 熟悉急性呼吸衰竭患儿的治疗原则、护理诊断、预期目标、护理评价。
3. 了解急性呼吸衰竭患儿的病因。

技能目标

1. 学会对急性呼吸衰竭患儿进行整体护理。
2. 会对急性呼吸衰竭患儿及家属进行健康教育指导。

二、学习重点和难点

重　点：急性呼吸衰竭患儿的临床表现、护理评估、护理措施。

难　点：急性呼吸衰竭患儿的生活护理。

三、工作情境及任务

情境一：王护士发现 6 床患儿体温 39℃。患儿因发热 3 天、昏迷 1 天入院。查体：T 39℃，伴有颈抵抗，病理反射阳性，呼吸快慢不均，有双吸气，两肺未闻湿啰音，心率 140 次／min，以化脓性脑膜炎收入住院。

任 务：为患儿进行护理评估。

情境二：患儿，男，10 个月。咳嗽 7 天，气喘 5 天，加重 3 天。查体：T 37.9℃，P 185 次/min，R 70 次/min。意识模糊，精神萎靡，呼吸短促不规则，有时深大呼吸，三凹征阳性，面色灰，前囟 0.5cm×0.5cm、平坦，张力不高，鼻翼扇动，唇略紫绀，咽充血，颈软。双肺呼吸音粗，可闻及肺喘鸣音，密集中小水泡音，心率 185 次/min，律齐，心音低钝，心前区可闻及 4 级收缩期杂音。腹平坦，肝肋下 3cm，质韧，脾未触及肿大，四肢末端温暖。

任务一：患儿主要存在哪些护理问题？

任务二：患儿目前的护理目标是什么？

任务三：患儿的主要护理措施有哪些？

任务四：为患儿进行护理评价。

四、知识储备和理论学习

急性呼吸衰竭（acute respiratory failure，ARF）是指各种原因导致的呼吸功能异常，不能满足机体代谢的气体交换需要，造成动脉血氧下降和（或）二氧化碳潴留的临床综合征。简而言之，机体的氧供给和二氧化碳排出不能满足代谢需要，即为呼吸衰竭。小儿呼吸衰竭多见于婴幼儿和新生儿，是新生儿和婴幼儿的第一位死亡原因。

（一）分类

急性呼吸衰竭依据血气分析、原发病可做以下分类：

1. 血气分析

①低氧血症型呼吸衰竭，又称 I 型呼吸衰竭。$PaO_2<60mmHg$，$PaCO_2$ 正常或降低，多因肺实质病变引起，主要为换气功能不足。

②通气功能障碍，又称 II 型呼吸衰竭。高碳酸血症和低氧血症同时存在，$PaO_2<60mmHg$，$PaCO_2>50mmHg$，多因呼吸泵功能异常及气道梗阻所致，主要为通气功能不足。

2. 原发病

①中枢性呼吸衰竭：病变累及呼吸中枢，引起呼吸运动发生障碍，主要表现为限制性通气障碍。

②周围性呼吸衰竭：因呼吸器官的严重病变或呼吸肌麻痹所致。

（二）病因

很多疾病均可导致呼吸衰竭，呼吸衰竭可以是很多疾病的终末状态。近年来，儿童呼吸衰竭的疾病谱发生了很大的改变，单纯由呼吸系统疾病所致的呼吸衰竭逐渐减少，而神经肌肉病、先天性遗传代谢病等所致呼吸衰竭所占比重则呈上升趋势。

1. 呼吸系统疾病

①上呼吸道梗阻：婴幼儿较为多见，以吸气性呼吸困难为主要表现，如喉炎、咽后壁脓肿、异物吸入、扁桃体及腺样体肥大、严重喉软骨软化、喉痉挛、喉头水肿等。

②下呼吸道梗阻：以呼气性呼吸困难为主要表现，包括哮喘急性发作、毛细支气管炎、误吸所致窒息、溺水、慢性肺疾病等。

③肺部疾病：包括各种肺部间实质病变，常见的如肺炎、毛细支气管炎、间质性肺疾病等，还包括肺水肿、肺出血、肺栓塞、新生儿呼吸窘迫综合征、急性呼吸窘迫综合征等。

2. 呼吸泵异常

指从呼吸中枢、脊髓到呼吸肌和胸廓各部位的病变。

①神经和（或）肌肉病变：包括重症肌无力、肌营养不良、代谢性肌病、膈肌麻痹等。

②胸廓外伤或畸形：严重的脊柱侧弯、肋骨骨折、外伤后导致的连枷胸等，胸部大手术后所致呼吸衰竭也属于此类。

③胸腔积液、气胸或液气胸。

④脑和脊髓病变：如癫痫持续状态、各种原因引起的脑水肿和颅高压，早产儿呼吸中枢发育不全，药物过量导致呼吸中枢受抑，脊髓损伤等。

（三）临床表现

除原发病表现外，主要是低氧血症和二氧化碳潴留引起的多脏器功能紊乱。

1. 原发病表现

根据原发病不同而异。

2. 呼吸系统

由肺部疾病引起的周围性呼吸衰竭常表现为不同程度的呼吸困难，可见鼻扇、三凹征等，早期呼吸频率多增快，晚期呼吸减慢无力；中枢性呼吸衰竭主要为呼吸节律改变，可呈呼吸浅慢，严重时可出现周期性呼吸，如潮式呼吸、抽泣样呼吸、叹息样呼吸、呼吸暂停和下颌呼吸等。

3. 心血管系统

早期可有心率增快、血压升高，严重时则出现血压下降，可有心律不齐或心率减慢；严重缺氧肺动脉高压可致右心功能不全；一般 $PaO_2 <50mmHg$ 或 $SaO_2 <85\%$ 时，唇和甲床出现发绀，但贫血时发绀可不明显。

4. 神经系统

早期可出现烦躁不安，年长儿可出现头晕、头痛，严重时意识障碍程度逐渐加深，可出现定向障碍、球结膜和视乳头水肿、抽搐、昏睡甚至昏迷，症状的轻重与呼吸衰竭的发生速度有关。

5. 消化系统

可出现消化道黏膜糜烂或溃疡出血，还可引起肝脏损害、转氨酶升高等。

6. 泌尿系统

可出现蛋白尿、血尿、少尿甚至无尿，尿中可出现管型白细胞，严重时可发生肾衰竭。

7. 水电解质平衡

缺氧和二氧化碳潴留均可导致高钾血症和低钠血症，部分病例还可出现水肿，饥饿、摄入减少、药物因素等可引起低钾血症和低血钠。

（四）治疗原则

治疗原发病及防治感染，改善呼吸功能，纠正低氧血症、高碳酸血症及电解质紊乱，保护重要脏器功能，及时进行辅助呼吸，减少并发症。

1. 病因治疗

病因治疗是呼吸衰竭治疗的根本。应对病情做出准确判断，针对病因进行正确处理。

2. 氧疗

根据患儿的原发病、病情、缺氧的程度来选择适宜的氧疗方法。可经鼻导管、面罩或头罩、持续气道正压通气等方式给氧，需在维持患儿适当氧合的前提下，予以最低的吸入氧浓度，对长期氧疗的患儿要警惕氧中毒。

3. 呼吸机的应用

严重通气不足及换气障碍、心脏外科手术后或严重胸部损伤时，可考虑应用呼吸机。动脉血气分析尤其是 $PaCO_2$ 对决定应用呼吸机有重要参考价值：急性呼吸衰竭 $PaCO_2$ 在 $60 \sim 70mmHg$ 以上，慢性呼吸衰竭 $PaCO_2$ 在 $70 \sim 80mmHg$ 以上，pH 低于 $7.20 \sim 7.25$、吸入 60% 氧而 PaO_2 低于 50mmHg，可考虑应用呼吸机。但血气变化受诸多因素影响，是否应用呼吸机主要须根据患儿临床表现决定。

4. 药物治疗

根据原发病不同选用适当的药物；纠正酸碱失衡，维持内环境稳定；适当镇痛镇静；酌情应用降颅压、脱水、血管活性药、强心药等。

（五）护理评估

1. 健康史

评估患儿既往健康状况，了解引起呼吸衰竭的原发疾病及诱因，如有无呼吸系统疾病、脑炎、脑水肿及药物中毒等，特别是呼吸道感染及神经系统疾病病史。

2. 身体状况

（1）症状评估

评估患儿有无青紫或苍白、烦躁、嗜睡、多汗、胸闷、心悸、呼吸困难等缺氧的症状，有无呕吐、出血、腹胀等肠麻痹症状，重者有无头痛、精神错乱、昏迷、抽搐等神经精神症状。

（2）护理体检

监测生命体征，观察呼吸频率、节律，注意有无鼻扇、"三凹征"和口唇、甲床发绀；监测心率有无增快，心音是否低钝；观察患儿大小便颜色，有无咖啡样呕吐物或排柏油样大便；有无神志恍惚、意识障碍等。

（3）辅助检查

评估血气分析结果：若 $PaO_2 \leq 6.7kPa$（50mmHg），$PaCO_2$ 正常，提示轻症或早期呼吸衰竭；若 $PaO_2 \leq 6.7kPa$（50mmHg），$PaCO_2 \geq 6.7kPa$（50mmHg），提示重症或晚期呼吸衰竭。根据可能的病因做相应的检查，如胸部 X 线、头颅 CT 等。

（4）心理—社会状况

评估患儿及家长对本病预后的了解程度，对治疗及护理操作的理解程度，家庭经济情况和文化水平如何，能否配合医院的抢救等。

（六）护理诊断

①气体交换受损：与肺通气或换气功能障碍有关。

②清理呼吸道无效：与呼吸道分泌物过多、痰液黏稠、无力排痰有关。

③不能维持自主呼吸：与呼吸肌麻痹及呼吸中枢功能障碍有关。

④潜在并发症：低氧血症、氧中毒。

⑤营养失调低于机体需要量：与病情危重不能进食有关。

⑥恐惧：与病情危重有关。

（七）护理目标

①患儿呼吸困难消失，表现呼吸平稳，无发绀。

②患儿顺利咳出痰液，呼吸道通畅。

③患儿自主呼吸恢复，血 PaO_2 维持正常。

④患儿合理用氧，不发生氧中毒。

⑤患儿食欲恢复，摄入量达机体需要量。

⑥患儿及家长的恐惧减轻或消失。

（八）护理措施

1. 生活护理

①将患儿送入重症监护室（ICU），取半卧位或坐位，保持安静，以减少耗氧量。要让患儿衣被宽松、柔软、保暖，减轻对呼吸运动的限制。

②保证营养及水分，对昏迷者给予鼻饲或静脉高营养。

③鼓励清醒患儿用力咳嗽，对咳嗽无力的患儿应定时翻身拍背，每 2h 1 次，边拍背边鼓励患儿咳嗽，以便排痰；对于无力咳嗽、昏迷、气管插管或气管切开的患儿，应定时给予吸痰，每小时 1 次。吸痰前充分供氧，取仰卧位，吸出口、鼻、咽、气管内黏痰，动作需轻柔、敏捷，负压不宜过大，吸痰时间不宜过长，以免损伤呼吸道黏膜。

④做好口腔、鼻腔护理，保持呼吸道通畅。

2. 病情观察

监测呼吸频率、节律、类型，心率、心律、脉搏，血气分析结果等，以便为给氧、辅助呼吸、机械通气方式的选择提供参考依据；监测患儿全身情况，包括皮肤颜色、末梢循环、肢体温度等变化；记录 24h 出入量。

3. 治疗配合

（1）超声雾化

痰液黏稠者遵医嘱给予超声雾化吸入，湿化痰液，每日 3 ~ 4 次，每次 15min。雾化器内可同时加入解痉、化痰、抗炎等药物，有利于痰液排出。注意雾化液要现配现用。

（2）合理用氧

一般选择鼻导管、口罩、头罩或面罩给氧，通常应给低流量（1 ~ 2L/min）、低浓度（25% ~ 30%）持续吸氧。在紧急抢救时，可用高浓度、高流量吸氧，但持续时间不超过 4 ~ 6h，注意监测血气分析的变化。

（3）应用人工辅助呼吸，并做好机械通气患儿的护理

对有人工辅助呼吸应用指征的患儿，应进行机械通气。可采用间歇正压呼吸（IPPE）、呼气末正压呼吸（PEEP）、持续正压呼吸（CPAP）、间歇指令通气（IMV）等方法。作为护士，应遵医嘱做好机械通气后的护理。

①使用过程中经常检查呼吸机各项参数是否符合要求，胸部起伏情况，患儿面色和周围循环状况；观察有无脱管、堵管及气胸等情况。若患儿有自主呼吸，应观察与呼吸机是否同步，否则应设法调整。

②为防止继发感染，每天消毒呼吸机管道，室内用紫外线灯照射每日 1 ~ 2 次，每次 30min。每天更换湿化器滤过纸和消毒加温湿化器，呼吸机管道及各种零件用戊二醛溶液浸泡消毒后待用。

③呼吸机有专人负责，建立使用登记本，并注意防高温、防寒、防尘和防震。

④对长期使用呼吸机的患儿，虽进入恢复期，但辅助呼吸较自主呼吸省力而产生对呼吸机的依赖心理，应做好解释工作，并根据病情逐步撤离呼吸机，同时帮助患儿进行呼吸肌的锻炼。

另外，按医嘱应用抗生素，预防继发感染。从事各项护理操作时要严格无菌技术。

4. 心理护理

关心体贴患儿，护理操作要熟练、准确、轻柔。连续、无创的二氧化碳监测，既可反映肺部二氧化碳的排出情况，即血液中的酸碱平衡状态，又可减少护士盲目的操作，减轻患儿的痛苦及并发症的发生。向患儿家长耐心解释各项检查、治疗和护理的必要性，积极争取患儿及家长的合作。

5. 健康教育

评估患儿家长的文化程度，根据对知识的接受能力选择合适的教育方案；耐心向患儿及家长介绍病情及可能发生的并发症；指导家长学会翻身、拍背，监测呼吸频率、节律及类型；指导家长协助患儿日常生活护理。

（九）护理评价

①患儿呼吸困难和发绀是否消失、表现呼吸平稳。

②患儿痰液是否容易咳出、呼吸通畅。

③患儿自主呼吸是否恢复、血气维持正常。

④患儿食欲是否恢复，营养能否满足机体需要。

⑤患儿及家长的恐惧情绪是否减轻或消失。

五、知识技能应用

呼吸衰竭患儿的护理实训：

（一）目的及内容

①掌握呼吸衰竭患儿的护理评估及护理措施。

②在临床见习中表现出认真、负责的态度，对患儿同情、爱护和关心。

（二）实训前准备

①联系见习医院，与患儿及家长沟通并做好准备。

②收集呼吸衰竭的多媒体资料（录像、VCD 或课件）、临床病例。

③学生应准备白大衣、帽子、口罩、听诊器等。

（三）方法及要求

1. 临床见习（医院儿科病房）

①集中由带教老师讲述后分组，每 6 ~ 8 人为一组，在学校老师和医院带教老师指导下对呼吸衰竭患儿进行护理评估。

②各小组将收集到呼吸衰竭患儿的资料整理后讨论，并做出护理诊断，制定护理计划。

③每位学生写出实践报告，交老师批阅。

2. 观看录像或临床实例分析（护理模拟示教室）

若无条件去医院病房见习，可组织学生在护理模拟示教室观看"呼吸衰竭"的录像或讨论病例。

【病例】患儿，男，9 个月。咳嗽 7 天，气喘 5 天，加重 3 天。T 37.9℃，P 185 次 /min，R 70 次 /min。意识模糊，精神萎靡，呼吸短促不规则，有时深大呼吸，三凹征阳性，面色灰，前囟 0.5cm×0.5cm、平坦，张力不高，鼻翼扇动，唇略紫绀，咽充血，颈软。双肺呼吸音粗，可闻及肺喘鸣音，密集中小水泡音，心率 185 次 /min，律齐，心音低钝，心前区可闻及 4 级收缩期杂音。腹平坦，肝肋下 6cm，质韧，脾未触及肿大，四肢末端温暖。医生诊断为肺炎，呼吸衰竭，心力衰竭，先天性心脏病。

①根据临床资料提出护理问题。

②制定相应的护理措施。

（四）课后评价与反思

①评价学生的合作精神和态度。

②通过对呼吸衰竭患儿的护理评估，制定护理措施，谈谈参加本次实训的体会。

六、自我测评

呼吸衰竭患儿的护理

项目	评分标准	分值	扣分标准	得分
准备（15）	护士：衣帽整齐，洗手，环境适宜	5	缺一项扣 2 分	
	患儿：幼儿模型，被褥、衣服齐全	5	缺一项扣 1 分	
	用物：体温计、听诊器、手表等	5	缺一项扣 1 分	
操作（75）	①安置患儿卧位	15	不准确扣 15 分	
	②测量生命体征	40	全缺项扣 40 分 数据有误扣 10 分 其他操作有误酌情扣分	
	③进行呼吸衰竭判断	20	全缺项扣 20 分 数据有误扣 10 分 其他操作有误酌情扣分	
评价（10）	操作规范、熟练	3	生疏扣 2 分，有停顿扣 1 分	
	语言流利，指导正确	2	交代不清扣 1 分	
	工作态度认真	2	不认真扣 1 分	
	所需时间 5min	3	超过 1min 扣 1 分	

七、课后练习

（一）选择题

1. 呼吸衰竭最主要的临床表现为（　　　）。

　　A. 呼吸费力伴呼气延长　　　　B. 呼吸困难与发绀　　　　　　C. 呼吸频率增快

　　D. 双肺大量湿啰音　　　　　　E. 精神兴奋症状

2. 治疗呼吸衰竭时，为建立通畅气道应采取的措施不包括（　　　）。

　　A. 给予可待因止咳　　　　　　B. 给予支气管解痉药

　　C. 给予祛痰药，促进排痰　　　D. 必要时做气管切开排痰

E. 必要时做气管插管排痰

3. 代谢性酸中毒患者的呼吸变化是（　　　）。

A. 深而快　　　　　　　B. 浅而快　　　　　　　C. 深而慢

D. 浅而慢　　　　　　　E. 不规则

4. Ⅱ型呼吸衰竭患者最适宜的氧流量为（　　　）。

A. 1～2L/min　　　　　　B. 4～5L/min　　　　　　C. 5～6L/min

D. 6～7L/min　　　　　　E. >8L/min

5. 急性呼吸衰竭为小儿时期常见急症之一，对急性呼吸衰竭患儿的护理措施中不妥的是（　　　）。

A. 密切观察病情变化　　　　　　B. 遵医嘱给予氧气吸入

C. 让患儿取半卧位或坐卧位　　　D. 不断吸痰以保持呼吸道通畅

E. 立即将患儿送入监护室

（二）简答题

1. 简述呼吸衰竭的分型和表现。

2. 对呼吸衰竭患儿如何改善呼吸？

（三）病例分析

患儿，4个月，因发热、咳嗽5天，加剧伴气急1天入院。5天前出现发热，同时阵发性咳嗽，体温波动39℃～40℃。今晨出现气促。查体：体温39℃，R 80次/min，可见鼻翼扇动，三凹征（+），口周轻度发绀，面色发灰。血常规：白细胞 22.5×10^9/L，中性粒细胞80%，血气分析 pH 为7.29，PaO_2 为248mmHg，PCO_2 为252mmHg。诊断为重症肺炎、呼吸衰竭。

1. 该患儿的首优护理问题是什么？

2. 制定相应的护理措施。

（朱士菊）

项目三

化脓性脑膜炎患儿的护理

子项目（一） 蛋白质—能量营养不良患儿的护理

一、学习目标

知识目标
1. 掌握营养不良的护理诊断、护理措施、预期目标、护理评价。
2. 熟悉营养不良患儿的临床表现。
3. 了解诱发营养不良的原因。

技能目标
1. 学会对营养不良患儿进行评估。
2. 会对营养不良患儿实施护理措施。

二、学习重点和难点

重　点：营养不良患儿的评估及其护理措施。

难　点：小儿喂养与膳食安排。

三、工作情境及任务

情境一：护士晨6点巡视病房时发现患儿神志不清、面色苍白、出冷汗、脉搏细弱、血压下降。患儿，男，2岁，因食欲差、消瘦，以营养不良收入院，已经治疗2天。

任务一：患儿突然发生病情变化的原因是什么？

任务二：责任护士应对患儿进行什么处理？

任务三：妈妈在喂养方面应注意哪些问题？

情境二：患儿7个月，体重5.5kg，身高67cm。出生后奶粉喂养，未添加辅食，尚未出牙，不会坐。查体：神志清，精神稍差，头发枯黄，皮肤苍白，哭声低，腹部皮下脂肪0.2cm，肌肉松弛。

任务一：请对患儿的发育进行评估。

任务二：患儿主要存在哪些护理问题？

任务三：根据患儿的特点，应该采取什么样的护理措施？

任务四：妈妈在以后的护理中应注意什么？

四、知识储备和理论学习

蛋白质—能量营养不良是由于缺乏能量和蛋白质所致的一种慢性营养缺乏症。临床上以体重减轻、皮下脂肪减少和皮肤水肿为特征，常伴有各器官功能紊乱。在我国目前以轻、中度营养不良常见，主要见于 3 岁以下的婴幼儿。

（一）临床上常见类型

1. 水肿型营养不良

由于摄入蛋白质的质量差且数量不足所致，见于 4～5 个月的小儿。表现：生长迟缓，虚弱无力，体重减轻；陆续出现下肢、上肢、腹部、脸部等处凹陷性水肿，并伴腹泻、感染；表情冷漠或情绪烦躁。

2. 消瘦型营养不良

由于能量摄入严重不足所致，体重低于标准的 60%。表现：重度消瘦，皮下脂肪消失，肌肉萎缩无力，皮肤黏膜干燥萎缩，两颧突出，额部有皱纹，头发干枯，如同"小老头"；体温偏低，心率缓慢，呼吸浅表，贫血，腹泻，腹壁薄，精神神经发育落后，对外界反应淡漠或激惹，记忆力减退，注意力不集中，有饥饿感或食欲不振。

3. 混合型营养不良

兼有上述两型的症状。

（二）病因

蛋白质—能量营养不良可因严重蛋白质缺乏和（或）严重能量摄入不足引起。原因有以下几种：

1. 摄入不足

饥荒、战争或经济落后造成食品匮乏或不平衡。精神失常、神经性厌食和上消化道梗阻等疾病病人不能如常人正常摄食。

2. 消化吸收不良

伴发于其他疾病的顽固而长期的呕吐、腹泻及消化吸收障碍。

3. 机体需要增加而供给不足

多见于婴幼儿、妊娠及哺乳期妇女。此外，甲状腺功能亢进症、肿瘤、结核、糖尿病等消耗性疾病均增加体内各种营养需求。

（三）临床表现

病人表情淡漠、嗜睡、动作缓慢迟钝、厌食。毛发纤细、干燥无光泽、质脆易断。皮肤干燥、弹性差，角化明显呈鱼鳞状。蛋白质缺乏病人毛发由黑色转变为灰色或红色。生长发育停顿，身材矮小。因代谢率低下，心排血量减少，病人表现为低体温、低血压、脉搏缓慢而细弱。Marasmus 氏征病人消瘦明显，肌肉萎缩消耗，腹壁菲薄，但水肿不明显，无脂肪肝。夸休可尔症（kwashiorkor）病人因蛋白质严重不足，由碳水化合物供应能量，碳水化合物含量过高而蛋白质不足就可能患此症。

（四）治疗原则

该病治疗原则为补充营养和纠正水、电解质平衡失调。营养治疗应缓慢进行，所进食蛋白质从每天 0.8g/kg 开始，逐步增加至每天 1.5～2.0g/kg，其中 1/3 应为动物蛋白。若病人能摄食，鼓励口服，应少食多餐，进食易消化的半流质。应控制钠量。若病人不能口服，则经胃管或经静脉给予营养治疗。对贫血者应予小量多次输血。

（五）护理评估

1. 健康史

评估患儿喂养史、饮食习惯；评估患儿是否为早产、双胎或多胎，出生后体重增长等发育情况；评估是否存在消化系统疾病、传染病、消耗性疾病及先天性畸形。

2. 身体状况

（1）症状评估

了解患儿体重不增或体重下降的时间，询问患儿有无面色苍白、烦躁不安、精神萎靡等。

（2）护理体检

测量患儿体重、身高、皮下脂肪厚度，并与同年龄、同性别健康儿童正常标准相比较，判断有无营养不良及其程度并进行分型；检查患儿有无精神改变、肌张力情况、皮肤色泽改变等。

（3）心理—社会状况

评估父母的育儿知识水平及患儿的心理个性发育情况，评估患儿家庭经济状况及家长角色是否称职，评估家长对疾病的认知程度。

（六）护理诊断

①营养失调，低于机体需要量：与能量、蛋白质等缺乏有关。

②有感染的危险：与机体免疫力低下有关。

③成长发展迟缓：与营养物质缺乏不能满足生长发育的需要有关。

（七）护理措施

1. 生活护理

（1）环境管理

保持室内空气清新，环境舒适卫生。

（2）饮食管理

根据营养不良患儿的实际消化吸收能力，逐步调整饮食的量和内容。调整原则是由少到多、由稀到稠、循序渐进、逐渐补充，直至恢复正常。

①能量供给：轻度营养不良患儿，开始每日可供给热量 250～330kJ（60～80kcal）/kg，以后逐渐增加。中、重度营养不良患儿，热量从每日 165～230kJ（40～55kcal）/kg

开始，逐步增加。所有营养不良患儿，若消化吸收能力较好，热量可逐渐增加到每日500～710kJ（120～170kcal）/kg，并根据实际体重计算热量，待体重接近正常后，恢复供给正常生理需要量。母乳喂养儿可根据患儿的食欲按需哺乳；人工喂养儿可先给予稀释牛奶，少量多次喂哺，适应后逐渐增加奶量和浓度。

②营养元素供给：量从每日165～230kJ（40～55kcal）/kg开始，逐步增加。若过早给予高蛋白食物，可引起腹胀和肝脏大。食物中应含有丰富的维生素和微量元素。

③注意喂养方法：对食欲差、吞咽困难、吸吮力弱的患儿，应耐心、细心地喂哺，防止呕吐，必要时采用鼻饲喂养；病情严重或完全不能进食者，按医嘱选用葡萄糖、氨基酸、脂肪乳剂等静脉滴注；低蛋白水肿者，可静脉输注白蛋白。

2.病情观察

（1）贫血观察

观察患儿有无皮肤黏膜苍白、头晕、乏力等症状，一旦发现贫血，遵医嘱酌情补充造血物质及输成分血。

（2）低血糖观察

重度营养不良的患儿在夜间和清晨可出现自发性低血糖，表现为体温不升、面色苍白、出冷汗、脉弱、血压下降、神志不清、呼吸暂停等，一旦发现，应立即按医嘱静脉注射25%～50%的葡萄糖进行抢救。

（3）眼部症状观察

每日检查患儿双眼，观察有无角膜干燥、夜盲等症状，一旦出现可用生理盐水湿润角膜及涂抗生素眼膏，同时补充维生素A制剂。

（4）输液观察

在输液过程中应注意观察病情，输液速度宜慢，输液总量宜少，并注意电解质的补充，发现异常情况应及时报告，并做好抢救工作。

3.治疗配合

按医嘱给予胃蛋白酶、胰酶、多酶片等以帮助消化。采取保护性隔离，避免交叉感染。保持皮肤清洁、干燥，防止皮肤破损，做好口腔护理。注意保暖，避免受凉。合理安排生活，保证患儿精神愉快和充足的睡眠，及时纠正先天畸形，加强户外活动和体格锻炼，促进新陈代谢，利于生长发育。定期测量体重、身高及皮下脂肪厚度，以判断治疗效果。

4.心理护理

耐心护理，多鼓励患儿，增加相互间情感沟通，增加其安全感并减轻恐惧心理。密切观察其情绪反应，鼓励表达自身感受。对患儿及家长给予解释和心理上的支持，使其克服焦虑心理，以积极配合治疗及护理工作。向家属讲解小儿喂养方法，树立其信心。

5. 健康教育

介绍科学的育儿知识，大力提倡母乳喂养，指导各种喂养方法的正确实施，及时添加辅食，纠正患儿不良的饮食及卫生习惯。合理安排生活作息制度，坚持户外活动，保证充足的睡眠。按时进行预防接种，预防感染。对患有先天畸形患儿应及时手术治疗。做好生长发育监测，如发现体重增长缓慢或不增，应尽快查明原因，及时予以纠正。

（八）护理评价

营养不良患儿的护理评价有以下几方面：

①患儿体重是否逐渐增加，体重、身高等体格发育指标是否能达到同龄儿的水平。

②患儿是否发生感染、低血糖等并发症，发生时是否被及时发现并得到及时处理。

③家长能否说出导致营养不良的原因、正确选择食品、合理喂养儿童。

五、知识技能应用

营养不良的评估及护理实训：

（一）目的及内容

①掌握营养不良患儿的生长发育的评估方法，指导家长进行生长发育的干预。

②在社区实践中表现出认真、负责的态度，对儿童爱护和关心，礼貌待人，取得家长的合作。

（二）实训前准备

①联系实践的社区家庭，与社区及家长沟通并做好准备。

②收集小儿生长发育、营养与喂养的多媒体资料（录像、VCD 或课件）。

③学生应准备护士服、帽子、口罩、身高测量仪、体重测量仪、皮尺等。

（三）方法及要求

①集中由带教老师讲述后分组，每 6～8 人为一组，在组长的带领下对社区家庭（托儿所）1～2 名 3～5 岁儿童进行生长发育的评估及健康指导。

②各小组将收集到的资料整理后讨论，做出 ppt，进行展示（要有数据支撑，内容丰富，有指导建议），以小组为单位评分。

③每位学生写出实践报告，交老师批阅。

（四）课后评价与反思

通过对儿童生长发育的护理评估，制定干预措施，并谈谈参加本次实践的体会。

六、自我测评

儿童营养不良

项目	评分内容	分值	扣分标准	得分
准备	护士：衣帽整齐、洗手，环境适宜	10	缺一项扣5分	
营养不良病因	摄入不足、消化吸收不良、需要量增加、急慢性疾病的恢复期、多胎儿	15	缺一项扣5分	
营养不良的分度	轻度、中度、重度	15	缺一项扣5分	
营养不良的护理评估	健康史、身体状况、护理体检、心理护理	20	缺一项扣5分 描述不准确2分	
营养不良的护理措施	生活护理、病情观察、治疗配合、心理护理	20	缺一项扣5分 描述不准确扣2分	
营养不良的健康教育	学生之间模拟健康教育	10	缺一项扣3分 描述不准确扣2分	
评价质量标准（所需时间10min）	语言流利，指导正确 工作态度认真	10	生疏扣2分，有停顿扣1分 交代不清扣1分 不认真扣1分	

七、课后练习

（一）选择题

1. 体重6kg的婴儿，每日需要牛奶和水量分别是（　　　）。

　　A. 8%糖牛奶550mL，水240mL　　　　　　B. 8%糖牛奶660mL，水240mL

　　C. 8%糖牛奶900mL，水100mL　　　　　　D. 8%糖牛奶750mL，水150mL

　　E. 8%糖牛奶860mL，水240mL

2. 营养不良出现水肿的原因是（　　　）。

　　A. 大量蛋白尿　　　　　B. 低血糖　　　　　　C. 血清蛋白降低

　　D. 缺锌　　　　　　　　E. 缺铁

3. 营养不良患儿皮下脂肪逐渐减少或消失，最后累及的部位是（　　　）。

　　A. 面颊部　　　　　　　B. 胸部　　　　　　　C. 腹部

　　D. 臀部　　　　　　　　E. 四肢

4. 不能为机体提供能量的营养素是（　　　）。

　　A. 糖类　　　　　　　　B. 淀粉类　　　　　　C. 蛋白质类

　　D. 维生素类　　　　　　E. 脂肪类

5. 对重度营养不良患儿进行饮食调整，每日开始供给的热量应是（　　　）。

A. 30kcal/kg   B. 40kcal/kg   C. 50kcal/kg

D. 60kcal/kg   E. 70kcal/kg

6.4 岁男孩，身高 90cm，体重 11kg，皮肤较松弛，腹部皮下脂肪约 0.3cm。该小儿的营养状况属（　　　）。

A. 正常   B. 轻度营养不良   C. 中度营养不良

D. 重度营养不良   E. 极重度营养不良

7. 患儿，1 岁，因食欲差，母乳少，以米糊、稀饭喂养，未添加其他辅食，诊断为营养不良 I 度。他最先出现的症状是（　　　）。

A. 身长低于正常   B. 体重不增   C. 皮肤干燥

D. 皮下脂肪减少   E. 肌张力低下

8. 某女婴，8 个月，诊断为中度营养不良。开始供给热量每日应为（　　　）。

A. 165kJ/kg（40kcal/kg）   B. 250kJ/kg（60kcal/kg）

C. 340kJ/kg（80kcal/kg）   D. 375kJ/kg（90kcal/kg）

E. 420kJ/kg（100kcal/kg）

（二）简答题

1. 简述小儿营养不良的分度。

2. 简述影响儿童营养不良的因素。

3. 简述营养不良的临床表现。

（三）案例分析题

患儿，男，5 个月。因最近发现患儿食欲不佳，面色苍白，体重减轻，头比较大，来医院就诊。患儿足月顺产，出生体重 3.0kg，人工喂养，一直用当地购买的贝乐康婴儿奶粉，每天吃奶 6 次，每次 120～150mL，至今未添加鱼肝油和其他辅食，不能翻身和坐。查体：T 36.7℃，脉搏 126 次 /min，呼吸 32 次 /min，体重 4.3kg，身长 56cm。患儿一般情况较差，精神萎靡。皮肤干燥、弹性差，无皮疹。脸色苍白，面色稍浮肿，头发稀少，眼部有结膜干燥斑。心率 124 次 /min，律齐，两肺听诊无异常。腹软，皮下脂肪几乎完全消失，肝肋下 2.5cm。实验室检查：红细胞 2.6×10^{12}/L，血红蛋白 86g/L，白细胞数 11×10^{10}/L，血浆总蛋白 40g/L，白蛋白 18g/L，空腹血浆锌 7umol/L。医生确诊为营养不良。

1. 如何对患儿的发育进行评估?

2. 患儿存在的主要护理问题是什么?

3. 如何对患儿进行护理?

4. 患儿妈妈在以后的护理中应注意什么?

子项目(二) 营养性缺铁性贫血患儿的护理

一、学习目标

知识目标

1. 掌握营养性缺铁性贫血的护理诊断、护理措施、预期目标、护理评价。
2. 熟悉营养性缺铁性贫血的临床表现。
3. 了解诱发营养性缺铁性贫血的原因。

技能目标

1. 会指导患儿家长正确服用铁剂。
2. 会对儿童营养性缺铁性贫血患儿进行评估与指导。

二、学习重点和难点

重　点：营养性缺铁性贫血患儿的护理评估及护理措施。

难　点：合理搭配饮食预防营养性缺铁性贫血。

三、工作情境及任务

情境一：门诊护士小李上午接诊了一名患儿。患儿，男，10个月，未按时添加辅食，面色苍白2个月，体重不增，来医院要求进一步检查。

任务一：患儿出现面色苍白的原因是什么?

任务二：如何对患儿进行护理评估？

情境二：某女婴，10个月，母乳和牛乳混合喂养，未添加其他辅食。近日时而哭闹烦躁，不爱吃奶。邻居发现患儿面色逐渐发白，提醒家长带患儿到医院检查。检查发现患儿口唇、结膜苍白，心音有力，心尖部可闻及Ⅱ级收缩期杂音，肝肋下3cm，脾肋下2cm，余检查未见异常。血常规检查：红细胞 2.6×10^{12}/L，血红蛋白70g/L，白细胞及血小板正常。初步诊断为营养性缺铁性贫血。

任务一：如何通过评估，找出该患儿主要存在的护理问题？

任务二：该患儿的主要护理措施有哪些？

任务三：如何指导患儿家长正确服用铁剂？

四、知识储备和理论学习

（一）护理评估

1. 健康史

向家长了解患儿的喂养方法和饮食习惯，是否按时添加辅食，饮食结构是否合理，有无偏食、挑食等导致铁长期摄入不足；若小婴儿贫血，需询问母亲孕期有否贫血，有无早产、多胎、胎儿失血等引起先天储铁不足的因素；应了解有无因生长发育过快造成铁相对不足及患儿有慢性疾病（如慢性腹泻、肠息肉、钩虫病、反复感染等）使铁消耗过多或吸收减少的现象。

2. 身体状况

（1）症状评估

询问患儿有无下列现象：疲乏无力，不爱活动，易烦躁，对周围环境不感兴趣；年长儿头晕、耳鸣、眼前发黑，注意力不集中，记忆力和学习成绩下降等；食欲减退，喜吃泥土、煤渣、生米、玻璃等异食癖现象。

（2）护理体检

观察有无皮肤、黏膜苍白，以唇、口腔黏膜、睑结膜、甲床为主。注意有无口腔炎、舌炎、反甲，毛发是否有光泽。检查有无肝、脾、淋巴结肿大，多为轻度肿大。贫血严重者要检查有无心率增快、心脏扩大、心前区杂音，有无心力衰竭。

3. 辅助检查

分析血液及骨髓检查结果，有无下列现象：红细胞、血红蛋白下降，血涂片红细胞大小不等，中央淡染区扩大，骨髓呈增生象改变；血清铁及血清铁蛋白下降。了解网织红细胞计数的演变。以此判断是否有贫血、贫血的程度，初步了解是否由缺铁所致，为治疗护理提供依据。

4. 心理—社会状况

评估患儿及家长的心理状态，家长对本病病因及防护知识的了解程度，对健康的需求及家庭经济背景等。病情较重、病程较长的年长患儿，由于体格、智能发育受到影响，不能与同龄儿一样尽情玩耍、游戏；学习时注意力不易集中，记忆力、理解力较差，学习成绩较难提高。这些都会造成患儿情绪改变，产生焦虑、抑郁、自卑、厌学等心理。家长因知识的缺乏，会产生焦虑和抱怨，对异食癖的患儿，家长和社会往往过多的责备甚至歧视会对患儿心理产生极其不良的影响。

（二）护理诊断

①营养失调，低于机体需要量：与铁储备及摄入不足、吸收不良、丢失过多或消耗增加等有关。

②活动无耐力：与贫血致组织缺氧有关。

③有感染的危险：与机体免疫功能下降有关。

④潜在并发症：心力衰竭。

⑤知识缺乏：家长及年长患儿的营养知识不足，缺乏本病的预防护理知识。

（三）护理目标

①患儿活动耐力增加，气促、虚弱和疲乏渐改善。

②患儿食欲恢复正常，血清铁达到正常值。

③患儿不发生感染或发生时能被及时发现。

④患儿血压、脉搏、呼吸、心率在正常范围，精神状态正常。

⑤家长能述说饮食的合理搭配、如何补充含铁丰富的食物。

（四）护理措施

1. 生活护理

（1）注意休息，适当活动

患儿病室应安静清洁、阳光充足、空气新鲜。根据贫血程度和患儿日常生活的耐受程度来制定休息方式、活动强度和时间，同时观察病情，调整活动强度。

①对轻、中度贫血的患儿，不必严格限制日常活动，无须卧床，注意其剧烈活动后易有疲劳表现，甚至头晕、目眩。此类患儿生活应有规律，做适合个体的活动，活动间歇应充分休息。年长患儿应限制登高等危险性较大的活动，防止出现意外。

②对易烦躁、激动的患儿，护理人员应耐心抚慰，专人陪伴，避免激惹，护理操作尽量集中进行，以降低耗氧量。

③对重度贫血的患儿，因血红蛋白明显减少导致组织缺氧而引起心悸、气短或活动后症状加重。应卧床休息，取半卧位，减轻心脏负担，必要时吸氧。协助患儿日常生活，定时测量心率。

（2）合理安排饮食

①向家长及年长患儿说明进食高蛋白、高维生素、高铁质食品的道理。饮食供铁充足是治疗的重要措施。足月儿生后 4 个月至 3 岁每日需铁约 1mg/kg；早产儿生长发育

快，需铁量较多，约2mg/kg。各年龄小儿每日摄入铁总量不宜超过15mg。

②向家长及年长患儿解释不良饮食习惯（如偏食）会导致本病，帮助纠正不良饮食习惯。对较大儿童应鼓励进食，注意饮食色、香、味的调配，尽量设法增加其食欲。做到进食前不做检查、治疗和护理，对食欲差者遵医嘱服用助消化增食欲的药物。对主动要求进食的患儿，应给予鼓励。

③指导合理搭配患儿的膳食。虽母乳中含铁少，但吸收率高达50%，牛乳中铁吸收率为10%～25%，因此应提倡母乳喂养。人工喂养的小儿需及时添加含铁或铁强化食品，如铁强化牛奶。年长儿应提供含铁丰富的食品，如动物血、肝、蛋黄、瘦肉、豆类、紫菜、海带、木耳等。

④鲜牛奶必须加热煮沸处理，防止因过敏而致肠道出血。

2. 治疗配合

（1）按医嘱正确供给铁剂

多采用口服补铁，因其经济、安全、副作用少。选用易吸收的二价铁盐，常用制剂有硫酸亚铁（含元素铁20%）、富马酸亚铁（含元素铁30%）、葡萄糖酸亚铁（含元素铁11%）、力蜚能（含元素铁46%）等。服用铁剂时，应向家长交代以下注意事项：

①指导家长正确应用铁剂，口服剂量为元素铁每日4～6mg/kg，分2～3次口服，疗程2～6个月。铁剂过量或过长时间服用均会产生中毒症状，如面色潮红、头痛、发热、关节痛、荨麻疹等。

②铁剂对胃肠道有刺激，可引起恶心、呕吐、胃部不适及疼痛、腹泻或便秘等反应。因此，应从小剂量开始服用，在两餐之间服用，以减轻反应。

③铁剂最好与维生素C、果汁、胃蛋白酶合剂等同服，有利于铁的吸收；禁饮浓茶，不宜与牛奶、咖啡、钙剂等同服。

④患儿不能口服时，可选用右旋糖酐铁（含元素铁50mg/mL）注射，应精确计算剂量，做臀部深部肌内注射，每次更换注射部位，以利于铁的吸收并减轻疼痛、避免硬结形成。注射前应更换新针头或注射器内留微量（约0.1mL）气体，以免药液漏入皮下组织致局部坏死。偶见注射右旋糖酐铁引起过敏性休克，故首次注射应观察1h。

⑤观察疗效：铁剂治疗有效者用药3～4天后网织红细胞升高，7～10天达高峰，2～3周后降至正常。血红蛋白在治疗1～2周后逐渐上升，临床症状随之好转，待血红蛋白接近正常水平后仍需继续服用铁剂2个月，以增加铁储备。

（2）输血的护理

重症患儿需要输血时，护理应注意：

①输血前认真核对血型及交叉配血，准确无误后方可给患儿输入。

②输血中严格按无菌技术要求操作。

③以输入新鲜浓缩红细胞为宜，每次2～3mL/kg。贫血愈重，一次输血量应愈少，

速度应愈慢，以免引起心力衰竭。

④密切观察输血过程，若有输血反应，立即减速或停止输血，及时报告医生紧急处理。

（3）预防感染的护理

缺铁会造成细胞免疫功能下降，对感染的易感性增强；感染反过来又影响铁的吸收，从而加重贫血。应注意观察感染的征象，平时不要到人群集中的公共场所，不要和感染患儿同居一室，以避免交叉感染。应注意患儿的个人卫生，多晒太阳，呼吸新鲜空气，以增强抵抗力。

3. 病情观察

应细心观察贫血的改善情况，如皮肤黏膜苍白的改善、活动耐力的增加、肝脾淋巴结的缩小，重点注意有无心悸、气促、发绀、肝脏增大等，警惕发生心力衰竭。一旦出现心力衰竭的症状和体征，应及时通知医生，并按心力衰竭患儿护理。

4. 心理护理

针对不同患儿的具体情况，酌情给予心理支持。由于患儿活动无耐力，不愿与其他小朋友正常玩耍而表现为性格孤僻，要给予同情和疏导，讲明疾病是可治愈的。

5. 健康教育

预防缺铁性贫血的关键在于教育家长认识本病的危害性及预防工作的重要性。

①做好母亲保健工作。强调孕妇及哺乳期妇女的营养，多吃含铁丰富的食物，如患贫血应及时治疗。

②向患儿及家长讲解疾病的有关知识和护理要点。提倡母乳喂养，并及时添加含铁丰富的食品。足月儿4个月开始，早产儿2个月开始，添加维生素C及含铁较多的菜汤（绿叶蔬菜）和水果汁。5～6个月后可在粥内、米糊内加蛋黄、鱼泥、肝泥、肉糜等含铁多且易消化吸收的食物。合理搭配食物品种，纠正小儿偏食。对人工喂养儿，应给予含强化铁的配方乳，并及时添加辅食。

③及早发现贫血并积极治疗引起小儿贫血的原发疾病。

④早产儿、低出生体重儿宜在2个月左右补充铁剂。

（五）护理评价

①患儿的活动耐力是否逐渐增加，贫血症状是否改善。

②患儿缺铁原因是否消除，生长发育是否恢复正常。

③患儿有无感染存在。

④家长及年长患儿能否叙述导致缺铁的原因、知道如何纠正不良的饮食习惯。

五、知识技能应用

营养性缺铁性贫血患儿的实训：

（一）目的及内容

①掌握营养性缺铁性贫血的评估方法，指导家长合理安排日常生活及膳食。

②在社区实践中表现出严肃、认真的态度，对儿童爱护和关心，礼貌待人，取得家长的合作。

（二）实训前准备

①联系实践的社区家庭，与社区及家长沟通并做好准备。

②收集小儿营养性缺铁性贫血的多媒体资料（录像、VCD 或课件）。

③学生应准备护士服、帽子、口罩、身高测量仪、体重测量仪、皮尺等。

（三）方法及要求

①集中由带教老师讲述后分组，每 6～8 人为一组，在组长的带领下对社区家庭（托儿所）1～2 名 6 个月至 3 岁儿童进行生长发育的评估及健康指导。

②各小组将收集到的资料整理后讨论，做出 ppt，进行展示（要有数据支撑，内容丰富，有指导建议），以小组为单位评分。

③每位学生写出实践报告，交老师批阅。

（四）课后评价与反思

①评价学生的合作精神和态度。

②评价各小组操作步骤是否规范，计算结果是否正确。

③要求学生写出本次实训课的报告，并谈谈参加本次实训的体会。

六、自我测评

营养性缺铁性贫血

项目	评分内容	分值	扣分标准	得分
准备	护士：衣帽整齐，洗手，环境适宜	15	缺一项扣 5 分	
营养性缺铁性贫血的病因	铁剂储存不足、摄入不足、生长发育快、铁吸收减少、铁丢失过多	15	缺一项扣 3 分	
营养性缺铁性贫血的护理评估	健康史、身体状况、护理体检、心理护理	20	缺一项扣 5 分 描述不准确 2 分	
营养性缺铁性贫血的护理措施	生活护理、病情观察、治疗配合、心理护理	20	缺一项扣 5 分 描述不准确扣 2 分	
营养性缺铁性贫血的健康教育	学生之间进行模拟健康教育	15	缺一项扣 3 分 描述不准确扣 2 分	

（续表）

项目	评分内容	分值	扣分标准	得分
补铁的方法	口服补铁、肌肉注射铁剂、输血	3	缺一项扣 1 分	
评价质量标准（所需时间 10min）	语言流利，指导正确，工作态度认真	12	生疏扣 2 分，有停顿扣 1 分 交代不清扣 1 分 不认真扣 1 分	

七、课后练习

（一）选择题

1. 治疗贫血，口服铁剂的最佳时间是（　　　）。

　A. 餐前　　　　　　　　B. 餐时　　　　　　　　C. 餐后

　D. 两餐之间　　　　　　E. 随意

2. 口服铁剂治疗营养性缺铁性贫血时，不妥的是（　　　）。

　A. 宜在两餐之间服用　　　　　　　　B. 同时给含铁丰富的食物

　C. 用稀牛奶送服　　　　　　　　　　D. 与胃蛋白酶剂同服

　E. 贫血纠正后继服铁剂 1 个月

3. 观察营养性缺铁性贫血患儿铁剂疗效，早期最可靠的指标是（　　　）。

　A. 面色改变　　　　　　B. 食欲情况　　　　　　C. 心率快慢

　D. 血红蛋白量　　　　　E. 网织红细胞升高

4. 用铁剂治疗贫血时，可同时服用（　　　）。

　A. 牛乳　　　　　　　　B. 茶水　　　　　　　　C. 咖啡

　D. 钙剂　　　　　　　　E. 维生素 C

5. 预防小儿营养性缺铁性贫血应强调（　　　）。

　A. 母乳喂养　　　　　　B. 牛乳喂养　　　　　　C. 服用铁剂

　D. 母乳加辅食，如蛋黄、豆类、肉类

　E. 母乳加辅食，如蔬菜、水果汁

6. 某女孩，10 个月，母乳喂养，未添加辅食，近 2 个月出现面黄、食欲下降，查体提示小细胞低色素中度贫血。最先考虑的护理诊断是（　　　）。

　A. 活动无耐力　　　　　B. 有受伤的危险　　　　C. 有感染的危险

　D. 营养缺乏，低于机体需要量　　　　E. 慢性意识障碍

7. 某患儿 8 个月，牛乳喂养，未加辅食，近 2 个月面色苍白、食欲低下，经检查诊断为缺铁性贫血。拟用铁剂治疗，下列办法错误的是（　　　）。

　A. 首选二价铁　　　　　　　　　　　B. 宜在两餐之间服用

　C. 忌与牛奶同服　　　　　　　　　　D. 忌与维生素 C 同服

E. 贫血纠正后继续服用 1 个月

8. 某小儿，10 个月，面黄来诊，诊断为营养性小细胞性贫血。下述处理不必要的是
（　　　）。

　　A. 设法增进食欲　　　　B. 口服铁剂　　　　　C. 口服维生素 C

　　D. 肌注维生素 B12　　　E. 预防发生心功能不全

某男婴，8 个月，系早产儿，生后牛奶喂养，未加辅食。近 1 个月来面色渐黄。体检：肝肋下 2cm，脾肋下 0.5cm，血红蛋白 80g/L，红细胞 3.0×10^{12}/L，红细胞体积小，中央淡染区扩大。据此回答 9 ～ 11 题。

9. 下列措施正确的是（　　　）。

　　A. 输血治疗　　　　　　B. 肌注维生素 B12　　　C. 口服叶酸

　　D. 口服铁剂　　　　　　E. 口服维生素 C

10. 有利于药物吸收的方法是（　　　）。

　　A. 餐前服用　　　　　　B. 与钙片同服　　　　　C. 与橙汁同服

　　D. 与牛奶同服　　　　　E. 及时添加瘦肉、蛋黄

11. 用药后的表现为（　　　）。

　　A. 1 天内网织红细胞升高

　　B. 3 ～ 4 天网织红细胞上升达高峰

　　C. 2 ～ 3 周后网织红细胞降至正常

　　D. 血红蛋白与网织红细胞同时增加

　　E. 临床症状在血象恢复正常 2 个月后好转

（二）简答题

1. 简述营养性缺铁性贫血患儿口服铁剂的注意事项。

2. 简述影响营养性缺铁性贫血的因素。

3. 简述营养性缺铁性患儿的饮食护理？

（三）案例分析题

患儿，男，9 个月，因面色苍白、精神不振、纳差 2 个月来就诊。患儿为第一胎第一产，足月顺产，母乳喂养，2 个月起添加鱼肝油和钙粉，6 个月起除添加米粉外未添加其他辅食。体格检查：T 37℃，脉搏 112 次 /min，呼吸 32 次 /min，体重 7kg。面色发黄，

口唇黏膜苍白，精神萎靡，反应差。心率 110 次 /min，律齐，心尖区可闻级 Ⅱ 级收缩期杂音，不传导。腹软，肝肋下 2.5cm，质软。四肢活动正常。实验室检查：Hb 80g/L，RBC 2.5×10^{12}/L，MCV 70fl，MCH 18.5Pg，MCHC 23.1%，HCT 26%，血清铁 9.1μmol/L。医生确诊为营养性缺铁性贫血。

1. 如何对患儿进行评估？

2. 患儿存在的主要护理问题是什么？

3. 如何对患儿进行护理？

4. 患儿妈妈在以后的护理中应注意什么？

子项目（三） 维生素 D 缺乏性佝偻病患儿的护理

一、学习目标

知识目标

1. 掌握维生素 D 缺乏性佝偻病的护理诊断、护理措施。

2. 熟悉维生素 D 缺乏性佝偻病的护理评估、各期临床表现和治疗原则。

3. 了解维生素 D 缺乏性佝偻病的病因。

技能目标

1. 会对维生素 D 缺乏性佝偻病的患儿制定预防措施。

2. 会对维生素 D 缺乏性佝偻病的患儿进行评估与指导。

二、学习重点和难点

重　点：维生素 D 缺乏性佝偻病患儿的护理评估与指导。

难　点：重度维生素 D 缺乏性佝偻病患儿的治疗要点。

三、工作情境及任务

情境一：小李是 6 床患儿的责任护士，上午巡视病房时看见患儿妈妈在不断地训练患儿站立，口里还叨唠着说别人都能站了，宝宝你也要快快地学会站立呀。患儿 1 岁，因上呼吸道感染、维生素 D 缺乏性佝偻病收入院，治疗 3 天。

任　务：为患儿进行护理评估。

情境二：患儿，男，11 个月，因哭闹、多汗、易惊 2 个月来院就诊。入院前 2 个月家长发现患儿经常无诱因哭闹，夜间惊醒，常摇头擦枕，至今不能站立，尚未出牙。患儿系人工喂养，未添加辅食。查体：T 36.8℃，P 110 次 /min，R 32 次 /min，体重 7.2kg。表情淡漠，面色苍白，消瘦，前囟 2cm×2cm，枕秃，乳牙未出，轻度方颅，肋骨串珠。心肺无异常，腹软，肝右肋下 2cm，四肢肌张力低下。血生化：血钙 1.9mmol/L，钙磷乘积 25，碱性磷酸酶增高。腕部 X 线检查：钙化带消失，骨骺端增宽，骨密度降低。

任务一：患儿主要存在哪些护理问题？

任务二：患儿目前的护理目标是什么？

任务三：该患儿的主要护理措施有哪些？

四、知识储备和理论学习

维生素 D 缺乏性佝偻病（rickets of vitamin D deficiency）是儿童体内维生素 D 不足使钙、磷代谢紊乱，造成骨骼病变为特征的全身慢性营养性疾病。该病主要见于 2 岁以下的婴幼儿，我国佝偻病患病率北方高于南方，为我国儿童保健重点防治的四病之一。随着卫生保健水平和人民生活水平的提高，其发病率已逐年降低且多数患儿病情较轻。

（一）病因及发病机制

1.病因

（1）日光照射不足

体内维生素 D 的主要来源为皮肤内 7- 脱氢胆固醇经紫外线照射生成。紫外线不能通过普通玻璃窗，如小儿缺少户外活动，或者居住在高层建筑群区、多烟雾尘埃区缺乏紫外线照射，易患佝偻病。在北方，因寒冷季节长、日照时间短，小儿户外活动少，紫外线量明显不足，佝偻病发病也较多。

（2）维生素 D 摄入不足

天然食物含维生素 D 少，不能满足婴幼儿需要。若日光照射不足或未添加鱼肝油等，则易患佝偻病。

（3）食物中钙、磷比例不当，影响钙的吸收

如牛奶中钙磷比例不当，钙的吸收率低。故牛奶喂养较人乳喂养的婴儿易患佝偻病。

（4）生长过速、维生素 D 的需要量增加

生长过速，所需维生素 D 也多。早产儿体内储钙不足，出生后生长速度较足月儿快，若未及时补充维生素 D 和钙，极易发生佝偻病。

（5）疾病的影响

胃肠道或肝胆疾病影响维生素 D 及钙磷的吸收和利用；肝、肾严重损害影响维生素 D 的羟化作用，致钙磷代谢障碍。

2. 发病机制

当维生素 D 缺乏时，肠道吸收钙磷减少，血钙、血磷水平降低，刺激甲状旁腺分泌机能亢进，加速旧骨脱钙，使血钙正常或稍低，但甲状旁腺素抑制肾小管对磷的重吸收可使尿磷排出增加，血磷降低，钙磷乘积降低小于 40。这导致骨样组织钙化受阻，大量骨样组织堆积，碱性磷酸酶增多，从而形成骨骼病变和一系列佝偻病的症状体征以及血生化改变。

3. 治疗原则

应做到早期发现，早期治疗。注意合理喂养，多晒太阳；给予维生素 D 制剂口服，2～4 周后改预防量；必要时肌肉注射维生素 D。

（二）护理评估

1. 健康史

应仔细询问孕母状况，注意患儿是否早产、多胎；详细询问喂养史、居住环境、疾病及用药史。

2. 身体状况

本病好发于 3 个月至 2 岁的小儿，主要表现为生长中的骨骼改变、肌肉松弛和非特异性神经精神症状。重症佝偻病患儿可见消化功能紊乱、心肺功能障碍，并可影响智能发育及免疫功能等。临床上将其分为初期、激期、恢复期和后遗症期。

（1）初期

多于小儿出生后 3 个月左右起病，多为神经兴奋性增高的表现，如易激惹、烦躁、睡眠不安、夜间啼哭。多汗刺激头皮，致婴儿摇头擦枕，出现枕秃。

（2）激期

主要表现为骨骼改变、运动功能及智力发育迟缓。

骨骼改变，在头部有颅骨软化，方颅，前囟增宽及闭合延迟，出牙延迟、牙釉质缺乏并易患龋齿；在胸部，有肋骨串珠、郝氏沟、鸡胸、漏斗胸，这些胸廓病变均会影响呼吸功能。在四肢，有"O"形腿、"X"形腿、手镯或脚镯征，久坐位者有脊柱后突或侧弯畸形。

运动功能发育迟缓表现为头颈软弱无力，坐、立、行等运动功能落后。腹肌张力下降，腹部膨隆如蛙腹。

智力发育迟缓表现为表情淡漠，语言发育迟缓，免疫功能低下，常伴发感染。

（3）恢复期

经适当治疗后患儿临床症状和体征减轻或接近消失，精神活泼，肌张力恢复；血清钙、磷浓度和钙磷乘积也渐恢复正常。

（4）后遗症期

多见于2岁以后小儿，临床症状消失，血生化及骨骼X线检查正常，仅遗留不同程度的骨骼畸形。

3.心理—社会状况

本病一般可治愈，重者会留有骨骼畸形。应注意评估家长对本病的了解程度，是否因担心会遗留骨骼畸形而产生焦虑或歉疚感。患儿是否随着年龄增长对自身形象的感知而产生不良心理活动如自卑等，从而影响其心理健康及社会交往。

4.辅助检查

血清钙稍降低，血磷明显降低，钙磷乘积常低于30，碱性磷酸酶增高。X线显示长骨钙化带消失。

（三）护理诊断

①营养失调，低于机体需要量：与户外活动过少、日光照射不足和维生素D摄入不足有关。

②潜在并发症：骨骼畸形、维生素D中毒。

③有感染的危险：与免疫功能低下有关。

④知识缺乏：与患儿家长缺乏佝偻病的预防及护理知识有关。

（四）护理措施

1.定期户外活动

指导家长带小儿定期户外活动，直接接受阳光照射。活动时间由短到长，从数分钟增加至1h以上。夏季应避免太阳直射，可在阴凉处活动，尽量多暴露皮肤。冬季室内活动时开窗，让紫外线能够透过。

2.补充维生素D

给予维生素D制剂。口服法：每日0.5万～1万IU，2～4周后改预防量，每日400IU。注射法：一次肌肉注射维生素D 320万～30万IU，2～3个月后口服预防量。3个月以内小婴儿或有手足抽搐症病史的婴儿，在肌肉注射维生素D前2～3天至注射后2～3周，口服钙剂，防止低钙抽搐。合理喂养，选用含维生素D丰富的辅助食品。

3.预防骨骼畸形和骨折

衣着柔软、宽松，床铺松软，避免早坐、久坐，以防脊柱后突畸形；避免早站、久站和早行走，以防下肢弯曲形成"O"形或"X"形腿。严重佝偻病患儿的肋骨、长骨易发生骨折，护理操作时应避免重压和强力牵拉。

4. 预防感染

保持室内空气清新，温、湿度适宜，阳光充足，避免交叉感染。

（五）健康教育

①向孕妇及患儿父母讲述本病的基本知识和护理要点。

②鼓励孕妇多进行户外活动和晒太阳，选择富含维生素 D、钙、磷和蛋白质的食物。

③宣传母乳喂养，尽早开始户外活动；新生儿出生 2 周后每日给予维生素 D 400 ～ 800IU。

④对处于生长发育高峰的婴幼儿更应加强户外活动，给予预防量维生素 D 和钙剂，并及时添加辅食。

⑤对已有骨骼畸形患儿，可采取主动和被动运动的方法矫正。如遗留胸廓畸形，可做俯卧位抬头展胸运动；下肢畸形可施行肌肉按摩，"O"形腿按摩外侧肌，"X"形腿按摩内侧肌，以增加肌张力，矫正畸形。对于行外科手术矫正者，指导家长正确使用矫形器具。

五、知识技能应用

维生素 D 佝偻病实训：

（一）目的及内容

①掌握维生素 D 缺乏性佝偻病的护理措施及预防。

②在临床见习中表现出认真、负责的态度，对患儿同情、爱护和关心。

（二）实训前准备

①联系见习医院，与患儿及家长沟通并做好准备。

②收集儿童维生素 D 缺乏性佝偻病的多媒体资料（录像、VCD 或课件）、临床病例。

③学生应准备白大衣、帽子、口罩、听诊器等。

（三）方法及要求

1. 临床见习（医院儿科病房）

①集中由带教老师讲述后分组，每 6 ～ 8 人为一组，在学校老师和医院带教老师指导下对维生素 D 佝偻病患儿进行护理评估。

②各小组将收集维生素 D 缺乏性佝偻病患儿的资料整理后讨论，并做出计划方案。

③每位学生写出实践报告，交老师批阅。

2. 观看录像或临床实例分析（护理模拟示教室）

若无条件去医院病房见习，可组织学生在护理模拟示教室观看"维生素 D 佝偻病"的录像或讨论病例。

【病例】患儿，女，7 个月。近一个月来多烦躁、睡眠不安，入睡后多汗枕秃，来医院儿童保健科就诊。患儿系足月顺产，人工喂养。4 个月起间断服用鱼肝油和钙粉，6

个月开始添加蛋黄、米粉、肉汤、菜汤等辅食。

体检：体温37℃，脉搏120次/min，呼吸34次/min，体重7.1kg。头型呈"方盒样"，前囟门1.5cm×1.0cm，头发稀少，枕部有秃发圈，乳牙未出。胸部有明显的肋串珠和肋隔沟，心率120次/min，律齐，各瓣膜听诊区未闻及杂音。四肢活动正常，上肢前臂远端可摸到环状隆起的"手镯"。

实验室检查：血红蛋白105g/L，白细胞$10×10^9$/L。血钙2.05mmol/L，血磷1.13mmol/L，血25-（OH）-D 38mg/mL。X线检查显示长骨钙化带消失，干骺端呈毛刷状，杯口状改变。

医生确诊为维生素D缺乏性佝偻病激期。

①请列出该患儿维生素D缺乏性佝偻病的原因。

②向家属交代如何预防及早期发现患儿初期的表现，目前为病人治疗的主要措施。

③患儿住院按医嘱服钙第7天。医嘱：维生素D 30万单位肌注。护士在操作时注意哪些问题？

④患儿住院第9天，精神好转，睡眠好转，出汗量明显减少。医生建议回家治疗，一个月后复查。护士应该为患儿做哪几方面的健康教育？如何预防后遗症的发生？

（四）课后评价与反思

通过对儿童维生素D佝偻病的评估，制定护理措施，并谈谈参加本次实训的体会。

六、自我测评

维生素D缺乏性佝偻病

项目	评分内容	分值	扣分标准	得分
准备	护士：衣帽整齐，洗手，环境适宜	15	缺一项扣5分	
维生素D缺乏性佝偻病的病因	日照不足、生长发育快、维生素D摄入不足、疾病与药物的影响	15	缺一项扣3分	
维生素D缺乏性佝偻病的护理评估	健康史、身体状况、护理体检、心理护理	20	缺一项扣5分 描述不准确2分	
维生素D缺乏性佝偻病的护理措施	生活护理、病情观察、治疗配合、心理护理	20	缺一项扣5分 描述不准确扣2分	
维生素D缺乏性佝偻病的健康教育	学生之间模拟健康教育	15	缺一项扣3分 描述不准确扣2分	
补维生素D的方法	口服补维生素D、肌肉注射维生素D、晒太阳	3	缺一项扣1分	
评价质量标准（所需时间10min）	语言流利，指导正确，工作态度认真	12	生疏扣2分，有停顿扣1分 交代不清扣1分 不认真扣1分	

七、课后练习

（一）选择题

1. 为预防佝偻病，维生素 D 正确的用法是（　　）。

　　A. 生后 2 周开始补充，每日 200 ～ 400IU

　　B. 生后 2 月开始补充，每日 200 ～ 400IU

　　C. 生后 2 周开始补充，每日 400 ～ 800IU

　　D. 生后 2 月开始补充，每日 400 ～ 800IU

　　E. 生后 6 月开始补充，每日 800 ～ 1000IU

2. 维生素 D 缺乏性佝偻病时由骨样组织增生所致的骨骼改变为（　　）。

　　A. 方颅　　　　　　　　B. 肋膈沟（赫氏沟）　　　　　　C. 鸡胸或漏斗胸

　　D. "O" 形腿或 "X" 形腿　　　　　　　　　　　　E. 脊椎后突或侧弯

3. 维生素 D 缺乏性佝偻病激期血生化的特点是（　　）。

　　A. 血清钙正常，血清磷降低，碱性磷酸酶降低

　　B. 血清钙降低，血清磷降低，碱性磷酸酶增高

　　C. 血清钙降低，血清磷正常，碱性磷酸酶增高

　　D. 血清钙降低，血清磷增高，碱性磷酸酶降低

　　E. 血清钙正常，血清磷降低，碱性磷酸酶增高

4. 维生素 D 缺乏性佝偻病可靠的早期诊断指标是（　　）。

　　A. 血清钙浓度降低　　　　B. 血清磷浓度降低　　　　　　C. 血清碱性磷酸酶增高

　　D. 血 1, 25-（OH）2D3 降低　　　　　　　　　　E. 血 PTH 降低

5. 女患儿，11 个月。多汗，烦躁，睡眠不安，可见肋膈沟，下肢轻度 "O" 形腿，血清钙稍低，血磷降低，碱性磷酸酶增高。其佝偻病应处于（　　）。

　　A. 前驱期　　　　　　　B. 初期　　　　　　　　C. 激期

　　D. 恢复期　　　　　　　E. 后遗症期

　　某患儿，4 个月。睡眠时常烦躁哭闹，难以入睡，诊断为佝偻病，给予维生素 D 30 万 U 肌注后突然发生全身抽搐 3 次，每次 20 ～ 60s，发作停止时精神如常，体重 6kg，体温 37.9℃，有枕秃及颅骨软化，血清钙 1.68mmol/L。据此回答 6、7 题。

6. 该患儿现在抽搐的主要原因是（　　）。

　　A. 缺乏维生素 D　　　　B. 血清钙减少　　　　　　　　C 热性惊厥

　　D. 癫痫发作　　　　　　E. 碱中毒

7. 对该患儿的护理应首先采取（　　）。

　　A. 继续补充维生素 D　　B. 降低患儿体温　　　　　　　C. 在病床两侧加床栏

　　D. 尽快给予葡萄糖酸钙　　　　　　　　　　　E. 及时纠正碱中毒

（二）简答题

1. 简述如何指导维生素 D 缺乏性佝偻病患儿的饮食。

2. 维生素 D 缺乏性佝偻病初期的患儿怎样进行日光照射？

3. 简述维生素 D 缺乏性佝偻病预防的具体方法。

4. 简述对家庭治疗的维生素 D 缺乏性佝偻病患者进行健康教育。

（三）案例分析题

患儿，女，7 个月。近一个月来多烦躁、睡眠不安，入睡后多汗，后脑勺出现半环秃发，来医院儿童保健科就诊。患儿系足月顺产，人工喂养。4 个月起间断服用鱼肝油和钙粉，6 个月开始添加蛋黄、米粉、肉汤、菜汤等辅食。

体检：体温 37℃，脉搏 120 次 /min，呼吸 34 次 /min，体重 7.1kg。头型呈"方盒样"，前囟门 1.5cm×1.0cm，头发稀少，枕部有秃发圈，乳牙未出。胸部有明显的肋串珠和肋隔沟，心率 120 次 /min，律齐，各瓣膜听诊区未闻及杂音。四肢活动正常，上肢前臂远端可摸到环状隆起的"手镯"。

实验室检查：血红蛋白 105g/L，白细胞 $10×10^9$/L。血钙 2.05mmol/L，血磷 1.13mmol/L，血 25-（OH）-D 38mg/mL。X 线检查显示长骨钙化带消失，干骺端呈毛刷状，杯口状改变。

医生确诊为维生素 D 缺乏性佝偻病激期。

1. 请列出该患儿维生素 D 缺乏性佝偻病的原因。

2. 向家属交代如何预防及早期发现患儿初期的表现，目前为病人治疗的主要措施。

子项目(四)　维生素 D 缺乏性手足搐搦症患儿的护理

一、学习目标

知识目标

1. 掌握维生素 D 缺乏性手足搐搦症的护理评估、预期目标。

2. 熟悉维生素 D 缺乏性手足搐搦症的护理诊断、护理措施、护理评价。

3. 了解维生素 D 缺乏性手足搐搦症的病因。

技能目标

1. 会对维生素 D 缺乏性手足搐搦症的患儿实施急救。

2. 会对维生素 D 缺乏性手足搐搦症的患儿进行评估与指导。

二、学习重点和难点

重　点：维生素 D 缺乏性手足搐搦症患儿的护理急救。

难　点：重度维生素 D 缺乏性手足搐搦症患儿的治疗要点。

三、工作情境及任务

情境一：王护士夜间巡视病房，发现 2 床患儿夜惊、哭闹不停。患儿，男，3 个月。去年 11 月出生，人工喂养，未添加辅食和补鱼肝油。近 1 月来摇头，多汗，面部时有小抽动，遂就诊。查体：精神、面色可，前囟 2cm×2cm 大小，头发稀少，有枕秃，枕骨、左顶部有乒乓球感。医生初步诊断为维生素 D 缺乏性手足搐搦症。

任　务：为患儿进行护理评估。

情境二：患儿，9 个月，因反复惊厥 5 次入院。昨日受凉后鼻塞、低烧，夜间吵，体温 38.7℃。今日突起双眼上窜，面肌颤动持续半分钟后入睡，醒后如常，反复发作 5 次。人工喂养一直服用橙汁鱼肝油，平素多汗，母孕期常有腓肠肌抽搐史。体检：神清，面色可，前囟 2.5cm×1.5cm，枕秃，咽充血，颈软，心肺（－），腹软，肝肋下 1.5cm，质软、脾未及，轻度"O"形腿。

任务一：患儿主要存在哪些护理问题？

任务二：患儿目前的护理目标是什么？

任务三：患儿的主要护理措施有哪些？

任务四：为患儿进行护理评价。

四、知识储备和理论学习

维生素 D 缺乏性手足抽搐症（tetany of vitamin D deficiency）又称佝偻病性手足抽搐症或佝偻病性低钙惊厥，多见于 6 个月以内的婴儿，主要表现为惊厥、喉痉挛或手足抽搐等症状。

（一）病因

①春季开始，接触日光增多，或开始使用维生素 D 治疗时，旧骨脱钙减少，肠吸收钙相对不足，而骨骼已加速钙化，大量钙沉着于骨而致血钙暂时下降，促发本病。

②人工喂养儿食用含磷过高的奶制品，导致高血磷、低血钙症状。

③当合并发热、感染、饥饿时，组织细胞分解释放磷，使血磷增加，致离子钙下降，可出现低钙抽搐。

正常血清钙浓度为 2.25 ～ 2.27mmol/L（9 ～ 11mg/dL）。血钙浓度低于 1.75 ～ 1.88mmol/L（7 ～ 7.5mg/dL）或血清钙离子浓度降至 1.0mmol/L（4mg/dL）以下患儿出现低血钙抽搐。

（二）急救处理

急救处理包括吸氧、保证呼吸道通畅、控制惊厥与喉痉挛；给以钙剂治疗；症状控制后按维生素 D 缺乏性佝偻病补充维生素 D，使钙磷代谢恢复正常。

（三）护理评估

1. 健康史

询问有无维生素 D 缺乏的病史，如日光照射不足、喂养不当、未及时添加辅食、未及时补充维生素 D 等；了解有无诱发因素，如近期接受日光照射、补充大剂量维生素 D 或发热、感染、饥饿、腹泻等；还要追问既往有无类似惊厥发作史。

2. 身体状况

（1）症状评估

重点评估惊厥发作持续的时间、次数，发作时有无发绀，有无大小便失禁，能否自行缓解，发作间歇期意识能否恢复，惊厥发作时是否发热。如为幼儿及儿童发作，其发作时有无"助产士手""芭蕾舞足"；小婴儿发作往往不典型，应了解有无喉鸣突然发作、哭闹时加剧、阵发性青紫、吸气性呼吸困难。

（2）护理体检

重点监测患儿的体温、脉搏、呼吸、面色及意识状态。如体温正常，发作后入睡，醒后玩耍自如，多考虑为低钙惊厥。对无症状的患儿，可检查能反映神经肌肉兴奋性增高的特异性体征，如佛斯特征（面神经征）、腓反射和陶瑟氏征（人工手足搐搦症），如出现眼睑和口角抽动、足向外侧收缩、手搐搦为阳性反应。

3. 辅助检查

惊厥控制后，在静脉补钙前，应急查血钙、血磷，如血清总钙低于 1.75 ～ 1.88mmol/L

（7.0～7.5mg/dL）或离子钙浓度低于1.0mmol/L（4mg/dL），支持低钙惊厥的诊断。

4.心理—社会状况

患儿父母由于缺乏对本病的了解，对突然发作的惊厥表现惊惶失措，担心患儿有严重疾病，害怕失去患儿而表现极度焦虑和恐惧；惊厥停止后又担心抽搐造成的大脑缺氧对小儿智力的影响或害怕再次发作。

（四）护理诊断

①有窒息的危险：与惊厥、喉痉挛有关。

②有外伤的危险：与惊厥有关。

③营养失调，低于机体需要量：与维生素D缺乏及血钙降低有关。

（五）护理目标

①患儿喉痉挛发作时能被及时发现并控制，表现为呼吸通畅。

②住院期间不发生外伤，皮肤、黏膜无破损。

③患儿能及时得到维生素D的补充。

④患儿家长能陈述手足搐搦症的病因，掌握处理惊厥及喉痉挛的方法。

（六）护理措施

1.生活护理

保持环境安静，避免喊叫及摇晃患儿，告诫家长勿将患儿紧抱，以免受刺激而抽搐不止，造成机体缺氧加重脑损伤。

2.治疗配合

（1）预防窒息的护理

①保持呼吸道通畅。惊厥及喉惊厥发作时，强调就地抢救：松开患儿衣领，将患儿的头转向侧位，将舌尖轻轻拉出口外，并立即通知医生，必要时行人工呼吸或加压给氧，及时清除口鼻分泌物，保证呼吸道通畅。详细记录发作次数、治疗效果。

②用药的护理。遵医嘱立即使用镇静剂（如地西泮、苯巴比妥钠、10%水合氯醛溶液等），及时补充钙剂和维生素D。注意静脉应用地西泮时需缓慢，注射速度不可超过1mg/min，密切观察呼吸，以免因速度过快或浓度过高而抑制呼吸。在补充钙剂时，可将10%葡萄糖酸钙溶液5～10mL加入10%葡萄糖溶液20～30mL缓慢静脉注射或静脉滴注（10min以上），注射过快可使血钙骤然升高引起呕吐，甚至有引起心跳骤停的危险。不可皮下或肌内注射，以免引起局部坏死。症状控制后按照维生素D缺乏性佝偻病的治疗给予维生素D，使钙磷代谢恢复正常。

（2）预防外伤的护理

①抽搐发作时应就地抢救，指压（针刺）人中、十宣等穴位来制止惊厥；若患儿抽搐时处于坐位，应立即轻轻将患儿平放于地或床上，以免摔伤。头下垫以柔软物品，不要对患儿肢体加以约束，勿强力使用物品撬开紧闭的牙关，避免局部损伤。

②病床两侧加床栏防止坠床，并在床栏周围用棉制护围保护，防止惊厥发作时造成损伤。

（七）健康指导

①向家长介绍病因和预后，减轻心理压力，更好地配合治疗和护理。

②讲解患儿搐搦时的正确处置方法，如就地抢救、保持安静、松解颈部衣扣、放置适当体位并通知医护人员，勿大喊大叫或抱起患儿急跑求医等，使之理解这样做是为防止外伤或抽搐加重。

③宣传坚持户外活动、合理喂养、每日补充生理需要量维生素 D 的重要性。

④指导家长在患儿出院后遵医嘱补充维生素 D 和钙剂，强调服钙时应与乳类分开，以免影响钙的吸收。另外，抽搐停止后可给 10% 氯化钙溶液口服，服用 3～5 天后改用葡萄糖酸钙溶液或乳酸钙溶液，避免久服引起的高氯性酸中毒。

（八）护理评价

①说出患儿搐搦症状是否控制，血总钙浓度、离子钙浓度何时恢复正常。

②说出患儿户外活动、摄入维生素 D 是否增加，时间、剂量是否合理。

③家长能说出手足搐搦症的有关知识及正确选择婴儿食品。

五、知识技能应用

维生素 D 缺乏性手足搐搦症的实训：

（一）目的及内容

①掌握维生素 D 缺乏性手足搐搦症的急救、护理措施及预防。

②在临床见习中表现出认真、负责的态度，对患儿同情、爱护和关心。

（二）实训前准备

①联系见习医院，与患儿及家长沟通并做好准备。

②收集儿童维生素 D 缺乏性手足搐搦症的多媒体资料（录像、VCD 或课件）、临床病例。

③学生应准备白大衣、帽子、口罩、听诊器等。

（三）方法及要求

1. 临床见习（医院儿科病房）

①集中由带教老师讲述后分组，每 6～8 人为一组，在学校老师和医院带教老师指导下对维生素 D 缺乏性手足搐搦症患儿进行护理评估。

②各小组将收集维生素 D 缺乏性手足搐搦症患儿的资料整理后讨论，并做出计划方案。

③每位学生写出实践报告，交老师批阅。

2. 观看录像或临床实例分析（护理模拟示教室）

若无条件去医院病房见习，可组织学生在护理模拟示教室观看"维生素 D 缺乏性手足搐搦症"的录像或讨论病例。

【病例】患儿，男，3 个月，因惊厥持续 5min 来院看急诊。生后牛奶喂养，未添加辅食。近日烦躁，好哭闹，无发热、咳嗽。查体：T 37℃，双眼上翻，面部肌肉颤动，口周微发绀。四肢抖动，前囟平、大小为 2cm×2cm，枕部有乒乓球样感，脑膜刺激征阴性。

①请列出该患儿目前主要的护理问题。

②向家属交代患儿发生惊厥时的表现，如何对惊厥发作病人进行抢救，惊厥患儿应使用的药物及如何预防惊厥的发生。

③开始治疗后重点应观察该患儿的哪些方面，怎样与患儿及其家长沟通。

④患儿住院第 3 天，突然惊厥发作。作为责任护士，你应如何处理？

（四）课后评价与反思

通过对儿童维生素 D 缺乏性佝偻病的评估，制定护理措施，并谈谈参加本次实训的体会。

六、自我测评

维生素 D 缺乏性手足搐搦症

项目	评分内容	分值	扣分标准	得分
准备质量标准	护士：衣帽整齐，洗手，环境适宜	15	缺一项扣 5 分	
维生素 D 缺乏性手足搐搦症的病因	初春紫外线照射突然增多、发热感染、人工喂养儿食含磷高的奶制品、输入碱性溶液过多	15	缺一项扣 3 分	
维生素 D 缺乏性手足搐搦症的护理评估	健康史、身体状况、护理体检、心理护理	20	缺一项扣 5 分 描述不准确 2 分	
维生素 D 缺乏性手足搐搦症的护理措施	生活护理、病情观察、治疗配合、心理护理	20	缺一项扣 5 分 描述不准确扣 2 分	
维生素 D 缺乏性手足搐搦症的健康教育	学生之间模拟健康教育	15	缺一项扣 3 分 描述不准确扣 2 分	
维生素 D 缺乏性手足搐搦症的急救	吸氧、保证呼吸道通畅、控制惊厥与喉痉挛；给以钙剂治疗；症状控制后按维生素 D 缺乏性佝偻病补充维生素 D，使钙磷代谢恢复正常	9	缺一项扣 1 分	
评价质量标准（所需时间 10min）	语言流利，指导正确，工作态度认真	6	生疏扣 2 分，有停顿扣 1 分 交代不清扣 1 分 不认真扣 1 分	

七、课后练习

（一）选择题

1.维生素 D 缺乏性手足搐搦症最常见的表现是（   ）。

  A. 无热惊厥   B. 热性惊厥   C. 手足搐搦

  D. 喉痉挛   E. 晕厥

2.维生素 D 缺乏性手足搐搦症的发病机制主要是（   ）。

  A. 甲状腺反应迟钝   B. 甲状旁腺反应迟钝

  C. 脑垂体反应迟钝   D. 肾上腺皮质反应迟钝

  E. 肾上腺髓质反应迟钝

（二）简答题

1.简述维生素 D 缺乏性手足搐搦症发生惊厥时的急救处理。

2.简述维生素 D 缺乏性手足搐搦症典型的临床表现。

3.简述维生素 D 缺乏性手足搐搦症的诊断标准。

（三）案例分析题

  患儿，男，3 个月，因惊厥持续 5min 来院看急诊。生后牛奶喂养，未添加辅食。近日烦躁，好哭闹，无发热、咳嗽，余正常。查体：T 37℃，双眼上翻，面部肌肉颤动，口周微发绀。四肢抖动，前囟平、大小为 2cm×2cm，枕部有乒乓球样感，脑膜刺激征阴性。

  1.请列出该患儿目前主要的护理问题。

  2.向家属交代患儿发生惊厥时的表现，如何对惊厥发作病人进行抢救。

  3.向家长交代惊厥患儿应使用的药物以及如何预防惊厥的发生。

子项目（五）　化脓性脑膜炎患儿的护理

一、学习目标

知识目标

1. 掌握化脓性脑膜炎的护理评估、护理措施、预期目标。

2. 熟悉化脓性脑膜炎的护理诊断、护理评价。

3. 了解诱发化脓性脑膜炎的原因。

技能目标

1. 对化脓性脑膜炎的患儿制定正确的护理措施。

2. 会指导家长进行健康教育及出院指导。

二、学习重点和难点

重　点：化脓性脑膜炎患儿的护理评估及护理措施。

难　点：对重症患儿进行急救。

三、工作情境及任务

情境一：王护士发现1床患儿突然口吐泡沫，四肢抽动，约半分钟时间。患儿，男，10个月，因发热、呕吐3天，抽搐1次入院。初步诊断为化脓性脑膜炎。

任　务：如何对患儿进行护理评估？

情境二：患儿，男，10个月，因发热、呕吐3天，抽搐1次入院。抽搐时体温38.5℃，神志不清、双眼凝视、面肌抽动、前囟隆起、颈部有抵抗。两肺呼吸音粗糙，未闻及啰音，心、腹未见异常。初步诊断为化脓性脑膜炎。

任务一：如何通过评估，找出该患儿主要存在的护理问题？

任务二：该患儿的主要护理措施有哪些？

任务三：请为患儿进行护理评价。

四、知识储备和理论学习

（一）护理评估

1. 健康史

①询问患儿近期有无呼吸道、消化道、皮肤等前驱感染病史，近期是否患有中耳炎、

鼻窦炎、乳突炎，对新生儿应询问生产史、脐带感染史。

②是否存在先天或后天解剖缺陷，如脑脊膜膨出、颅骨骨折、颅脑手术。

③是否存在机体免疫功能异常或长期应用肾上腺糖皮质激素，如存在此情况可增加化脑发病的可能性，常导致少见致病菌或机会性致病菌感染，如表皮葡萄球菌、白色葡萄球菌、铜绿假单胞菌等。

2. 身体状况

（1）症状评估

评估有无发热、头痛及其加重或缓解的方式，有无喷射性呕吐、精神萎靡、惊厥及昏迷等症状。

（2）护理体检

重点测量体温、脉搏、呼吸及血压；观察有无意识障碍及其程度，患儿面色如何，皮肤有无瘀点或瘀斑，有无前囟隆起、颅缝增宽；检查双侧瞳孔是否等大、等圆，对光反射是否灵敏，有无脑膜刺激征及神经系统损伤体征，有无脑疝先兆及其他并发症等。

3. 辅助检查

（1）脑脊液检查

脑脊液检查是确诊的重要依据。表现为压力增高，外观浑浊或呈脓性。白细胞明显增多，在 $1000 \times 10^6/L$ 以上，分类以中性粒细胞为主。糖含量下降到 2.2mmol/L 以下，蛋白定量增高 >500mg/L。细菌培养 + 药敏试验有利于早期诊断和指导治疗。

（2）其他

①外周血象：白细胞总数和中性粒细胞通常升高，但感染严重或不规律治疗时，也可出现白细胞总数减少。

②血培养：可帮助寻找致病菌。

③皮肤瘀点、瘀斑检查：是发现脑膜炎双球菌重要而简便的方法。

④头部影像学检查：对治疗后仍持续发热或头围进行性增大、有神经定位体征、持续性脑脊液检查异常者，可进行 CT 或 MRI 检查。

4. 心理—社会状况

6 个月以下幼婴患本病往往预后严重，幸存者后遗症较多，这对视孩子如生命的家长来说压力很大，担心患儿抢救失败或存活后成为呆傻不健全儿。因此，应注意评估家长对疾病的了解程度，对治疗措施、护理知识和预后的认知程度，经济承受能力，是否有焦虑或恐惧。

（二）护理诊断

①潜在并发症：惊厥、颅内压增高。

②体温过高：与细菌感染有关。

③营养失调，低于机体需要量：与摄入不足、机体消耗增多有关。

④有受伤的危险：与反复惊厥有关。

⑤焦虑：与预后不良和家长缺乏知识有关。

（三）护理目标

①患儿体温恢复正常。

②患儿颅内压稳定或下降至正常，头痛、呕吐等表现消失。

③患儿住院期间不发生受伤情况。

④患儿住院期间营养摄入量达到其年龄的需要量。

⑤患儿不发生脑疝或发生时能被及时发现。

⑥家长焦虑情绪减轻，能协助治疗护理患儿，并对预后有心理准备。

（四）护理措施

1. 生活护理

（1）指导合理膳食

化脑患儿常因呕吐或意识障碍时进食困难而导致能量及蛋白质摄入不足。因此，对神志清醒者给予高糖、高蛋白、高维生素、易于消化的流质或半流质饮食，少量多餐，以减少呕吐的发生。对频繁呕吐不能进食或昏迷者用鼻饲，每日 4～6 次，鼻饲前应检查胃管是否脱出，鼻饲时调剂好食物温度，缓慢注入以防呕吐，每次鼻饲后用少量温水冲洗胃管。对不能鼻饲者按医嘱给静脉补液或静脉高营养，如脂肪乳、复方氨基酸等。

（2）保持口腔和皮肤清洁

每日用生理盐水清洗口腔 3～4 次，呕吐后随时清洁口腔，衣服如有污染应及时更换。应观察皮肤有无瘀点或瘀斑，有无局部受压情况；及时清理大小便，保持臀部干燥，可局部涂擦护肤霜；必要时使用气垫，预防压疮发生。

（3）加强安全防护

躁动不安或惊厥发作时，采取平卧位，拉起床栏，防止坠床或舌咬伤。

2. 病情观察

①观察患儿生命体征及神志、瞳孔、肌张力变化。如出现抽搐，两侧瞳孔大小不等，对光反射减弱或消失，意识障碍加重，呼吸不规则及肌张力增高等，提示可能发生了脑疝，并立即通知医生，做好氧气、呼吸兴奋剂、脱水剂、呼吸机等抢救药品及抢救器械的准备。

②观察患儿有无皮肤瘀点、瘀斑，并记录数量和程度。

③注意患儿营养状况，如存在脱水、电解质紊乱和酸碱平衡失调情况，应及时通知医生。

3. 治疗配合

（1）高热的护理

本病常呈高热，有引起惊厥的危险，故应迅速降温，可给患儿戴冰帽，以使脑组织温度下降，降低大脑皮质的兴奋性，减少脑组织的氧耗量，防止发生惊厥。

（2）药物应用的护理

①抗生素应用的护理：遵医嘱选用对病原体敏感、血脑屏障透过较高的抗生素，并早期、联合、大剂量、足疗程、静脉途径给予。但要注意各种抗生素的使用要求、静脉用药的配伍禁忌及毒副作用，如氯霉素抑制骨髓，用药时需定期查血象。由于本病静脉给药疗程较长，须有计划地选择和保护静脉，保证药液按时、准确无误地输入。

②脱水剂应用的护理：常选用渗透性利尿剂如甘露醇和强力利尿剂如呋塞米。应用甘露醇前要检查药液，如有结晶，先将制剂瓶放在热水中浸泡，待结晶消失后再用；勿与其他药物混合静脉滴注，以免产生结晶沉淀。甘露醇应在 15～30min 内快速静脉滴注或推注，以使血液尽快达到所需浓度；同时避免药物漏出血管外，以免引起局部组织坏死。应用呋塞米时注意该药可引起水、电解质平衡紊乱。

（3）维持营养和水电解质平衡的护理

患儿常因发热、呕吐、进食少或应用利尿脱水剂而导致体液不足。护士应遵医嘱给予静脉补液，既要保持皮肤黏膜湿润、有弹性，又要注意严格控制输液量，以免引起脑水肿造成颅内压增高。

（4）配合医生进行特殊治疗

腰穿是确诊本病的重要依据，对指导用药也有意义。腰穿前，护士应积极配合医生做好家长的解释工作，耐心说明腰穿不会致傻致残，以打消家长顾虑，取得家长和患儿的积极配合。腰穿中，护士应配合医生操作，安抚患儿，一旦发现异常随时告知医师并配合抢救。腰穿后，应让患儿去枕平卧 4～6h，并密切观察生命体征，嘱咐家长不要抱起患儿喂奶。化脑患儿如需硬膜下穿刺放液或侧脑室引流，鞘内注药时，应向家长解释以上操作目的、方法，以消除紧张与恐惧感，求得家长和患儿积极配合。

4.心理护理

本病高发年龄是 1 岁以内，且起病较急骤，后遗症多，家长常为未照顾好孩子而自责，为进行各种检查遭受痛苦而焦虑，为预后而担忧。因此，在护理患儿时，要加强心理护理，经常与家长及患儿沟通。要注意态度和蔼可亲，以取得信赖和对治疗护理的密切配合。在从事各项护理操作时，要求技术娴熟，尽可能减轻患儿痛苦和对治疗的恐惧感。

5.健康教育

①根据家长的认知程度解释对患儿采取头肩抬高侧卧位的意义、进行腰穿及各项治疗时避免各种刺激的重要性。

②指导昏迷患儿的家长观察生命体征和神志等情况，讲解并示范给患儿翻身、清理呼吸道分泌物、清洁皮肤并保持干燥等操作方法，使家长协助医护人员做好患儿的生活护理。

③向家长介绍恢复期患儿进行功能训练的方法，减少后遗症的发生。

（五）护理评价

①患儿体温和各项生命体征能否维持在正常范围。

②护士是否及时发现和处理了潜在并发症。

③患儿住院期间是否有效避免外伤。

④患儿所需的能量是否得到满足、水电解质是否维持平衡。

⑤家长是否掌握康复护理方法。

五、知识技能应用

化脓性脑膜炎患儿的实训：

（一）目的及内容

①掌握化脓性脑膜炎患儿的评估方法，指导家长健康教育及出院指导。

②在社区实践中表现出严肃、认真的态度，对儿童爱护和关心，礼貌待人，取得家长的合作。

（二）实训前准备

①联系见习医院，与患儿及家长沟通并做好准备。

②收集儿童化脓性脑膜炎的多媒体资料（录像、VCD 或课件）、临床病例。

③学生应准备白大衣、帽子、口罩、听诊器等。

（三）方法及要求

1. 临床见习（医院儿科病房）

①集中由带教老师讲述后分组，每 6 ～ 8 人为一组，在学校老师和医院带教老师指导下对化脓性脑膜炎患儿进行护理评估。

②各小组将收集化脓性脑膜炎患儿的资料整理后讨论，并做出计划方案。

③每位学生写出实践报告，交老师批阅。

2. 观看录像或临床实例分析（护理模拟示教室）

若无条件去医院病房见习，可组织学生在护理模拟示教室观看"化脓性脑膜炎患儿"的录像或讨论病例。

【病例】患儿，男，1 个月。于 4 天前无明显诱因出现发热，体温 38℃，用药后降至正常，未再发热。3 天前出现抽风，表现为不哭，双目凝视，右嘴角、右眼右侧上下抽动，持续 1 ～ 2min 缓解，共发作 10 余次，表现基本相同。当地医院输液治疗 2 天，内加"钙剂"等（具体不详），效差，患儿抽风发作频繁入院。患儿自起病起精神、吃奶差，睡眠欠佳。查体：T 37℃，P 150 次 /min，R 70 次 /min，体重 5.5kg。抽风状态，呼吸急促，双目凝视，右嘴角、右眼右侧上下抽动，前囟略膨隆，有张力。医生初步诊断为化脓性脑膜炎。

①请对患儿进行评估。

②请列出患儿目前主要的护理问题。

③向家属交代患儿目前的病情状况及主要的治疗措施。

（四）课后评价与反思

通过对化脓性脑膜炎患儿的评估，制定正确护理措施，并谈谈参加本次实训的体会。

六、自我测评

化脓性脑膜炎患儿的护理

项目	评分内容	分值	扣分标准	得分
准备质量标准	护士：衣帽整齐，洗手，环境适宜	15	缺一项扣5分	
化脓性脑膜炎的病因	主要是上呼吸道感染、皮肤感染、新生儿脐部感染、外伤	15	缺一项扣3分	
化脓性脑膜炎患儿的护理评估	健康史、身体状况、护理体检、心理护理	20	缺一项扣5分 描述不准确2分	
化脓性脑膜炎患儿的护理措施	生活护理、病情观察、治疗配合、心理护理	20	缺一项扣5分 描述不准确扣2分	
化脓性脑膜炎患儿的健康教育	学生之间模拟健康教育	15	缺一项扣3分 描述不准确扣2分	
对出现惊厥的患儿进行急救	将患儿平放，松开衣扣，上下牙垫上牙垫，手中及腋下放置软布，防止皮肤擦伤。勿用力牵拉患儿肢体，以免骨折或脱臼	9	缺一项扣3分 描述不准确扣2分	
评价质量标准（所需时间15min）	语言流利，指导正确，工作态度认真	6	生疏扣2分，有停顿扣1分 交代不清扣1分 不认真扣1分	

七、课后练习

（一）选择题

1.患儿，男，6个月，因头痛、烦躁不安入院，诊断为化脓性脑膜炎（脑膜炎奈瑟菌）。常用抗生素是（　　）。

A.红霉素　　　　　　　B.青霉素　　　　　　　C.庆大霉素

D.林可霉素　　　　　　E.卡那霉素

2.对化脓性脑膜炎患儿的处理措施中，正确的是（　　）。

A.保持安静，头侧位，以防窒息

B.硬脑膜下穿刺时应侧卧位，固定头部

C.重症患儿输液速度宜快，防止休克

D.颅压高时应适量放出脑脊液

E.硬脑膜下积液者可穿刺放液，每次不少于30mL

3.导致新生儿化脓性脑膜炎的常见病原菌是（　　）。

A. 流感嗜血杆菌　　　　B. 脑膜炎奈瑟菌　　　　C. 肺炎链球菌

D. 白色念珠菌　　　　　E. 大肠埃希菌

4. 关于化脓性脑膜炎的脑脊液检查，不正确的是（　　　）。

A. 脑脊液压力大多数增高　　　　　　B. 外观混浊，甚至呈脓性

C. 白细胞总数正常或明显增多　　　　D. 蛋白质、糖含量增高

E. 脑脊液涂片染色和细菌培养是明确脑膜炎病因的重要方法

5. 有关化脓性脑膜炎的病因及病理，不正确的是（　　　）。

A. 常见的致病菌有脑膜炎双球菌、流感嗜血杆菌及肺炎链球菌

B. 小于 2 个月的小儿以革兰阳性细菌所致的化脑为主

C. 长期使用肾上腺皮质激素者可发生由条件致病菌（如表皮葡萄球菌）所致的化脓性脑膜炎

D. 病理可见脑组织表现炎性渗出物覆盖，可有广泛的血管病变及脑组织缺氧缺血性改变

E. 可由上呼吸道炎症通过血行播散所致

（二）简答题

1. 简述化脓性脑膜炎患儿发生惊厥时的急救处理。

2. 患儿出现呕吐如何处理？

3. 简述降颅内压使用甘露醇的注意事项。

（三）病例分析

患儿，女，8 个月。因出现发热、呕吐、抽搐 1 次入院。抽搐时体温 38.5℃，神志不清、双眼凝视、面肌抽动、前囟隆起、颈部有抵抗。两肺呼吸音粗糙，未闻及啰音，心、腹未见异常。患儿自起病起精神差、吃奶差，睡眠欠佳。查体：T 37℃，P 150 次 /min，R 70 次 /min；体重 5.5kg。抽风状态，呼吸急促，神志不清、双眼凝视、面肌抽动、前囟隆起、颈部有抵抗。医生初步诊断为化脓性脑膜炎。

1. 请列出患儿目前主要的护理问题。

2. 向家属交代患儿目前的病情状况及主要的治疗措施。

子项目(六)　病毒性脑膜炎患儿的护理

一、学习目标

知识目标

1. 掌握病毒性脑膜炎的护理评估、护理措施、预期目标。

2. 熟悉病毒性脑膜炎的护理诊断、护理评价。

3. 了解诱发病毒性脑膜炎的原因。

技能目标

1. 对病毒性脑膜炎的患儿制定正确的护理措施。

2. 会指导家长进行健康教育及出院指导

二、学习重点和难点

重　点：病毒性脑膜炎患儿的护理评估及护理措施。

难　点：对重症患儿进行急救。

三、工作情境及任务

情境一：王护士发现 8 床患儿突然抽搐 1 次，约 1min 时间。患儿，男，7 岁，因发热、乏力、食欲差 1 天，反复抽搐 2h 入院。

任　务：如何对患儿进行护理评估？

情境二：患儿，入院前有呼吸道感染病史，曾用青霉素、利巴韦林治疗未见效果。2h 前出现全身性抽搐，持续 1 ～ 3min，给予镇静剂缓解后又反复发作，同时伴有呕吐、呈喷射状。查体：T 39℃，P 108 次 /min，R 20 次 /min。

任务一：如何通过评估，找出该患儿主要存在的护理问题？

任务二：患儿目前的护理目标是什么？

任务三：该患儿的主要护理措施有哪些？

任务四：请为患儿进行护理评价。

四、知识储备和理论学习

（一）护理评估

1.健康史

①询问患儿近 1～3 周有无呼吸道、消化道病毒感染史，患儿年龄情况。

②发病前有无传染病接触史，或同时发生水痘、腮腺炎、传染性单核细胞增多症等，或接触过动物、被蚊虫咬伤。

③了解近期是否接种麻疹疫苗、乙脑疫苗、口服脊髓灰质炎减毒活疫苗。

2.身体状况

（1）症状评估

评估有无发热、意识改变、头痛、呕吐、反复惊厥等情况。

（2）护理体检

重点测量体温、脉搏、呼吸及血压，注意小婴儿前囟有无隆起，有无脑膜刺激征、肢体瘫痪及神经系统损伤体征，有无意识障碍及其程度；检查肌力、肌张力、瞳孔对光反射；注意有无体液不足、营养不足、脑疝先兆。如属流行性腮腺炎、水痘、传染性单核细胞增多症的合并症，还要检查腮腺肿大情况，注意有无皮疹和浅表淋巴结肿大。

3.辅助检查

主要评估血常规、脑脊液、脑电图、头颅 CT 及病毒血清学检查，分析其临床意义，有利于鉴别诊断和指导临床用药。

4.心理—社会状况

家长面对病情严重的患儿，常产生焦虑、恐惧，担心预后不良而危及生命，也害怕后遗症影响孩子的智力和体格发育。因此，应评估家长对疾病的了解程度、对转归的认知能力、经济承受能力，同时评估意识清醒的年长儿在知道自己脑内发生疾病后的心理与情绪，是否过于紧张沮丧，是否能积极面对疾病、做好治疗与护理的配合。

（二）护理诊断

①体温过高：与病毒血症有关。

②潜在并发症：颅内压增高综合征、昏迷。

除此以外，病毒性脑膜炎患儿还可能有以下护理诊断：

①躯体移动障碍与昏迷、肢体瘫痪有关。

②营养失调，低于机体需要量：与摄入不足、机体消耗增多有关。

③焦虑：与预后不良和家长缺乏知识有关。

（三）护理目标

①患儿的体温能维持在正常范围。

②护理人员能及时发现并处理潜在并发症。

③患儿和家长接受疾病事实，并能主动配合治疗与护理工作。

④患儿在住院期间摄入足够的营养和水分。

⑤患儿家长焦虑情绪减轻，能协助治疗与护理，并对预后有心理准备。

（四）护理措施

1. 生活护理

（1）保持安静，强调卧床

①将患儿上半身抬高 20°～30°，有利于静脉回流降低脑静脉窦压力，利于降颅压，同时避免呕吐造成窒息。昏迷患儿应取平卧位，头偏向一侧，以便分泌物排出。

②每 2h 翻身 1 次，轻拍其背，动作宜轻柔，促痰液排出，减少坠积性肺炎。

③对瘫痪患儿应协助洗漱、进食、大小便及个人卫生等。

④保持肢体处于功能位。

⑤病情稳定后，及早督促患儿进行肢体的被动和主动功能锻炼，但要遵循循序渐进的原则，加强保护措施，防止跌伤和碰伤。

（2）维持营养

根据患儿进食能力选择不同的方式补充营养。对能进食者给予高糖、高蛋白、高维生素、易于消化的流质或半流质饮食，少量多餐，以减少呕吐的发生；对不能进食者按医嘱用鼻饲，每日 4～6 次，鼻饲前需检查胃管是否脱出，鼻饲后用少量温水冲洗胃管。对鼻饲者要加强口腔护理，对不能鼻饲者按医嘱给予高营养支持疗法。

（3）加强皮肤和口腔护理

评估皮肤受压的程度。保持床单的干净、整洁和平展；可将衣服反穿在身上，便于进行操作。臀部及肢体突出部位下垫棉垫或气圈，也可用 30%～50% 的乙醇溶液按时按摩，预防压疮发生。每日口腔护理 2～4 次和清理鼻腔分泌物，呕吐后随时更换被污染的衣服。

2. 病情观察

观察患儿的生命体征，有无神志、瞳孔、前囟紧张度和肌张力的改变，有无出现精神异常表现，是否发生并发症和后遗症；要通过"游戏"的方式观察其对外界的反应和肢体活动情况；对昏迷病人要注意营养状况，有无存在脱水、电解质紊乱和酸碱平衡失调的情况。如有异常立即通知医生，做好抢救药品及器械的准备。

3. 治疗配合

（1）体温过高的护理

监测体温，观察热型及伴随症状。当体温＞38.5℃时，给予物理或药物降温。

（2）昏迷的护理

①保持呼吸道通畅、吸氧，如有痰堵气管，应立即气管插管吸痰，必要时做气管切开或使用人工呼吸机。

②保持舒适卧位及安静状态，各种护理操作时动作要轻柔，尽量集中操作，减少不必要的刺激，防止移动或躁动不安加重脑缺氧，对烦躁者按医嘱应用镇静药。

（3）运动障碍的护理

评估躯体移动障碍的受损程度。急性期肢体做被动锻炼，恢复期鼓励患儿进行主动功能锻炼，如吹气球、握笔持物、抬腿、走路等，协助生活护理，还可遵医嘱进行高压氧治疗。

（4）预防感染

病室每日紫外线灯消毒2次，减少探视时间和次数，与感染的病人分室居住。严格执行无菌操作技术。病原确立后应按医嘱使用抗病毒药，如阿昔洛韦、更昔洛韦。如合并细菌感染，按医嘱给予抗生素。

4. 心理护理

对患儿及家长给予关心体贴和安慰，使其接受疾病的事实，树立战胜疾病的信心。对残疾患儿要注意生活照顾和身心成长问题，使留有后遗症的患儿及家长减轻心理压力。

5. 健康教育

①根据家长的接受能力选择适当的方式解释对患儿采取避免刺激、头肩抬高侧卧位的目的，介绍预后，给患儿和家长心理支持。

②教会家长生活护理的基本操作（如翻身、拍背、清理口鼻分泌物、臀部护理、注射鼻饲），指导昏迷患儿的家长观察生命体征和神志等改变，使家长能协助医护人员做好患儿的生活护理。

③出院时指导家长如何观察患儿是否发生并发症及后遗症，对瘫痪患儿的家长指导协助患儿进行肢体功能锻炼的方法，做好康复期的护理。

（五）护理评价

①患儿生命体征能否维持正常。

②患儿所需热量能否得到满足、水电解质能否维持平衡。

③患儿在住院期间能否有效避免外伤。

④护士能否及时发现和处理潜在并发症。

⑤家长和患儿能否正确对待疾病，对有后遗症的患儿，家长能否掌握康复护理方法。

五、知识技能应用

病毒性脑膜炎患儿的实训：

（一）目的及内容

①掌握病毒性脑膜炎患儿的评估方法，指导家长健康教育及出院指导。

②在社区实践中表现出严肃、认真的态度，对儿童爱护和关心，礼貌待人，取得家长的合作。

（二）实训前准备

①联系见习医院，与患儿及家长沟通并做好准备。

②收集儿童病毒性脑膜炎的多媒体资料（录像、VCD 或课件）、临床病例。

③学生应准备白大衣、帽子、口罩、听诊器等。

（三）方法及要求

1. 临床见习（医院儿科病房）

①集中由带教老师讲述后分组，每 6～8 人为一组，在学校老师和医院带教老师指导下对病毒性脑膜炎患儿进行护理评估。

②各小组将收集病毒性脑膜炎患儿的资料整理后讨论，并做出计划方案。

③每位学生写出实践报告，交老师批阅。

2. 观看录像或临床实例分析（护理模拟示教室）

若无条件去医院病房见习，可组织学生在护理模拟示教室观看"病毒性脑膜炎患儿"的录像或讨论病例。

【病例】患儿，男，6 岁。发热、乏力、纳差 1 天，反复抽搐 2h 而入院。患儿入院前 1 周有上呼吸道感染病史，曾用青霉素、利巴韦林治疗未见效果。2h 前出现全身性抽搐，持续 1～3min，给予镇静剂缓解后又反复发作，同时伴有呕吐、呈喷射状。查体：T 39℃，P 108 次/min，R 20 次/min。昏睡状态，双侧瞳孔直径 2.5mm，对光反射存在，颈抵抗（+）。心音尚有力，律齐，各瓣膜未闻及杂音。双肺未闻及干、湿啰音。腹软，肝脏和脾脏未及，肠鸣音正常。肌张力增高，腹壁反射弱，双膝腱反射活跃，双侧巴宾斯基征弱阳性。辅助检查：血常规 WBC 11×10^9/L，N 43%，L 75%。脑脊液压力 2.75kPa，外观清亮，细胞数 28×10^6/L，分类以淋巴细胞为主，蛋白 0.3g/L，糖 3.6mmol/L，氯化物 117mmol/L。脑电图检查弥漫性慢波增多。医生初步诊断为病毒性脑膜炎。

①请对患儿进行评估。

②请列出患儿目前主要的护理问题。

③向家属交代患儿目前的病情状况及主要的治疗措施。

（四）课后评价与反思

通过对病毒性脑膜炎患儿的评估，制定正确护理措施，并谈谈参加本次实训的体会。

六、自我测评

病毒性脑膜炎患儿的护理

项目	评分内容	分值	扣分标准	得分
准备质量标准	护士：衣帽整齐，洗手，环境适宜	15	缺一项扣 5 分	
病毒性脑膜炎的病因	主要是呼吸道感染、消化道感染、昆虫叮咬病菌侵入人体	15	缺一项扣 3 分	

（续表）

项目	评分内容	分值	扣分标准	得分
病毒性脑膜炎患儿的护理评估	健康史、身体状况、护理体检、心理护理	20	缺一项扣5分 描述不准确2分	
病毒性脑膜炎患儿的护理措施	生活护理、病情观察、治疗配合、心理护理	20	缺一项扣5分 描述不准确扣2分	
病毒性脑膜炎患儿的健康教育	学生之间模拟健康教育	15	缺一项扣3分 描述不准确扣2分	
对出现惊厥的患儿进行急救	将患儿平放，松开衣扣，上下牙垫上牙垫，手中及腋下放置软布，防止皮肤擦伤。勿用力牵拉患儿肢体，以免骨折或脱臼	9	缺一项扣3分 描述不准确扣2分	
评价质量标准（所需时间15min）	语言流利，指导正确，工作态度认真	6	生疏扣2分，有停顿扣1分 交代不清扣1分 不认真扣1分	

七、课后练习

（一）选择题

1.病毒性脑膜炎患儿的临危表现是（　　　）。

　　A.高热持续不退　　　　B.频繁惊厥　　　　　　C.出现脑疝

　　D.喷射性呕吐　　　　　E.前囟隆起

2.对病毒性脑膜炎患儿的处理措施中，正确的是（　　　）。

　　A.保持安静，头侧位以防窒息

　　B.硬脑膜下穿刺时应侧卧位，固定头部

　　C.重症患儿输液速度宜快，防止休克

　　D.颅压高时应适量放出脑脊液

　　E.硬脑膜下积液者可穿刺放液，每次不少于30mL

3.导致新生儿患病毒性脑膜炎的常见病原菌是（　　　）。

　　A.肠道病毒　　　　　　B.单纯疱疹病毒　　　　C.腮腺炎病毒

　　D.腺病毒　　　　　　　E.虫媒病毒

4.关于病毒性脑膜炎的脑脊液检查，不正确的是（　　　）。

　　A.脑脊液压力大多数增高

　　B.外观清亮

　　C.白细胞总数正常或轻度增多

　　D.蛋白质、糖含量增高

　　E.脑脊液涂片染色和细菌培养是明确脑膜炎病因的重要方法

（二）简答题

1. 控制患儿惊厥使用镇静药物时需注意哪些？

2. 简述化脓性脑膜炎和病毒性脑膜炎的区别。

3. 针对小儿病毒性脑膜炎引起的高热，列举常用的物理降温措施。

（三）病例分析

患儿，男，8个月。因发热1周，呕吐，间断抽搐1天而入院。1周来发热，体温38.5℃。今天间断抽搐2次，抽搐时意识丧失、双眼凝视，四肢抽动，持续1～2min缓解，呕吐1次，为喷射性。查体：T 39.5℃，P 150次/min，R 70次/min，嗜睡状，咽部充血，颈部有抵抗，心、肺、腹无异常。脑脊液检查：压力升高，外观清亮，白细胞200以淋巴细胞为主，糖和氯化物正常，蛋白质轻度增高。医生初步诊断为病毒性脑膜炎。

1. 请列出患儿目前主要的护理问题。

2. 如何护理该患儿？

子项目（七） 惊厥患儿的护理

一、学习目标

知识目标

1. 掌握惊厥患儿的护理诊断、护理措施。
2. 熟悉惊厥患儿的护理目标、护理评价。
3. 了解诱发惊厥的病因。

技能目标

1. 对惊厥的患儿制定正确的护理措施。

2.会指导家长进行健康教育及出院指导。

二、学习重点和难点

重　点：惊厥患儿的护理诊断及护理措施。

难　点：对惊厥患儿进行急救。

三、工作情境及任务

情境一：王护士夜间巡视病房时，发现8床患儿突然意识丧失、头向后仰、两眼上翻、眼球固定、牙关紧闭、面色青紫，伴有小便失禁。患儿2天前因为"小儿惊厥"住院治疗。

任　务：如何对患儿进行护理评估？

情境二：患儿，女，2个月。3天前无明显诱因出现发热，体温38℃，用药后降至正常，未再发热。2天前出现抽风，表现为不哭，双目凝视，右嘴角、右眼右侧上下抽动，持续1～2min缓解，共发作10余次，表现基本相同，抽风发作频繁而入院。患儿自起病起精神、吃奶、睡眠欠佳。查体：T 37℃，P 150次/min，R 70次/min，体重4kg。抽风状态时，呼吸急促，双眼凝视，右嘴角、右眼右侧上下抽动，前囟略膨隆，有张力。医生诊断为化脓性脑膜炎。

任务一：患儿主要存在的护理问题有哪些？

任务二：患儿目前的护理目标是什么？

任务三：该患儿的主要护理措施有哪些？

四、知识储备和理论学习

惊厥（convulsion）是指由于神经细胞异常放电引起的全身或局部骨骼肌群突然发生不自主的强直性或阵挛性收缩，常伴意识障碍。本病可由多种原因引起，见于任何年龄，尤以6个月到3岁以内婴儿最多见。惊厥持续状态或反复频繁发作时可引起脑组织缺氧性损害。

（一）病因和发病机制

1.感染性疾病

①颅内感染，如细菌、病毒、原虫、真菌等引起的脑膜炎、脑炎及脑脓肿。

②颅外感染，如高热惊厥、其他部位感染引起的中毒性脑病、败血症、破伤风等。

2.非感染性疾病

①颅内疾病，如原发癫痫、脑占位性病变（如肿瘤、囊肿、血肿）、先天脑发育异常、脑外伤等。

②颅外疾病，如窒息、缺血缺氧性脑病、各类中毒、各类内分泌代谢紊乱性疾患，以及严重的心、肺、肾疾病。

惊厥是一种暂时性神经系统功能紊乱。因小儿大脑皮层发育尚未完善，神经髓鞘未完全形成，因此较弱的刺激也能在大脑皮层形成强烈兴奋灶并迅速泛化，导致神经细胞突然大量、异常、反复放电而引起惊厥。

（二）临床表现

1. 惊厥典型表现

惊厥发作时表现为突然意识丧失，头向后仰，面部及四肢肌肉呈强直性或阵挛性收缩，眼球固定、上翻或斜视，口吐白沫、牙关紧闭，面色青紫，部分患儿有大小便失禁。惊厥持续时间为数秒至数分或更长，发作停止后多入睡。惊厥典型表现常见于癫痫大发作。也可出现局限性抽搐，如呼吸暂停、两眼凝视、反复眨眼、咀嚼、一侧肢体抽动等，一般神志清醒。多见于新生儿或小婴儿。

2. 惊厥持续状态

惊厥持续状态是指惊厥持续 30min 以上，或两次发作间歇期意识不能完全恢复者。由于惊厥时间过长，可引起缺氧性脑损害、脑水肿甚至死亡。惊厥持续状态多见于癫痫大发作、破伤风、严重的颅内感染、代谢紊乱、脑瘤等。

3. 高热惊厥

高热惊厥多见于 6 个月至 3 岁的小儿，是由单纯发热诱发的惊厥，是小儿惊厥常见的原因。多发生于上呼吸道感染的初期，当体温骤升至 38.5℃～40℃或更高时，突然发生惊厥。根据发作特点和预后分为两型：

（1）单纯型高热惊厥

其临床特点：多呈全身强直—阵挛性发作，持续数秒至 10min，可伴有发作后短暂嗜睡；发作后，除原发病的表现外，一切如常；在一次热性疾病中，大多只发作一次；约有 50% 的患儿在以后的热性疾病中再次或多次发作。

（2）复杂性高热惊厥

其临床特点：惊厥形式呈部分性发作，发作后有暂时性麻痹，惊厥发作持续 15min 以上；在 24 小时以内发作不少于 2 次；热性惊厥反复发作 5 次以上；初次发作年龄可小于 6 个月或大于 6 岁以上；发作后清醒较慢；体温不太高时即出现惊厥；可有高热惊厥家族史。

多数高热惊厥的患儿随年龄增长而停止发作，2%～7% 的患儿会转变为癫痫，转为癫痫的危险因素包括原有神经系统发育异常、有癫痫家族史、首次发作有复杂型高热惊厥的表现。本病的预后与原发病有关，如单纯由于可纠正的代谢紊乱引起的惊厥预后良好，而脑或皮层发育异常者预后极差。由于窒息、颅内出血或脑膜炎引起的脑损伤，其预后取决于损伤的严重性和范围。

（三）辅助检查

根据病情需要做血常规、大便常规、尿常规、血糖、血钙、血磷、尿素氮及脑脊液检查，必要时可做眼底检查、脑电图、心电图、B超、CT、MRI等。

（四）治疗原则

控制惊厥发作，寻找和治疗病因，预防惊厥复发。

1. 镇静止惊

①地西泮，为控制惊厥的首选药，对各型发作都有效，尤其适合于惊厥持续状态，其作用起效快（大多在1～2min内见效），较安全。剂量按每次0.1～0.3mg/kg缓慢静脉注射，半小时后可重复一次。地西泮的缺点是作用短暂，过量可致呼吸抑制、血压降低，需观察患儿呼吸及血压的变化。

②苯巴比妥钠，是抗新生儿惊厥首选药物。其负荷量为10mg/kg静脉注射，每日维持量为5mg/kg。本药抗惊厥作用维持时间较长，也有呼吸抑制及降低血压等副作用。

③10%水合氯醛，每次0.5mL/kg，一次最大剂量不超过10mL，由胃管给药或加等量生理盐水保留灌肠。

2. 对症治疗

高热者给予物理降温或药物降温，脑水肿者可静脉应用甘露醇、呋塞米或肾上腺皮质激素。

3. 病因治疗

针对引起惊厥不同的病因，采取相应的治疗措施。

（五）护理诊断

①体温过高：与感染或惊厥持续状态有关。

②急性意识障碍：与惊厥发作有关。

③有窒息的危险：与惊厥发作、咳嗽和呕吐反射减弱、呼吸道堵塞有关。

④有受伤的危险：与抽搐、意识障碍有关。

⑤焦虑：与缺乏惊厥相关知识有关。

⑥知识缺乏：家长缺乏有关急救、护理、预防的知识。

（六）护理目标

①患儿意识障碍恢复，生命体征平稳，不发生窒息、外伤。

②患儿体温恢复正常。

③患儿及家长情绪稳定，惊厥发作时能及时紧急处理。

（七）护理措施

1. 生活护理

①惊厥发作时应卧床休息，发作控制后，根据原发病的病情制定合理的护理计划，保证足够的睡眠时间。

②发病初期暂禁饮食，以免发生呕吐引起窒息或吸入性肺炎；对不能进食者，可给予静脉补液，总液体量按60～80mL/（kg·d）计算；对年长儿可给予清淡、易消化、

营养丰富的食物，避免暴饮暴食。

③各项治疗及护理操作应集中进行，动作轻柔敏捷，禁止一切不必要的刺激，以防诱发惊厥。

2. 病情观察

密切观察体温、血压、呼吸、脉搏、意识及瞳孔变化，了解患儿是局部还是全身性抽搐、持续的时间及伴随症状等；对发热的患儿应每4小时测体温1次，如体温＞38.5℃应遵医嘱给予退热处理。观察有无颅内压增高的先兆，一旦发现呼吸节律不整或深而慢，血压升高、脉率减慢，提示颅内压增高，通知医生并遵医嘱使用20%甘露醇或地塞米松等降颅压药物，以防脑疝发生。

3. 治疗配合

（1）急救护理

保证气道通畅，预防窒息发生。惊厥发作时应就地抢救，立即让患儿平卧，头偏向一侧，解开衣领，松解衣服，清除患儿口鼻腔分泌物、呕吐物等，将舌头轻轻向外牵拉，防止舌后坠阻塞呼吸道造成呼吸不畅。备好急救用品，如开口器、吸痰器、气管插管用具等。

（2）用药护理

按医嘱给予止惊药物，如地西泮、苯巴比妥等，观察并记录患儿用药后的反应。在紧急的情况下可针刺人中、合谷等穴位止惊。癫痫患儿应按时服药，不能随意停药。对惊厥较重或时间较长者给予吸氧，并按医嘱用脱水剂。高热时及时采取物理或药物降温。

（3）预防外伤

①惊厥发作时，将纱布放在患儿手中和腋下，防止皮肤摩擦受损。已出牙的患儿在上下白齿之间放置牙垫，防止舌咬伤。牙关紧闭时，不要用力撬开，以避免损伤牙齿。

②床边放置床档，防止患儿坠床。在床栏杆处放置棉垫，防止患儿抽搐时碰伤，并将床上硬物移开。若患儿发作倒地，应就地抢救，移开可能伤害患儿的物品，切勿强力按压或牵拉患儿肢体，以免骨折或脱臼。

③对有可能发生惊厥的患儿要有专人守护，以防发作时受伤。

4. 心理护理

护士应给患儿以安全感和信任感。经常和患儿及其家长交流，解除其焦虑和自卑心理，建立战胜疾病的信心。高热惊厥有复发的特点，患儿家长往往担心疾病对小儿大脑会造成损伤影响智力，护士应耐心向患儿及其家长做好宣传教育。

5. 健康教育

①向家长详细说明患儿病情，解释惊厥的病因和诱因，指导家长掌握预防惊厥的措施。强调定期门诊随访的重要性，根据病情及时调整药物。

②因高热惊厥患儿在发热时还可能发生惊厥，及时控制体温是预防惊厥的关键，应

教会家长在患儿发热时进行物理降温和药物降温的方法。

③教会家长在患儿惊厥发作时的急救方法，如按压人中、合谷穴，保持镇静，发作缓解时迅速将患儿送往医院。

④对惊厥发作时间较长的患儿，应指导家长用游戏的方式观察患儿有无神经系统后遗症，如耳聋、肢体活动障碍、智能低下等，及时给予治疗和康复锻炼。

（八）护理评价

①患儿住院期间生命体征平稳，未发生窒息、外伤。

②患儿体温恢复正常。

③患儿及家长情绪稳定。

五、知识技能应用

惊厥患儿的实训：

（一）目的及内容

①掌握惊厥的护理诊断及护理措施。

②在社区实践中表现出严肃、认真的态度，对儿童爱护和关心，礼貌待人，取得家长的合作。

（二）实训前准备

①联系见习医院，与患儿及家长沟通并做好准备。

②收集儿童惊厥的多媒体资料（录像、VCD 或课件）、临床病例。

③学生应准备白大衣、帽子、口罩、听诊器等。

（三）方法及要求

1. 临床见习（医院儿科病房）

①集中由带教老师讲述后分组，每 6 ～ 8 人为一组，在学校老师和医院带教老师指导下对惊厥患儿进行护理评估。

②各小组将收集惊厥患儿的资料整理后讨论，并做出计划方案。

③每位学生写出实践报告，交老师批阅。

2. 观看录像或临床实例分析（护理模拟示教室）

若无条件去医院病房见习，可组织学生在护理模拟示教室观看"儿童惊厥"的录像或讨论病例。

【病例】患儿，男，1 个月。患儿于 4 天前无明显诱因出现发热，体温 38℃，用药后降至正常，未再发热。3 天前出现抽风，表现为不哭，双目凝视，右嘴角、右眼右侧上下抽动，持续 1 ～ 2min 缓解，共发作 10 余次，表现基本相同，因抽风发作频繁入院。患儿自起病起精神、吃奶差，睡眠欠佳。查体：T 37℃，P 150 次 /min，R 70 次 /min，体重 3.5kg。抽风状态时，呼吸急促，双目凝视，右嘴角、右眼右侧上下抽动，前囟略膨隆，有张力。医生初步诊断为化脓性脑膜炎。

①请对患儿进行评估，并列出患儿目前主要的护理问题。

②患儿目前的护理目标是什么？

③患儿的主要护理措施有哪些？

（四）课后评价与反思

通过对惊厥患儿的评估，制定正确的护理措施，并谈谈参加本次实训的体会。

六、自我测评

病毒性脑膜炎患儿的护理

项目	评分内容	分值	扣分标准	得分
准备	护士：衣帽整齐，洗手，环境适宜	15	缺一项扣 5 分	
惊厥的病因	颅内感染、颅外感染、颅内疾病、颅外疾病等	15	缺一项扣 3 分	
惊厥患儿的护理诊断	有窒息的危险、有受伤的危险、体温过高、潜在并发症，颅内高压	20	缺一项扣 5 分 描述不准确 2 分	
惊厥患儿的护理措施	生活护理、病情观察、治疗配合、心理护理	20	缺一项扣 5 分 描述不准确扣 2 分	
惊厥患儿的健康教育	学生之间模拟健康教育	15	缺一项扣 3 分 描述不准确扣 2 分	
对出现惊厥的患儿进行急救	将患儿平放，松开衣扣，上下牙垫上牙垫，手中及腋下放置软布，防止皮肤擦伤。勿用力牵拉患儿肢体，以免骨折或脱臼	9	缺一项扣 3 分 描述不准确扣 2 分	
评价质量标准（所需时间 15min）	语言流利，指导正确，工作态度认真	6	生疏扣 2 分，有停顿扣 1 分 交代不清扣 1 分 不认真扣 1 分	

七、课后练习

（一）选择题

1. 在处理小儿惊厥发作时，首先应做的处理措施是（　　　）。

   A. 立即送入抢救室　　　　　　　　　B. 立即解松衣领，平卧头侧位

   C. 将舌轻轻向外牵拉　　　　　　　　D. 手心和腋下放入纱布

   E. 置牙垫于上下磨牙之间

2. 某患儿，12 个月，因高热惊厥入院，治疗 1 周痊愈出院。出院前对其家长健康教育的重点是（　　　）。

A. 合理喂养的方法   B. 体格锻炼的方法

C. 惊厥预防及急救措施   D. 预防接种的时间

E. 小儿体检的时间

3. 易抑制婴儿呼吸的镇静、止惊药物是（   ）。

A. 水合氯醛   B. 苯巴比妥   C. 氯丙嗪

D. 地西泮   E. 吗啡

4. 小儿惊厥的护理目标是（   ）。

A. 不再发生惊厥   B. 不发生尿失禁   C. 不发生意识障碍

D. 不出现意识丧失   E. 发作时不发生窒息

5. 关于小儿惊厥的描述正确的是（   ）。

A. 全身或局部肌群张力过高所致   B. 脑神经细胞异常放电所致

C. 神经系统损伤的表现   D. 肌肉收缩力增强的表现

E. 神经、肌肉发育不成熟的表现

6. 惊厥患儿家长的心理状况最多见的是（   ）。

A. 恐惧   B. 焦虑   C. 抱怨

D. 沮丧   E. 自责

7. 某患儿，男，10个月，因发热、咳嗽、惊厥来院就诊。体检：体温39.8℃，咽充血，前囟平，神经系统检查无异常。该患儿惊厥的原因可能是（   ）。

A. 癫痫发作   B. 高热惊厥   C. 低钙惊厥

D. 中毒性脑病   E. 化脓性脑膜炎

8. 某患儿，男，8个月，因上呼吸道感染出现发热，体温39.8℃，突然出现双眼凝视，意识丧失，全身抽搐。你首先应采取的护理措施是（   ）。

A. 立即测量生命体征   B. 立即将患儿送入抢救室

C. 立即物理降温   D. 立即针刺人中穴制止惊厥

E. 立即给患儿吸氧

（二）简答题

1. 简述小儿惊厥的常见病因。

2.婴幼儿突发惊厥应如何处理?

3.如何对患儿及患儿家长进行健康指导?

（三）病例分析

某患儿，男，3岁，因"发热2天，抽搐1次"入院。查体：T 38.5℃，HR 108次/min，R 29次/min，神志清醒，呼吸规则，咽部红，双肺呼吸音粗，NS（－）。血常规：WBC 19.28×10^9/L，L 20.7%，N 69.8%，RBC 4.92×10^{12}/L，PLT 316×10^9/L，HGB 134g/L。门诊拟"高热惊厥"收住入院。

1.请列出患儿目前主要的护理问题。

2.如何护理该患儿?

（申琳）

项目四

急性肾小球肾炎患儿的护理

子项目（一） 风湿热患儿的护理

一、学习目标

知识目标

1. 掌握风湿热患儿的临床表现、护理评估、护理措施。

2. 熟悉风湿热患儿的护理诊断、护理目标与护理评价。

3. 了解风湿热的病因。

技能目标

1. 学会制定风湿热患儿的整体护理计划。

2. 会对风湿热患儿及家属进行健康教育与知识宣教。

二、学习重点和难点

重　点：风湿热患儿的临床表现、护理评估、护理措施。

难　点：风湿热患儿的护理评估。

三、工作情境及任务

情境一：责任护士小王，今日晨检发现 5 床患儿面色苍白、心慌、多汗。患儿因为发热、精神不振，右膝关节红、肿、疼痛 3 天，以风湿热住院治疗 1 天。

任　务：责任护士应怎样对患儿进行评估？

情境二：某患儿，男，7 岁，因低热、游走性关节肿痛 4 周，伴多汗、鼻出血 2 天而入院。体检：面色苍白，两肺（－），心率 140 次 /min，律齐，心尖区Ⅱ级舒张期杂音，肝脏在肋下 2cm，质软，血沉 40mm/h，抗 "O" 600U，C 反应蛋白（＋）。医生诊断为风湿热。

任务一：该患儿的护理重点是什么？

任务二：预防风湿性心脏病发生的主要措施有哪些？

四、知识储备和理论学习

（一）护理评估

1. 健康史

询问患儿及家长在发病前 1 ～ 3 周有无溶血性链球菌感染如咽峡炎、扁桃体炎或猩红热的病史。

2.身体状况

（1）症状评估

观察患儿有无精神不振、疲倦、食欲减退，有无面色苍白、多汗、鼻出血、腹痛、心悸、气促、发热等症状，有无游走性及多发性关节疼痛，咳出的痰液是否稀薄、粉红色泡沫痰或咯血，是否具有端坐呼吸等左心衰竭的表现。

（2）护理体检

患儿心肌、心内膜是否受累及其程度，如患儿有无心率加快（110～120次/min以上），与体温升高不成比例；呼吸与体位对杂音有无影响。重症患儿是否有心前区疼痛、端坐呼吸、呼吸困难，活动时是否感到呼吸困难。两颊部及口唇是否呈紫红色（"二尖瓣面容"）。关节尤其是大关节有无红、肿、热、痛。患儿有无不规则的不自主运动，以四肢动作最多，如不能持物，不能解纽扣，甚至因口舌多动，不能进食，严重影响日常生活；有无奇异面容和语言障碍，如出现皱眉、闭眼、耸肩及缩颈。患儿有无皮下小结及环形红斑等。

（3）心理社会资料

评估患儿及家长的心理状态，对本病的治疗及预后的认识程度。为进行长期的药物预防，患儿家长的经济负担和精神压力都是非常大的，护士要帮助患儿树立战胜疾病的信心和勇气。

（4）辅助检查

了解患儿心脏 X 线检查是否显示有左心房及左心室增大；胸部 X 线透视是否可见心影搏动减弱或消失，心影向两侧扩大，呈烧瓶形；心电图是否显示有心功能受损的改变，如 Q–T 间期延长 T 波异常、二尖瓣型 P 波、有 ST 段上升、QRS 波低电压等；血沉和抗"O"是否升高，C 反应蛋白是否为阳性。评估患儿是否有慢性心瓣膜病而造成的痛苦。

（二）护理诊断

①心输出量受损：与心脏受损有关。

②疼痛：与关节受累有关。

③体温过高：与感染有关。

④焦虑：与发生心脏损害有关。

（三）护理目标

①患儿保持充足的心输出量，生命体征在正常范围。

②患儿主诉疼痛减轻并能进行自由活动。

③患儿体温恢复正常。

④患儿表现出放松和舒适。

（四）护理措施

1.生活护理

保持病室空气新鲜，温、湿度适宜，给予清淡易消化的高蛋白、高热量、高维生素饮食，鼓励患儿多饮水。有心力衰竭者，可适当限盐及水分，少食多餐，禁食辛辣刺激性食物。用阿司匹林应在饭后服，同时加服碳酸氢钠或氢氧化铝凝胶，以保护胃黏膜。评估患儿躯体移动障碍的程度，指导和鼓励患儿最大限度地完成自理活动。卧床期间协助患儿洗漱、进食、大小便及个人卫生等活动。在移动患儿时保证患儿的安全，指导家属参与患儿的生活护理。

2. 治疗配合

患儿有中度发热时，可采用物理降温，如冰袋、温水擦浴、酒精擦浴，30min 后监测体温的变化并记录。必要时遵医嘱给予药物降温，如小儿退热栓、泰诺滴剂、柴胡注射液等。出汗后应及时更换衣服，避免受凉。指导家属观察体温异常的表现。长期服用水杨酸制剂能抑制血小板粘连和凝血酶原形成，延长出血、凝血时间，必要时加服维生素 K。观察患儿的食欲及用药后的反应，有无胃痛、恶心、黑粪等，如出现上述症状，及时通知医师停药或改药，并遵医嘱给予对症处理。

3. 心理护理

要关心爱护患儿，多与患儿交流，及时解除患儿的各种不适感，特别是疼痛时做好患儿的安抚工作，如讲故事、听音乐，以转移患儿的注意力。

4. 病情观察

严密观察患儿面色、呼吸、心率及心律的变化，了解心电图情况。及早发现患儿早期心力衰竭的临床表现，如烦躁不安、面色苍白、出汗、胸闷、气急等，应立即报告医师，及时处理。

5. 健康教育

根据病情限制活动量，嘱患儿卧床休息：无心肌炎、关节红肿消失、血沉下降、体温正常者，一般需卧床休息 2 周；轻度心肌炎者，需卧床休息 4 周；严重心肌炎者，卧床 6 ～ 12 周；伴有心力衰竭者，经治疗控制 3 ～ 4 周方可逐渐下床活动。指导患儿家长学会观察病情，发现患儿烦躁不安、出汗、面色苍白、气促、胸闷、心慌等症状时立即报告医师，及时处理。

（五）护理评价

①患儿生命体征是否恢复正常范围。

②关节疼痛是否减轻或消失，能否自由活动。

③患儿及家长是否积极参与护理计划、配合治疗护理。

五、知识技能应用

风湿热患儿的护理：

（一）目的及内容

①掌握风湿热患儿的护理评估及护理措施。

②在临床见习中表现出认真、负责的态度，对患儿同情、爱护和关心。

（二）实训前准备

①联系见习医院，与患儿家长沟通并做好准备。

②收集风湿热的多媒体资料（录像、VCD 或课件）、临床病例。

③学生应准备护士服、帽子、口罩、听诊器等。

（三）方法及要求

1. 临床见习

①集中由带教老师讲述后分组，每 6～8 人为一组，在学校老师和医院带教老师指导下对风湿热患儿进行护理评估。

②各小组将收集到风湿热患儿的资料整理后讨论，并做出护理诊断，制定护理计划。

③每位学生写出实践报告，交老师批阅。

2. 观看录像或临床实例分析（护理模拟示教室）

若无条件去医院病房见习，可组织学生在护理模拟示教室观看"风湿热"的录像，讨论病例。

【病例】患儿，男，10 岁。因"低热、关节肿痛 4 天，胸闷、心悸 1 天"入院。半个月前患化脓性扁桃体炎，经治疗好转。4 天前出现发热、关节肿痛，自服药物无好转。昨日感胸闷、心悸、气促、心前区不适，病情逐渐加重而入院。查体：体温 38.2℃，呼吸 25 次 /min，脉搏 120 次 /min，精神萎靡，面色苍白。四肢屈侧有散在的环形皮疹。双肺呼吸音清，心率 120 次 /min，律齐，心尖部第一心音低钝，心尖区可听到吹风样收缩期杂音。双侧膝关节红肿，伴活动受限。四肢关节伸侧隆起处皮下可触及圆形、质硬、无压痛、可活动、豌豆大小的数个结节样物。心电图有期前收缩，其余无异常发现。医生诊断为风湿热。

①根据临床资料提出护理问题。

②制定相应的护理措施。

（四）注意事项

①注意保持环境及用物的卫生。

②严格按照操作步骤执行操作。

（五）课后评价与反思

通过对风湿热患儿的护理评估，制定护理措施，完成实训报告，并在实训报告中谈谈参加本次实训的体会。

六、自我测评

风湿热患儿的护理考核标准

项目	评分内容	分值	扣分标准	得分
准备	护士：衣帽整齐，洗手，环境适宜	15	缺一项扣 5 分	
风湿热的病因	前驱疾病溶血性链球菌感染，如咽峡炎、扁桃体炎或猩红热等	15	缺一项扣 3 分	
风湿热的临床表现	症状和体征	10	缺一项扣 2 分	
风湿热的护理评估	健康史、身体状况、护理体检	15	缺一项扣 5 分 描述不准确 2 分	
风湿热的护理措施	生活护理、病情观察、治疗配合、心理护理	20	缺一项扣 5 分 描述不准确扣 2 分	
风湿热的健康教育	学生之间模拟健康教育	15	缺一项扣 3 分 描述不准确扣 2 分	
评价（所需时间 10min）	语言流利，指导正确，工作态度认真	10	生疏扣 2 分，有停顿扣 1 分 交代不清扣 1 分 不认真扣 1 分	

七、课后练习

（一）选择题

1. 心脏炎为小儿何种疾病最常见的表现？（　　　）

   A. 风湿热   B. 类风湿热   C. 过敏性紫癜

   D. 皮肤黏膜淋巴结综合征   E. 风湿性关节炎

2. 确诊风湿热的主要表现，错误的是（　　　）。

   A. 发热   B. 心脏炎   C. 舞蹈病

   D. 环形红斑   E. 游走性关节炎

3. 预防风湿热复发的最有效药物是（　　　）。

   A. 长效青霉素   B. 阿司匹林   C. 泼尼松

   D. 萘普生   E. 对乙酰氨基酚

4. 预防风湿热初发和复发的关键是（　　　）。

   A. 改善生活环境   B. 增强免疫力

   C. 早期诊断和治疗链球菌咽峡炎   D. 预防咽峡炎

   E. 使用链球菌细胞壁 M 蛋白质疫苗

（二）简答题

1. 如何对风湿热患儿进行生活护理？

2. 如何对风湿热患儿进行健康教育？

（三）案例分析题

某患儿，女，12岁，主因"间断发热伴关节痛2周"入院。患儿于入院前2周，不明原因出现发热38.5℃，无咳嗽、流涕，自觉易疲劳，服抗生素后无好转，仍间断有发热，并出现膝关节的疼痛，伴有红肿，无活动受限，并相继出现肘、踝关节的疼痛，情形同前，呈游走性，未予特殊处理。皮肤反复出现环形红斑，伴搔痒，无脱屑，分布于腰背部、腹部。既往史：1月前患化脓性扁桃体炎。否认外伤史。医生诊断为风湿热。

1. 患儿的护理问题有哪些？

2. 针对护理问题制定护理措施。

子项目（二） 急性肾小球肾炎患儿的护理

一、学习目标

知识目标

1. 掌握急性肾小球肾炎患儿的临床表现、护理评估、护理措施。

2. 熟悉急性肾小球肾炎患儿的治疗原则、护理诊断、护理目标与护理评价。

3. 了解急性肾小球肾炎的病因。

技能目标

1. 学会制定急性肾小球肾炎患儿的整体护理计划。

2. 会对急性肾小球肾炎患儿及家属进行健康教育与知识宣教。

二、学习重点和难点

重　点：急性肾小球肾炎的临床表现、护理评估、护理措施。

难　点：急性肾小球肾炎的护理措施。

三、工作情境及任务

情境一：责任护士小李今天上午发现5床患儿呕吐2次，呕吐物为早饭食物。患儿因为眼睑水肿、血尿3天，以急性肾小球肾炎住院治疗1天。

任　务：如何对患儿进行护理评估？

情境二：患儿，男，6岁。2天来眼睑水肿，尿少，纳差，洗肉水样小便2次，故来就诊。2周前患扁桃体炎。查体：T 37.8℃，P 84次/min，R 20次/min，BP 20/14.6kPa，眼睑水肿，心肺正常，下肢非凹陷性水肿。尿常规：尿蛋白（++），大量红细胞，少量白细胞和管型。

任务一：请思考患儿主要存在哪些护理问题。

任务二：患儿的护理目标是什么？

任务三：患儿的主要护理措施有哪些？

情境三：患儿，男，7岁，水肿、尿少、肉眼血尿3天。Bp 22/16.3kPa，眼睑及下肢水肿。患儿自觉头痛、恶心，有视物模糊现象。尿常规：尿蛋白（++），红细胞满视野/高倍镜。

任务一：患儿的主要护理措施有哪些？

任务二：如何对患儿进行护理评价？

四、知识储备和理论学习

急性肾小球肾炎（acute glomerulonephritis，AGN）简称急性肾炎，是一组由不同病因所致的感染后免疫急性弥漫性肾小球炎性病变，多见于5～10岁小儿，男孩多于女孩。

（一）病因

本病为免疫复合物性疾病，病前1～3周常有A组β溶血性链球菌感染，溶血性链球菌中的致肾炎菌株引起上呼吸道或皮肤感染所致，但病毒、真菌感染等也可引起发病。

（二）临床表现

急性肾炎多发生于儿童及青少年，以5～10岁多见，男孩略多。其链球菌感染灶以上呼吸道或皮肤脓疱疮为主，感染后1～3周急性起病，主要表现为血尿、水肿、高血压，程度不等的肾功能损害。重者在病期2周以内可出现循环系统充血、高血压脑病、急性肾衰竭而危及生命。

1. 一般病例

（1）水肿、尿少

多数为轻、中度水肿，先自眼睑水肿，渐及全身，为非凹陷性，同时出现尿少。随着尿量增多，水肿逐渐消退。

（2）血尿

起病时几乎都有血尿，其中肉眼血尿占30%～50%，呈洗肉水样或茶色，轻者仅镜下血尿。肉眼血尿多在1～2周消失，少数持续3～4周，而镜下血尿一般持续数月，运动后或并发感染时血尿可暂时加剧。

（3）高血压

30%～80%的患儿有高血压，发病后1周左右轻至中度增高，大多在第2周后随尿量增多而降至正常。

2. 严重病例

（1）严重循环系统充血

由于水钠潴留，血浆容量增加而出现循环系统充血。轻者仅有轻度呼吸增快，肝脏肿大。严重者表现明显气急，端坐呼吸，频咳，咳泡沫痰甚至带粉红色。心率增快，有时呈奔马律，肝大。危重病例可因急性肺水肿于数小时内死亡。

（2）高血压脑病

血压急剧增高，可出现高血压脑病。表现为头痛、呕吐、一过性视力障碍，并可突然发生惊厥及昏迷。若能及时控制高血压，高血压脑病的症状可迅速消失。

（3）急性肾衰竭

严重少尿或无尿患儿可出现暂时性氮质血症、电解质紊乱和代谢性酸中毒。一般持续3～5日，在尿量逐渐增多后，病情好转。若持续数周仍不恢复，则预后严重。

（三）治疗原则

本病为自限性疾病，无特异疗法。主要是对症处理，加强护理，注意观察严重症状的出现并及时护理。

1. 控制链球菌感染和清除病灶

一般应用青霉素肌注7～10天。

2. 对症治疗

①利尿：有明显水肿、少尿、高血压及全身循环充血者，应用利尿剂，可选用氢氯噻嗪或呋塞米口服，重症要用呋塞米肌注或静脉注射。

②降压：如舒张压持续升高在12.0kPa（90mmHg）以上时，可用利血平口服或肌注，必要时加用卡托普利口服，也可应用硝苯地平（心痛定）口服或舌下含服。

③高血压脑病：降压，选择降压效力强而迅速的药物如硝普钠；止痉，选用水合氯醛、苯巴比妥或地西泮（安定）；必要时可用脱水剂或速效利尿剂。

④严重循环充血的治疗：首先是严格限制水、钠入量，尽快降压、利尿，可给予呋塞米静脉注射。严重循环充血如同时有高血压，可静脉注射硝普钠。必要时可辅以去乙酰毛花苷，剂量宜偏小，症状好转后及时停药，注意毒性反应。

（四）护理评估

1. 健康史

询问患儿发病前 1 ～ 3 周有无上呼吸道或皮肤感染史，如咽峡炎、扁桃体炎、皮肤脓疱疮等；了解以往有无类似疾病发生。

2. 身体状况

（1）症状评估

询问患儿是否有水肿，了解水肿开始的时间、发生部位、持续时间、发展顺序及程度；了解患儿 24 小时排尿次数、尿量及尿的颜色；了解起病的急缓和诱因；询问目前药物治疗情况。

（2）护理体检

对患儿进行全面体检，包括体温、脉搏、呼吸、血压和神志等，检查水肿的部位、性质和程度，有无凹陷；观察有无颈静脉怒张、端坐呼吸、肺部啰音及胸腔积液的体征，有无心率增快及奔马律、血压升高、心悸、气短、不能平卧等循环充血表现。尿常规检查观察是否有血尿、蛋白尿。

（3）辅助检查

①血象及血沉：急性期白细胞总数多增高，以中性粒细胞为主；部分患儿血沉轻度增高。

②血清心肌酶谱测定：病程早期，血清肌酸激酶（CK）及其同工酶（CK-MB）、乳酸脱氢酶（LDH）及其同工酶（LDH1）、血清谷草转氨酶（SGOT）均增高。

③心电图检查：持续性心动过速，多导联 ST 段偏移和 T 波低平、双向或倒置、QRS 波低电压。重症出现 QT 间期延长。心律失常以室性早搏最多见，可有阵发性心动过速、心房扑动、房室传导阻滞、室内传导阻滞等。

④X 射线检查：心影正常或普遍扩大。

⑤病毒学诊断：早期可从咽拭子、咽冲洗液、粪便、血液、心包液中分离出病毒，但需结合血清抗体测定才更有意义。

（4）心理—社会状况

较小患儿往往对卧床休息难于配合，可产生焦虑、失望、否认、对抗等心理，表现为隐瞒、说谎及不合作。年长儿因中断日常与同伴玩耍、游戏或上学而担心学习成绩下降等，会产生紧张、忧虑、抑郁、抱怨等心理，表现为情绪低落、烦躁、易怒等情绪。家长因缺乏对本病的了解，担心转为慢性肾炎而影响患儿日后的健康，还顾虑学龄儿童因住院、长期休息耽误学业影响前途，渴望寻求治疗方法，愿意接受健康指导并与医务人员合作。

（五）护理诊断

①体液过多：与肾小球滤过率下降，钠、水潴留有关。

②潜在并发症：严重循环充血、高血压脑病、急性肾功衰竭。

③活动无耐力：与水肿、高血压有关。

④焦虑：与病程长、医疗性限制及知识缺乏等有关。

⑤知识缺乏：患儿及家长缺乏急性肾炎的护理和预防基本知识。

（六）护理目标

①患儿水肿明显减轻或消退。

②患儿食欲增强，进食量增加，摄入量达到患儿的需要量。

③患儿住院期间不发生严重循环系统充血、高血压脑病、急性肾衰竭，发生时能被及时发现。

④患儿焦虑程度减轻或消失。

⑤患儿及家长理解休息及饮食调整的重要性，配合治疗及护理，对康复有信心。

（七）护理措施

1. 生活护理

（1）休息

强调发病 1～2 周内绝对卧床休息，直至水肿消退、血压降至正常、肉眼血尿消失，可下床轻微活动；病后 2～3 个月离心尿红细胞 <10 个 /HP，血沉恢复正常，可上学，但仍需避免体育活动；Addis 计数正常后方恢复正常生活。

（2）饮食

①限制钠、水的摄入：急性期 1～2 周内，由于肾小球滤过率下降，钠水潴留，使循环血量增多，出现水肿、少尿。为了减轻水肿，减轻循环充血和肾脏的负荷，每日食盐量以 1～2g 为宜。水分一般以不显性失水加尿量计算。水肿消退后每日给 3～5g 钠盐。

②食物要求：给予高糖、高维生素、适量蛋白和脂肪、易消化的饮食，少量多餐，以减轻水肿的胃肠道负担。有氮质血症时应限制蛋白质摄入量，每日 0.5g/kg；尿量增加，水肿消退，血压正常后，可恢复正常饮食。急性期 1～2 周内，停止进食香蕉、橘子等含钾高的食物，预防高钾血症；要保证足够热量摄入，防止蛋白质分解引起的氮质血症。

（3）环境

病室要阳光充足、空气新鲜、安静，保持良好的通风。要与感染性疾病患儿分室居住。

2. 病情观察

（1）观察尿量、尿色

准确记录 24 小时液体出入量，应用利尿剂时每日测体重，动态了解水肿消失情况。

（2）并发症观察

密切观察呼吸、心率及节律变化，警惕严重循环充血；如出现血压突然升高、剧烈头痛、恶心、呕吐、复视或一过性失明、抽搐、昏迷等，提示高血压脑病；观察有无恶心、呕吐、乏力、嗜睡、惊厥、昏迷等氮质血症的表现；注意有无四肢软弱无力、心音低钝、腹胀、肠鸣音减弱、呼吸困难、膝腱反射减弱等低血钾表现。如尿量持续减少，要警惕急性肾衰竭。

3. 治疗配合

（1）观察药物疗效和副作用

护理人员除观察药物的疗效外，还应熟悉常用利尿剂、降压药的种类、适应证、剂量和副作用。

①利尿剂：氢氯噻嗪，适于控制钠、水摄入后仍水肿少尿者，口服剂量为 2～3mg/（kg·d），分 2～3 次；呋塞米，氢氯噻嗪应用无效时可选用，1～2mg/（kg·次），口服或注射。

②降压药：经休息、限盐、利尿而血压仍高者给予降压药。硝苯地平：开始剂量为 0.25mg/（kg·d），最大剂量 1mg/（kg·d），分 3 次口服或舌下含化。利血平：首剂 0.07mg/kg，口服或肌内注射，继之 0.02～0.03mg/（kg·d），分次口服，最大量不超过 1.5mg/次。应用降压药后应定时测量血压，检查降压效果并观察有无副作用。

（2）预防潜在并发症

①预防严重循环充血：在病初 1～2 周内出现突然烦躁不安、不能平卧、呼吸困难、咳粉红色泡沫痰、心率加快、肝脏在短时间内急剧增大、颈静脉怒张时，提示严重循环充血。护士应立即让患儿半卧位、吸氧，并迅速报告医生，应按医嘱给予快速利尿剂如呋塞米。

②预防高血压脑病：出现高血压脑病时应遵医嘱使用速效、高效降压药，首选硝普钠。使用硝普钠时，护士配药要精确抽取剂量，用输液泵准确控制浓度和滴速；用药期间监测血压，随时调节药液滴速，以防发生低血压；为防止药物遇光分解，静脉滴注硝普钠时应使用避光输液器。有惊厥时及时使用止惊药。

③预防急性肾衰竭：强调记录 24 小时出入液量，严格量出为入，并特别注意高钾血症、低钠血症及水潴留，积极做好准备透析的各项准备工作。

4. 心理护理

病室的布置要符合儿童心理特点，根据年龄提供患儿所喜爱的床上娱乐活动，调节情绪。年幼的患儿允许家长 24 小时陪护，以增加安全感，减轻焦虑；年长儿可帮助联系患儿的同学及老师前来探望，护士可为学龄儿童补习功课，解除因不能上学带来的心理压力和分离性焦虑。护士应多与患儿交流，用能理解的语言讲解有关疾病的知识和预后，并鼓励与同病室的病友交流，创造良好的治疗和休养环境，促进患儿早日康复。

5.健康教育

（1）预防感染

向患儿及家属宣教本病是急性链球菌感染后免疫性疾病，无特异疗法，主要是休息及对症治疗。防治感染是预防本病的关键，一旦发生上呼吸道或皮肤感染，应及早应用青霉素（或红霉素）。A组溶血性链球菌感染后，1～3周内应随时检查尿常规，及时发现和治疗本病。

（2）休息

向患儿及家属宣教限制活动是控制病情进展的重要措施，尤以前2周最关键。解释本病的病程较长，自始至终要适当限制活动，要告诉从卧床休息至下床活动、逐渐增加活动量、恢复上学和恢复正常活动的标准，增强他们战胜疾病的信心。

（3）饮食

向患儿及家属宣教控制饮食的重要性，讲明低盐饮食虽然造成食欲下降，但可及早控制病情，希望他们自觉配合治疗及护理。

（4）随访

向患儿及家属宣教出院后1～2月仍需适当限制活动，定期查尿常规，随访时间一般为半年。

（八）护理评价

①患儿水肿是否减轻或消退。

②患儿食欲是否增强，摄入量是否达到需要量。

③患儿是否合并严重循环充血、高血压脑病、急性肾衰竭等并发症。

④患儿焦虑程度是否减轻或消失。

⑤患儿及家属掌握疾病的健康教育相关知识。

五、知识技能应用

急性肾小球肾炎患儿的护理：

（一）目的及内容

①掌握急性肾小球肾炎患儿的护理评估及护理措施。

②在临床见习中表现出认真、负责的态度，对患儿同情、爱护和关心。

（二）实训前准备

①联系见习医院，与患儿家长沟通并做好准备。

②收集急性肾小球肾炎的多媒体资料（录像、VCD或课件）、临床病例。

③学生应准备护士服、帽子、口罩、听诊器等。

（三）方法及要求

1. 临床见习

①集中由带教老师讲述后分组，每 6 ~ 8 人为一组，在学校老师和医院带教老师指导下对急性肾小球肾炎患儿进行护理评估。

②各小组将收集到急性肾小球肾炎患儿的资料整理后讨论，并做出护理诊断，制定护理计划。

③每位学生写出实践报告，交老师批阅。

2. 观看录像或临床实例分析（护理模拟示教室）

若无条件去医院病房见习，可组织学生在护理模拟示教室观看"急性肾小球肾炎"的录像，讨论病例。

【病例】患儿，男，12 岁。患儿于 2 天前无明显诱因出现浮肿，晨起较重，伴肉眼血尿 3 天。2 周前有呼吸道感染病史。查体：神清，眼睑、四肢浮肿，R 24 次 /min，两肺呼吸音清，P 90 次 /min，BP 120/70mmHg，尿 Rt：RBC（＋＋），蛋白及管型少量。诊断为急性肾小球肾炎。

①根据临床资料提出护理问题。

②制定相应的护理措施。

（四）注意事项

①注意保持环境及用物的卫生。

②严格按照操作步骤执行操作。

（五）课后评价与反思

通过对急性肾小球肾炎患儿的护理评估，制定护理措施，完成实训报告，并在实训报告中谈谈参加本次实训的体会。

六、自我测评

急性肾小球肾炎患儿的护理考核标准

项目	评分内容	分值	扣分标准	得分
准备	护士：衣帽整齐，洗手，环境适宜	15	缺一项扣 5 分	
急性肾小球肾炎的病因	前驱疾病 A 组 β 溶血性链球菌感染等	15	缺一项扣 3 分	
急性肾小球肾炎的临床表现	浮肿、少尿、血尿、高血压	10	缺一项扣 2 分	
急性肾小球肾炎的护理评估	健康史、身体状况、护理体检	15	缺一项扣 5 分 描述不准确 2 分	

（续表）

项目	评分内容	分值	扣分标准	得分
急性肾小球肾炎的护理措施	生活护理、病情观察、治疗配合、心理护理	20	缺一项扣 5 分 描述不准确扣 2 分	
急性肾小球肾炎的健康教育	学生之间模拟健康教育	15	缺一项扣 3 分 描述不准确扣 2 分	
评价（所需时间 10min）	语言流利，指导正确，工作态度认真	10	生疏扣 2 分，有停顿扣 1 分 交代不清扣 1 分 不认真扣 1 分	

七、课后练习

（一）选择题

1. 关于急性肾小球肾炎的叙述，正确的是（　　　）。

　　A. 女性多见　　　　　　B. 蛋白尿多见　　　　　C. 镜下血尿少见

　　D. 血压明显升高　　　　E. 常发生于感染后 1 周

2. 急性肾炎患儿恢复上学的标准是（　　　）。

　　A. 尿常规正常　　　　　B. 血压正常　　　　　　C. 血沉正常

　　D. 阿迪计数正常　　　　E. 血尿消失

3. 某患儿 7 岁，因晨起眼睑浮肿、尿液改变收入住院。医生拟诊为急性肾小球肾炎。典型急性肾小球肾炎临床表现应为（　　　）。

　　A. 水肿、少尿、高血压、蛋白尿　　　　　B. 水肿、少尿、血尿、高血压

　　C. 水肿、少尿、蛋白尿、血尿　　　　　　D. 蛋白尿、氮质血症、高血压

　　E. 血尿、少尿、高血压、氮质血症

4. 某患儿 10 岁，以急性肾炎收入院，目前血压 140/95mmHg，昨日尿量 300mL，今日主诉头痛、头晕、恶心、眼花，应考虑（　　　）。

　　A. 电解质紊乱　　　　　B. 颅内出血　　　　　　C. 脑疝

　　D. 高血压脑病　　　　　E. 脑积水

5. 某患儿 7 个月，近 2 日发热，在排尿时哭闹，尿液内有絮状物，略有臭味。初步诊断：尿路感染。为该患儿留取尿培养标本，正确的是（　　　）。

　　A. 直接放置留尿器取中段尿　　　　　　B. 清洗会阴后，放置留尿器取尿

　　C. 清洗会阴，并用乙醇消毒后取尿　　　D. 30min 未取到尿须再次消毒

　　E. 若 30min 内不能送检，标本须放冰箱里冷冻

6. 某患儿 7 岁，浮肿、肉眼血尿 3 天，气急不能平卧 1 天而入院。查体：神清，眼睑、四肢浮肿，R 40 次 /min，两肺背部少量水泡声，P 140/min，肝在肋下 2cm，BP 18.7/13.3kPa，尿 Rt：RBC+++，蛋白及管型少量。诊断为（　　　）。

A. 急性肾炎合并心力衰竭   B. 急性肾炎，肾功能衰竭

C. 慢性肾炎   D. 肾炎性肾病

E. 以上均不是

7. 某患儿 8 岁，因浮肿、尿少、血压升高以急性肾炎收入住院。引起患儿水肿的主要机理是（ ）。

A. 大量蛋白尿引起的低蛋白血症   B. 急性高血压引起的急性心衰

C. 急性醛固酮增多症引起的水钠潴留 D. 肾小球滤过率下降

E. 全身毛细血管通透性增加

8. 某患儿 8 岁，因晨起眼睑浮肿 3 天，纳差 2 天，以急性肾小球肾炎收入住院。患儿需要饮食控制，无盐或低盐饮食要维持到（ ）。

A. 浮肿消退，血压正常   B. 血沉正常

C. 尿常规正常   D. Addis 计数正常

E. 肉眼血尿消失

9. 某患儿 8 岁，因眼睑水肿、浓茶水样尿 2 天而就诊。患儿食欲差，进食量少，自觉乏力。门诊以急性肾炎收住院。患儿目前的护理诊断应不包括（ ）。

A. 活动无耐力   B. 排尿异常   C. 体液过多

D. 知识缺乏   E. 焦虑

某患儿，男，7 岁，水肿、尿少、肉眼血尿 3 天。BP 10/7.5kPa（135/100mmHg），眼睑及下肢水肿。尿常规：尿蛋白（++），红细胞满视野 / 高倍镜。依此回答 10 ～ 12 题。

10. 考虑此患儿是（ ）。

A. 急性肾小球肾炎 B. 慢性肾小球肾炎 C. 肾炎性肾病

D. 单纯性肾病   E. 肾盂肾炎

11. 经治疗病情好转，能恢复上学但需免上体育课的指标是（ ）。

A. Addis 计数   B. 血压正常   C. 尿常规

D. 无水肿   E. 血沉正常

12. 经治疗病情好转，能恢复正常生活的指标是（ ）。

A. Addis 计数   B. 血压正常   C. 尿常规

D. 无水肿   E. 血沉正常

（二）简答题

1. 简述急性肾小球肾炎的常见并发症。

2. 如何指导急性肾小球肾炎患儿的生活护理？

（三）案例分析题

某患儿，男，6 岁。2 天来出现眼睑浮肿并逐渐加重，尿少而来诊。查体：眼睑、颜面明显水肿，按压非凹陷性；血压 15.0kPa/10.8kPa。尿常规检查：尿蛋白（++），红细胞 15 个 /HP，可见红细胞管型。ASO 增高，C3 下降。

1. 该患儿最可能的医疗诊断是什么？提出诊断依据。

2. 该患儿的主要护理问题是什么？

3. 针对护理问题，制定护理措施。

子项目（三） 原发性肾病综合征患儿的护理

一、学习目标

知识目标

1. 掌握原发性肾病综合征患儿的临床表现、护理评估、护理措施。
2. 熟悉原发性肾病综合征患儿的治疗原则、护理诊断、护理目标与护理评价。
3. 了解原发性肾病综合征患儿的病因。

技能目标

1. 学会制定原发性肾病综合征患儿的整体护理计划。
2. 会对原发性肾病综合征患儿及家属进行健康教育与知识宣教。

二、学习重点和难点

重　点：原发性肾病综合征患儿的临床表现、护理评估、护理措施。

难　点：原发性肾病综合征患儿的护理措施。

三、工作情境及任务

情境一：今天小张值夜班，10 床患儿突然呼吸困难，口唇发绀，阴囊水肿加重。小张立即给其吸氧，并通知值班医生。患儿 2 天前因为肾病综合征住院治疗。

任务一：患儿发生呼吸困难的原因是什么？

任务二：护理患儿目前的主要护理措施有哪些？

任务三：下一步患儿护理观察的重点是什么？

情境二：5岁男孩，2天前颜面水肿，逐渐波及全身，尿量减少而就诊。查体：BP 14.7/9.3kPa，颜面、眼睑高度水肿，呼吸80次/min，双肺无啰音，腹饱满，腹水征（＋），阴囊及双下肢凹陷性水肿。尿常规：尿蛋白（＋＋＋＋），RBC 2～3个/HP，WBC 0～2个/HP，血清白蛋白23g/L。门诊以"肾病综合征"收入病房。

任务一：责任护士应如何对该患儿进行护理评估？

任务二：根据患者目前的病情，找出其存在的主要护理问题。

任务三：患儿的护理目标是什么？

情境三：小张今天值班，发现5床患儿没有吃早饭，闷闷不乐。患儿2周前因为原发性肾病综合征入院。

任 务：患儿病情出现了什么问题？

四、知识储备和理论学习

原发性肾病综合征（nephrotic syndrome，NS）简称肾病，是多种病因所致肾小球基底膜通透性增高，大量血浆蛋白由尿中丢失而导致的一种综合征。临床具有四大特点：大量蛋白尿、低蛋白血症、高胆固醇血症、不同程度的水肿。按病因可分为原发性、继发性和先天性三大类。原发性肾病病因不明，按其临床表现又分为单纯性和肾炎性肾病二型，其中以单纯性肾病多见。继发性肾病是指在诊断明确的原发病基础上出现肾病表现。先天性肾病为常染色体隐性遗传病，多于新生儿或生后3个月内起病，病情严重，多致死亡。

（一）病因

病因尚不十分清楚。单纯性肾病的发病可能与细胞免疫功能紊乱有关。肾炎性肾病患者的肾病变中常可发现免疫球蛋白和补体成分沉积，提示与免疫病理损伤有关。先天性肾病与遗传有关。

（二）临床表现

1. 单纯性肾病

发病年龄多为2～7岁，男女之比为2：1。

①水肿：全身有可凹性水肿，以颜面、下肢、阴囊为明显，常有腹水。

②尿改变：尿量减少，尿蛋白多为＋＋＋～＋＋＋＋，定量＞0.1g/（kg·d），尿镜检偶有少量红细胞。

③血浆蛋白：总蛋白低于正常，白蛋白降低更为明显（＜30g/L），血清蛋白电泳示白蛋白比例减少，α及β球蛋白比例增高，γ球蛋白降低。血胆固醇明显增高（＞5.7mmol/L），

血清补体正常。

④肾功能：一般正常，水肿期明显少尿时，可有暂时性轻度氮质血症。

2.肾炎性肾病

发病年龄多在学龄期，临床特点如下：

①发病年龄：多见于7岁以上儿童，水肿一般不严重。

②血压：可有不同程度升高，常有发作性或持续性高血压。

③血清：补体可降低，可有不同程度氮质血症。

3.并发症

①感染：患儿易发生上呼吸道感染、皮肤感染、腹膜炎等。

②电解质紊乱：患儿易发生低钠血症、低钾血症、低钙血症。

③血栓形成：动、静脉血栓形成，以肾静脉血栓常见，临床表现有腰腹部剧痛、血尿等。

（三）治疗原则

1.激素疗法

常用泼尼松，根据疾病的类型、患儿对泼尼松的反应等，分别采用8周短疗程、4～6个月的中疗程及9～12个月长疗程。短疗程用于初治的单纯性肾病，中、长疗程用于复治的、多复发的单纯性肾病或肾炎性肾病。

2.免疫抑制剂激素

治疗效果不佳或副作用太大的病例，可联合使用免疫抑制剂治疗，常用的有长春新碱、环磷酸胺、硫鸟嘌呤、环孢霉素A等。

3.利尿药

一般对激素治疗敏感的病例，用药7～10天后可出现利尿，不必使用利尿剂。严重水肿时可选用利尿药，通常选用呋塞米静脉给药，最好先输入低分子右旋糖酐，常可产生良好的利尿效果。

（四）护理评估

1.健康史

应注意评估患儿起病的急缓、是首次发作还是复发。如为复发病例，应询问病程的长短、是否已明确诊断并进行正规治疗、用药如何，是否应用激素治疗及治疗效果等。还要了解发病前有无感染或劳累，近期有无预防接种史。

2.身体状况

（1）症状评估

应重点了解有无水肿，水肿的严重程度、部位和分布，水肿是上行性还是下行性，水肿的性质，水肿的同时是否伴有尿量减少，尿中有无泡沫；本病还需询问有无其他全身不适，如面色苍白、乏力、嗜睡、皮肤干燥、食欲下降、腹部不适、腹痛和（或）腹泻等。

（2）护理体检

应重点检查血压、体重、腹水等。确定水肿的范围与程度，注意有无胸腔积液、腹水、阴囊水肿，是否导致呼吸困难。注意有无感染的征象，如呼吸道感染、皮肤疖肿等。

（3）心理—社会状况

年龄较小的患儿主要是分离性焦虑，年长儿可引起满月脸、向心性肥胖、多毛等自身形象的改变，会产生自卑心理，出现抑郁、烦躁、否认等表现。家长因知识缺乏，对患儿的严重水肿非常担忧，同时担心激素治疗造成的副作用对将来健康有影响，渴望获得相关知识，愿意与医护人员配合。

（五）护理诊断

①体液过多：与低蛋白血症及钠、水潴留有关。

②营养失调，低于机体需要量：与大量蛋白尿、摄入量减少及肠道吸收障碍有关。

③气体交换受损：与腹水抬高膈肌有关。

④有感染和皮肤完整性受损的危险：与抵抗力低下、激素的应用及高度水肿有关。

⑤潜在并发症：药物副作用、电解质紊乱。

⑥自我形象紊乱：与长期应用糖皮质激素有关。

⑦焦虑：与病程长、病情反复、形象紊乱、学习中断等有关。

（六）护理目标

①患儿水肿减轻或消退。

②患儿进食量达到适合其年龄的需要量。

③患儿呼吸正常，保持通畅。

④患儿不出现感染或发生时能被及时发现，皮肤保持完好、无损伤。

⑤患儿不发生药物副作用、电解质紊乱，或发生时能及时被发现。

⑥患儿能表现该年龄应有的正常发育和发展技巧。

⑦患儿焦虑程度减轻或消失，情绪稳定，愉快地接受治疗和护理。

（七）护理措施

1.生活护理

（1）休息

严重水肿和高血压患者需卧床休息，以减轻心肾负担。有严重胸腔积液或腹水致呼吸困难时，应采取半卧位。对不能维持正常生活的小儿，护士应协助进食、洗漱及大小便等。一般不必严格限制活动，每日可定时下床轻微活动，防止血栓的形成，根据病情适当安排文娱活动，使患儿精神愉快。

（2）饮食

①调整饮食：一般患儿不需特别限制饮食，消化道黏膜水肿使消化能力减弱，应

注意减轻胃肠道负担，给易消化的饮食，如优质蛋白（乳类、蛋、鱼、家禽等）、少量脂肪、足量糖类及高维生素饮食。大量蛋白尿期间蛋白摄入量不宜过多，一般控制在每日 2g/kg 左右，尿蛋白消失后长期用糖皮质激素时应多补充蛋白，以防出现负氮平衡。为减轻高脂血症，应少食动物性脂肪。补充各种维生素和微量元素，如维生素 B、维生素 C、维生素 D、磷及叶酸、铜、铁、锌等。有明显水肿或高血压时短期限制盐，待水肿消退、尿量正常后适当增加盐摄入，以免引起食欲减退及低钠血症。

②制定食谱：因本病病程长，加之用药可出现多种副作用，为避免患儿食量下降，应制定可口食谱，保证足量营养的摄入，以满足小儿生长发育的需要。

③环境：保持病室空气清新，温、湿度适宜。

2. 病情观察

①观察水肿：严格记录 24 小时出入量，每日测腹围、体重 1 次并记录，每周送检尿常规 2 ~ 3 次。

②观察药物疗效及副作用：护士应熟悉利尿剂、肾上腺糖皮质激素、免疫抑制剂应用的适应证、药物剂量和主要副作用，正确执行医嘱。

3. 治疗配合

（1）皮肤护理

高度水肿使皮下血循环不良，加之营养失调及长期使用激素等，皮肤完整性易受损并继发感染，应采取以下护理措施：

①床铺与衣服：床铺应清洁、干燥、平整无渣屑，衣服应宽松以避免擦伤或受压。

②保持皮肤清洁：及时更换内衣，勤更换体位。皮肤皱褶处每天擦洗 1 ~ 2 次，可敷上爽身粉并保持干燥，以预防感染。

③臀部和四肢水肿：可垫橡皮气垫或棉圈，骨隆凸部位（如外踝、足跟、肘部等）用棉垫垫起或用气垫床，预防受压后感染。

④阴囊水肿：可用丁字吊带将阴囊托起，局部保持干燥，有渗出者应垫上消毒敷料，如皮肤破损可用碘酊外用。

（2）预防感染

感染是肾病最常见的并发症，也是导致本症死亡的主要原因。预防感染重点强调：

①环境管理：肾病患儿与感染性疾病患儿应分房间居住，病房每日进行紫外线消毒，减少探视人数。不带患儿去人群密集的公共场所，还要避免受凉。

②口腔护理：每日用碳酸氢钠漱口 2 ~ 3 次。

③护理操作：注意无菌操作，医务人员有感染者避免接触患儿，室内定期消毒。

④疫苗接种：肾病患儿预防接种要避免使用活疫苗，在大量使用激素和免疫抑制剂时，可相应延长接种时间，一般应在症状缓解半年后进行。

（3）用药护理

①利尿剂：要注意大量利尿可出现低血容量性休克、电解质紊乱的发生。水肿严重者按医嘱静脉注射血浆或血浆代用品、无盐白蛋白，以补充血浆蛋白，增加血浆胶体渗透压，减轻水肿。值班护士应观察用药前后水肿及尿量的变化，监测水肿消长情况。

②糖皮质激素：初治病例一旦确诊，应尽早按医嘱选用糖皮质激素。但长期超生理剂量使用可引起代谢紊乱，出现明显库欣综合征、肌肉萎缩、伤口愈合不良、高血糖、高血压、骨质疏松等，还可引起消化道出血、精神兴奋、生长停滞、易发生感染或诱发结核灶的活动。故应用激素时应注意以下几点：

严格按医嘱发药：保证服药，防止隐瞒不报导致对疗效的错误判断。

注意观察激素副作用：如每日测血压1～2次，重者进行血压监护；控制电解质紊乱，防止低钾和低钠血症的发生；保护胃黏膜，如给牛奶、面汤或软食，避免空腹吃药，不吃坚硬或有刺激的食物，必要时按医嘱加用抗酸药等，以防消化道出血；按医嘱及时补给钙剂，防止骨质疏松或手足搐搦；定期监测体温、血象，发现潜在感染灶等。

③免疫抑制剂：使用免疫抑制剂（如环磷酰胺）时，可出现白细胞数下降、脱发、胃肠道反应及出血性膀胱炎等副作用。注意多饮水、监测血压和白细胞计数的变化，疗程不超过12周。

4. 心理护理

护士要关心体贴病儿，做好他们的生活护理并满足生理需求。要鼓励患儿表达自己的感受，耐心讲解此病的表现、治疗的重要性和用药的基本常识。对担心自身形象改变而引起焦虑者，应告诉向心性肥胖是暂时性的，会随着药量的减少而恢复，切记不要以患儿的形象改变开玩笑，以消除其心理负担。

5. 健康教育

①向患儿及家长讲解激素治疗的重要性，出院后定期来医院随访、复查。按医嘱逐渐递减剂量，不可骤然停药。用药时间越长，递减速度就应越慢，以避免复发。

②使患儿和家长知道预防感染的重要性，并能采取有效措施避免感染，不去人群密集的地方。

③应嘱咐患儿及家长注意安全，避免奔跑、患儿之间打闹，以防摔伤、骨折。

（八）护理评价

①患儿水肿是否减轻或消退。

②呼吸困难是否好转。

③患儿是否出现感染。

④患儿进食是否达到年龄需要量。

⑤患儿的生长和发育是否受到影响。

⑥患儿是否出现药物副作用，如骨质疏松、电解质紊乱、消化道出血等。

⑦患儿及家长能说出肾病综合征的护理及预防复发的要点。

五、知识技能应用

原发性肾病综合征患儿的护理：

（一）目的及内容

①掌握原发性肾病综合征患儿的护理评估及护理措施。

②在临床见习中表现出认真、负责的态度，对患儿同情、爱护和关心。

（二）实训前准备

①联系见习医院，与患儿家长沟通并做好准备。

②收集原发性肾病综合征的多媒体资料（录像、VCD 或课件）、临床病例。

③学生应准备护士服、帽子、口罩、听诊器等。

（三）方法及要求

1. 临床见习

①集中由带教老师讲述后分组，每 6 ～ 8 人为一组，在学校老师和医院带教老师指导下对原发性肾病综合征患儿进行护理评估。

②各小组将收集到原发性肾病综合征患儿的资料整理后讨论，并做出护理诊断，制定护理计划。

③每位学生写出实践报告，交老师批阅。

2. 观看录像或临床实例分析（护理模拟示教室）

若无条件去医院病房见习，可组织学生在护理模拟示教室观看"原发性肾病综合征"的录像，讨论病例。

【病例】患儿，男，6 岁，因颜面浮肿 6 天入院。体检：T 36.5℃，P 90 次 /min，R 25 次 /min，BP 12.3/8.2kPa。发育正常，营养稍差。颜面及下肢明显浮肿，呈凹陷性；心肺听诊无异常。实验室尿常规检查：蛋白 ++++。实验室血液检查：血浆清蛋白 20g/L，胆固醇 10.8mmol/L。入院诊断：肾病综合征。

①根据临床资料提出护理问题。

②制定相应的护理措施。

（四）注意事项

①注意保持环境及用物的卫生。

②严格按照操作步骤执行操作。

（五）课后评价与反思

通过对原发性肾病综合征患儿的护理评估，制定护理措施，完成实训报告，并在实训报告中谈谈参加本次实训的体会。

六、自我测评

原发性肾病综合征患儿的护理考核标准

项目	评分内容	分值	扣分标准	得分
准备	护士：衣帽整齐，洗手，环境适宜	15	缺一项扣5分	
原发性肾病综合征的病因	与细胞免疫功能紊乱有关	15	缺一项扣3分	
原发性肾病综合征的临床表现	高度浮肿、大量蛋白尿、低蛋白血症、高胆固醇血症	10	缺一项扣2分	
原发性肾病综合征的护理评估	健康史、身体状况、护理体检	15	缺一项扣5分 描述不准确2分	
原发性肾病综合征的护理措施	生活护理、病情观察、治疗配合、心理护理	20	缺一项扣5分 描述不准确扣2分	
原发性肾病综合征的健康教育	学生之间模拟健康教育	15	缺一项扣3分 描述不准确扣2分	
评价（所需时间10min）	语言流利，指导正确，工作态度认真	10	生疏扣2分，有停顿扣1分 交代不清扣1分 不认真扣1分	

七、课后练习

（一）选择题

1.肾炎性肾病区别于单纯性肾病的主要点是（　　）。

　　A. 浮肿更显著

　　B. 尿蛋白 ++ ～ ++++

　　C. 有血尿、高血压、氮质血症

　　D. 血胆固醇增加不明显

　　E. 血清蛋白降低不明显

2.肾病综合征治疗首选药物是（　　）。

　　A. 环磷酰胺　　　　　　B. 苯丁酸氮芥　　　　　C. 消炎痛

　　D. 潘生丁　　　　　　　E. 强的松

3.患儿，男，10岁，因浮肿1个月以肾病综合征收入住院，查体患儿面部高度浮肿，伴有腹水、阴囊积水，水肿较重护理应采取（　　）。

　　A. 严格禁止钠的摄入　　　　　　　　　　B. 绝对卧床休息直至水肿消退

　　C. 保持皮肤湿润　　　　　　　　　　　　D. 少翻身以免皮肤擦伤

　　E. 在肢体突出部位垫棉垫

4. 某患儿，男，6岁。因颜面水肿2周以"肾病综合征"收住院。现患儿阴囊皮肤薄而透明，水肿明显。对该患儿首要的护理措施是（　　　）。

A. 绝对卧床休息　　　　　B. 高蛋白饮食　　　　　C. 严格控制水的入量

D. 保持床铺清洁、柔软　　　　　　　　　E. 用丁字带托起阴囊并保持干燥

5. 某患儿，女，5岁，因面部浮肿、尿量减少4天，以单纯性肾病综合征收入住院，经过7天强的松治疗，浮肿减轻。下列哪项指标下降说明病情好转？（　　　）

A. 尿糖　　　　　　　B. 尿蛋白　　　　　　C. 血胆固醇

D. 尿红细胞　　　　　E. 尿白细胞

6. 某患儿，女，5岁，因肾病综合征入院，经用糖皮质激素治疗后，病情稳定，现准备出院，但激素还未减量。目前最重要的健康指导是（　　　）。

A. 嘱咐家长按医嘱继续服激素，不能停药　　　B. 嘱咐患儿要注意休息

C. 嘱咐患儿不要到公共场所　　　　　　　　　D. 给患儿及家长解释本病的病因

E. 嘱咐家长患儿目前不能进行预防接种

（二）简答题

1. 简述肾病综合征患儿的用药护理。

2. 简述肾病综合征患儿的皮肤护理措施。

（三）案例分析题

某患儿，男，7岁，全身浮肿一周入院。一周前开始于眼睑出现浮肿，渐累及全身。查体：一般状态差，面色苍白，眼睑、颜面明显水肿，按压非凹陷性；血压正常。辅助检查：尿蛋白 ++++，红细胞3个/HP，未见红细胞管型。血清白蛋白 2.1g/L，球蛋白 3.8g/L，血清总胆固醇 11.45mmol/L。

1. 该患儿最可能的医疗诊断是什么？提出诊断依据。

2. 该患儿的主要护理问题是什么？

3. 针对主要护理问题应采取哪些护理措施？

子项目（四） 急性肾功能衰竭患儿的护理

一、学习目标

知识目标

1. 掌握急性肾功能衰竭患儿的临床表现、护理评估、护理措施。

2. 熟悉急性肾功能衰竭患儿的治疗原则、护理诊断、护理目标与护理评价。

3. 了解急性肾功能衰竭患儿的病因。

技能目标

1. 学会制定急性肾功能衰竭患儿的整体护理计划。

2. 会对急性肾功能衰竭患儿及家属进行健康教育与知识宣教。

二、学习重点和难点

重　点：急性肾功能衰竭患儿的临床表现、护理评估、护理措施。

难　点：急性肾功能衰竭患儿的护理措施。

三、工作情境及任务

情境一：李护士是 3 床的责任护士，今天早上发现患儿呕吐 3 次，呼吸急促。询问病情得知患儿昨晚尿量只有 100mL。患儿因为急性肾小球肾炎入院 2 天。

任　务：患儿病情怎样？

情境二：患儿，女，9 岁。1 周前晨起排尿时发现尿色为粉红色，近 2 天出现眼睑浮肿、尿少，肉眼血尿，气促严重半天而入院。体格检查：体温 36.5℃，呼吸 40 次 /min，脉搏 130 次 /min，血压 140/100mmHg（18.2/13kPa）。患儿感觉疲乏，精神差，皮肤苍白，全身水肿，喘息状，半卧位，呼吸急促、深大，可见颈静脉怒张。心率 130 次 /min，两肺闻及大量湿啰音。尿常规：尿外观酱油色，蛋白 +++，潜血 +++。尿沉渣：红细胞 >100/HP，白细胞 2 ～ 7/HP。血尿素氮 18.1μmol/L，肌酐 230μmol/L，血钾 6mmol/L。

任务一：怎样对患儿进行护理评估？

任务二：患儿护理的重点是什么？

四、知识储备和理论学习

（一）护理评估

1. 致病因素

评估患儿既往健康状况和近期有无脱水、烧伤、外伤、大出血、感染性休克、充血性心力衰竭等导致血容量绝对或相对不足等病史；有无肾实质受损，如急性肾炎、急进性肾炎、急性肾小管坏死等疾患；近期是否有过敏史或使用过特殊药物等。

2. 身体状况

（1）症状评估

重点询问患儿有无少尿、头晕、恶心、呕吐、嗜睡、乏力、精神萎靡等症状，每日的尿量及颜色；注意观察患儿的面色和营养状况；重症患儿有无高血压、氮质血症、代谢性酸中毒等相应症状。

（2）护理体检

监测生命体征，检查患儿有无水肿、水肿的性质（凹陷或非凹陷）及程度，每日的尿量及颜色；用利尿剂后有无前囟凹陷、皮肤弹性差、黏膜干燥等脱水体征；有无低钠及高（低）钾血症相应的体征；重症患儿有无昏迷、惊厥、皮肤黏膜瘀点和瘀斑、消化道出血、面色苍白等体征。

（3）辅助检查

评估患儿尿液检查的结果及血生化检查，特别监测肌酐、尿素氮结果；注意有无"三高三低"，即高血钾、高血磷、高血镁和低血钠、低血钙、低氯血症。

（4）心理—社会资料

评估患儿及家长有无恐惧感，因急性肾衰竭是危重病之一；患儿对本病的治疗及护理是否配合；家庭及社会支持系统是否有利于急性肾衰竭患儿的康复等。

（二）护理诊断

①体液过多：与肾功能损害、水钠潴留有关。

②潜在并发症：心力衰竭、水电解质紊乱。

③活动无耐力：与氮质血症、酸中毒有关。

④有感染的危险：与免疫力低下有关。

⑤恐惧：与本病预后不良有关。

（三）护理目标

①患儿尿量增加，水钠潴留有所减轻。

②患儿心排血量增加至恢复正常，水电解质维持在正常范围。

③患儿活动后自觉心悸、气促的症状改善。

④患儿住院期间不发生感染或有感染倾向时及时被处理。

⑤患儿及家长能适应住院环境，并积极配合治疗护理。

（四）护理措施

1. 生活护理

①安置患儿在单间。室内空气新鲜，清洁，定期进行空气消毒，以防感染。

②保证患儿卧床休息，休息时间视病情而定，一般少尿期、多尿期均应卧床休息，恢复期逐渐增加适当活动。对长期卧床患儿要定时翻身、拍背，保持呼吸道通畅。

③少尿期应限制水、盐、钾、磷和蛋白质入量，供给足够的热量，以减少组织蛋白的分解。不能进食者从静脉中补充葡萄糖、氨基酸、脂肪乳等。透析治疗时患儿丢失大量蛋白，所以不需限制蛋白质入量，长期透析时可输血浆、水解蛋白、氨基酸等。

④准确记录 24 小时出入量，包括口服和静脉进入体内的液量、尿量和异常丢失量，如呕吐物、腹泻时粪便内水分等；每日测体重，以检查水肿的消长情况。

⑤注意口腔卫生，经常漱口，避免口腔溃烂及炎症，加强皮肤护理，防压疮发生。

2. 病情观察

注意体温、呼吸、脉搏、心率、心律、血压等变化。急性肾衰竭常以心力衰竭、心律紊乱、感染、惊厥为主要死因。因此，应观察有无左心衰竭、肺水肿的表现、感染先兆和肾功能的改变。如有，早期表现，并随时与医生联系，备好抢救药品。

3. 治疗配合

①对贫血或出血者，按医嘱输新鲜血，滴速宜慢，应注意输血反应并及时处理。

②按医嘱及时准确应用各种药物，并观察治疗效果，但禁用肾毒性药物。

③急性肺水肿时，及时吸氧，液化瓶内放入 75% 乙醇溶液。

④配合医生做好血液透析或腹膜透析的护理。

4. 心理护理

急性肾衰竭是危重病之一，患儿及家长常有恐惧感，应做好家长及患儿的思想工作，稳定情绪，解释病情及治疗方案，以取得合作；教育患儿及家长积极配合医生治疗，并告诉早期透析的重要性，以取得他们的支持与理解。

5. 健康指导

指导患儿家长注意增加患儿的营养，应选择高糖、低蛋白、富含维生素的食物，尽可能供给足够的能量。应注意休息和加强营养，防治感染。恢复期患儿应适当参加活动，避免过度劳累。定期到医院复查。

（五）护理评价

①患儿的尿量是否增加，水肿减轻或消失。

②患儿的心排血量是否恢复正常，水电解质是否在正常范围波动。

③患儿活动耐力是否恢复，有无疲乏和活动后心悸、气促。

④患儿住院期间是否避免感染或有感染时能得到及时处理。

⑤患儿及家长是否克服恐惧心理，积极配合治疗和护理。

五、知识技能应用

急性肾功能衰竭患儿的护理：

（一）目的及内容

①掌握急性肾功能衰竭患儿的护理评估及护理措施。

②在临床见习中表现出认真、负责的态度，对患儿同情、爱护和关心。

（二）实训前准备

①联系见习医院，与患儿家长沟通并做好准备。

②收集急性肾功能衰竭的多媒体资料（录像、VCD或课件）、临床病例。

③学生应准备护士服、帽子、口罩、听诊器等。

（三）方法及要求

1. 临床见习

①集中由带教老师讲述后分组，每6～8人为一组，在学校老师和医院带教老师指导下对急性肾功能衰竭患儿进行护理评估。

②各小组将收集到急性肾功能衰竭患儿的资料整理后讨论，并做出护理诊断，制定护理计划。

③每位学生写出实践报告，交老师批阅。

2. 观看录像或临床实例分析（护理模拟示教室）

若无条件去医院病房见习，可组织学生在护理模拟示教室观看"急性肾功能衰竭"的录像，讨论病例。

【病例】患儿，女，10月。因呕吐、腹泻伴发热9天，无尿3天而入院。9天前无诱因出现腹泻，为黄绿色稀水便，每天3～4次，伴频繁呕吐，非喷射状，量较多；同时发热，体温最高41℃。给予口服头孢拉啶、头孢氨苄及肌注地塞米松治疗，3天后腹泻、呕吐次数减少，但体温仍在38℃～39℃之间，并开始咳嗽。近1天一直无尿。入院前一天门诊就诊，查胸部X线片示右下肺淡片状影，诊断为支气管肺炎，静滴凯福隆1.0g及1/2张0.9%生理盐水200mL后，体温下降，但仍无尿。次日颜面及双眼睑水肿，血尿素氮33.92mmol/L，血肌酐786.76μmol/L，血钾8.6mmol/L，二氧化碳结合力5.83mmol/L，以急性肾功能衰竭而住院。既往史：患儿生后人工喂养，既往易患上呼吸道感染。

体检：呼吸60次/min，脉搏120次/min，血压85/54mmHg。营养、发育中等。昏睡状态，双眼睑及球结膜水肿，睑结膜稍苍白，口唇干裂，咽充血，颈无抵抗；呼吸深大，双肺叩清音，听诊双肺密集中、小湿啰音；心前区无隆起，心尖搏动位于左侧第4肋间左锁中线内0.5cm，未及震颤，叩诊心界不大，心率120次/min，律齐，心音低钝。腹稍隆起，未触及包块，肝脏于右肋缘下5.5cm、剑突下1.0cm，质软、缘锐。脾脏于左肋缘下1.5cm，质软无压痛；腹水征阴性；双下肢无水肿；神经系统检查未见异常。

实验室检查：Hb 84g/L，红细胞 3.26×10^{12}/L。白细胞分类：杆状核0.14，分叶核0.61，单核细胞0.03，淋巴细胞0.22，血小板 196×10^9/L。便常规正常。血钾8.6mmol/L，血钠128mmol/L，氯化物100mmol/L，血钙1.98mmol/L，血磷2.33mmol/L，二氧化碳结合力6.73mmol/L，尿素氮37.12mmol/L，血肌酐804.44μmol/L。血气分析：pH 7.17，PCO_2 3.27kPa，HCO_3^- 8.6mmol/L，SBE 18.3mmol/L。

①根据临床资料提出护理问题。

②制定相应的护理措施。

（四）注意事项

①注意保持环境及用物的卫生。

②严格按照操作步骤执行操作。

（五）课后评价与反思

通过对急性肾功能衰竭患儿的护理评估，制定护理措施，完成实训报告，并在实训报告中谈谈参加本次实训的体会。

六、自我测评

急性肾功能衰竭患儿的护理考核标准

项目	评分内容	分值	扣分标准	得分
准备	护士：衣帽整齐，洗手，环境适宜	15	缺一项扣5分	
急性肾功能衰竭的病因	血容量不足、肾实质受损、过敏史	15	缺一项扣3分	
急性肾功能衰竭的临床表现	尿量变化、神志、血生化改变	10	缺一项扣2分	
急性肾功能衰竭的护理评估	健康史、身体状况、护理体检	15	缺一项扣5分 描述不准确2分	
急性肾功能衰竭的护理措施	生活护理、病情观察、治疗配合、心理护理	20	缺一项扣5分 描述不准确扣2分	
急性肾功能衰竭的健康教育	学生之间模拟健康教育	15	缺一项扣3分 描述不准确扣2分	
评价（所需时间10min）	语言流利，指导正确，工作态度认真	10	生疏扣2分，有停顿扣1分 交代不清扣1分 不认真扣1分	

七、课后练习

（一）选择题

1.肾功能衰竭少尿期维持体液平衡应采取的措施是（　　）。

A. 应坚持"量入为出"方针   B. 应坚持"量出为入"方针

C. 应补钾   D. 应补钠   E. 应补镁

2. 肾功能衰竭时因营养失调应（   ）。

A. 给予高蛋白饮食，补充营养   B. 给予低蛋白饮食，减轻肾脏负担

C. 蛋白质控制在每日供给 0.5 ~ 1.0g/kg   D. 只供给碳水化合物

E. 只供给水果和蔬菜

3. 肾性肾衰竭的病因包括（   ）。

A. 急性肾炎   B. 大出血   C. 严重休克

D. 先天性尿路梗阻   E. 肾毒性药物所致

（二）简答题

1. 如何指导肾衰竭患儿的生活护理？

2. 如何对肾衰竭患儿与家长进行健康教育？

（三）案例分析题

患儿，女，7 岁，因"浮肿血尿 6 天，少尿 2 天，无尿 1 天"入院。

入院前 6 天患儿开始出现双眼睑浮肿，逐渐波及双下肢，同时伴有洗肉水样尿，尿中无血块。2 天前患儿出现少尿，尿量约 200mL/ 天。1 天前开始无尿。病后无皮疹及尿路刺激症状。患儿病前 2 周曾患扁桃体炎，自服先锋霉素及中药好转。无肾脏病家族史。查体：血压 140/90mmHg，双眼睑及颜面浮肿，心肺未见异常，腹软，无压痛，叩诊鼓音，肾区叩击痛（+），腹水征（-），双下肢非可凹性水肿。化验：尿蛋白（+++），尿红细胞满视野；胆固醇 5.0mmol/L；ASO 560IU/mL，补体 C3 0.5g/L（下降）；BUN 10.2mmol/L，Cr 245μmol/L。

诊断为急性链球菌感染后肾小球肾炎合并急性肾功能衰竭。

1. 该患儿的护理问题有哪些？

2. 针对护理问题，制定护理措施。

（朱士菊）

项目五

新生儿颅内出血患儿的护理

子项目（一） 足月新生儿的护理

一、学习目标

知识目标

1. 掌握足月新生儿的特点。
2. 熟悉足月新生儿的护理诊断、护理措施。

技能目标

1. 熟练掌握足月儿的特点、护理评估、护理诊断、护理措施，应用护理程序实施整体护理。
2. 学会对足月儿的生理需求及反应的观察，能初步进行分析处理。
3. 学会向个体、家庭、社区提供保健服务和开展健康教育。

二、学习重点和难点

重　点：足月儿的特点、护理诊断、护理措施。
难　点：足月儿的护理。

三、工作情境及任务

情境一：责任护士小李，今天发现 3 床宝宝哭闹、易惊、哺乳困难。宝宝出生 1 天，家长不知道怎样给孩子喂养、换尿布。

任　务：进行护理评估有哪些？

情境二：新生儿，女，2 天。体检：T 36.8℃、P 132 次 /min、R 42 次 /min，精神好，食欲及大小便均正常。皮肤红晕，毳毛少，心肺未见异常。脐带每天消毒 3 次，未见异常。

任务一：新生儿有哪些护理问题？

任务二：新生儿目前的护理目标是什么？

任务三：新生儿的主要护理措施有哪些？

情境三：患儿宝宝，女，3 天。其母孕 38 周，平产，孕期无异常。出生体重 3500g，皮肤红润，毳毛少，皮下脂肪丰满，出生时 Apgar 评分 9 分。出生后 3 天，因皮肤、巩膜出现黄染入院。查体：T 36.5℃，P 135 次 /min，R 42 次 /min。精神好，食欲及大小便均正常。

任务一：该患儿的主要护理措施有哪些？

任务二：请为患儿进行护理评价。

四、知识储备和理论学习

正常足月儿是指胎龄 ≥ 37 周并 <42 周，出生体重 ≥ 2500g 并 ≤ 4000g，无畸形或疾病的活产婴儿。

（一）正常足月儿的特点

1. 外观特点

正常新生儿体重在 2500g 以上，身长在 47cm 以上，哭声响亮，肌肉有一定张力，四肢屈曲，皮肤红润，胎毛少，全身有胎脂覆盖，耳壳软骨发育好，指（趾）甲达到或超过指（趾）端，乳晕清楚，乳头突起，乳房可扪及结节，整个足底有较深的纹理，男婴睾丸已降入阴囊，女婴大阴唇完全覆盖小阴唇。

2. 生理特点

（1）皮肤

新生儿出生时全身皮肤上覆盖有一层灰白色的胎脂，起保护皮肤和保暖作用，可自行吸收，不必强行洗去，但头皮、耳后、腋下、腹股沟等皱褶处的血迹和胎脂则宜用温开水轻轻揩去。新生儿皮肤薄嫩，血管丰富，易受损伤引起感染，严重者可并发败血症。脐带在出生后经无菌结扎后逐渐干燥，残端一般在 1 ～ 7 天内脱落。脐带有少许渗出物时，可涂以 1% ～ 2% 的龙胆紫或 75% 乙醇，并保持干燥。

（2）呼吸系统

胎儿肺内充满液体，出生时约 1/3 肺内液体经产道挤压排出，其余在呼吸建立后由肺间质内毛细血管和淋巴管吸收，如吸收延迟则出现湿肺症状。新生儿胸廓呈桶状，肋间肌薄弱，呼吸主要靠膈肌的升降，呈腹式呼吸。新生儿呼吸中枢发育不成熟，胸腔较小，呼吸浅表，呼吸频率较快，安静时每分钟 40 ～ 45 次，节律不规则。

（3）循环系统

出生后血液循环路径和动力学发生很大改变，胎盘—脐血循环终止，肺循环阻力降低，卵圆孔、动脉导管功能性关闭。足月儿心率快，波动范围大，通常为 120 ～ 140 次 /min，有的新生儿生后一二天内心前区可听到杂音，这与动脉导管暂时性未关闭有关，数天后自行消失。新生儿收缩压为 6.1 ～ 10.7kPa（45 ～ 80mmHg），舒张压为收缩压的 2/3。

（4）消化系统

出生时吞咽功能已经完善，但食管下端括约肌松弛，胃呈水平位，容量小，幽门括约肌较发达，易发生溢乳和呕吐。新生儿消化道面积较大，肠壁薄，通透性高，有利于营养物质的吸收，但也使毒性物质被吸收的机会大大增加。消化道已能分泌大部分消化酶。肝葡萄糖醛酸转移酶的量及活性不足，是新生儿生理性黄疸的原因之一。新生儿一般生后 12h 内排出墨绿色黏稠的胎粪，它由胎儿肠道脱落的上皮细胞、消化液及吞下的羊水组成，2～3天排完。如果生后24h仍不见胎粪排出，应检查是否有肛门闭锁及其他消化道畸形。

（5）泌尿系统

出生时肾结构发育已完成，但功能尚不成熟。肾小球滤过率低，浓缩功能差，不能迅速有效地排出过多的水和溶质，易发生水肿或脱水。肾脏排磷功能较差，易致血磷偏高和低钙血症。新生儿一般于生后24h内排尿，如果生后48h仍无尿，需检查原因。

（6）血液系统

新生儿出生时红细胞和血红蛋白含量较高，血红蛋白中胎儿血红蛋白（HbF）占70%，以后逐渐被成人血红蛋白（HbA）代替。由于胎儿肝脏维生素K储存量少，凝血因子活性低，生后1周易发生新生儿出血症，故生后应常规注射维生素 K_1。

（7）神经系统

新生儿脑较大，占体重的10%～20%（成人仅占2%）。脑沟、脑回较浅，脊髓较长，其末端在第3、4腰椎下缘，故腰穿时应在第4、5腰椎间隙进针。大脑皮质兴奋性低，睡眠时间长，每天为20～22h。足月新生儿出生时已具有多种原始反射，如觅食反射、吸吮反射、拥抱反射、握持反射和交叉伸腿反射等（见下表），它们在生后3～4个月内逐渐消退，新生儿期如这些原始反射减弱或消失常提示神经系统疾病、损伤或颅内出血。此外，正常足月儿也可出现佛斯特征（Chvostek）、克氏征（Kernig）和巴宾斯基征（Babinski）等，腹壁反射和提睾反射不稳定，偶可出现阵发性踝阵挛。

新生儿各种原始反射

原始反射	引出方法
觅食反射	用左手托婴儿呈半卧位，右手食指触其一侧面颊，婴儿反射地头转向该侧
吸吮反射	将乳头或奶嘴放入婴儿口内，会出现有力的吸吮动作
拥抱反射	新生儿仰卧位，从背部托起婴儿，一手托住婴儿颈及背部，另一手托着枕部，然后托住枕部的手突然下移数厘米，使婴儿头及颈部后倾数厘米，正常可见两上肢外展并伸直，手指张开，然后上肢屈曲回缩
握持反射	将物品或手指置入婴儿手心中，婴儿立即将其握紧
交叉伸腿反射	新生儿仰卧，在其膝关节处用手按住使腿伸直，再刺激同侧足底，则另一侧下肢会出现先屈曲，然后伸直并内收，内收动作强烈时可将此腿放在被刺激侧的腿上

（8）体温调节

新生儿体温调节功能不完善，皮下脂肪薄，体表面积大，容易散热，而产热主要依靠棕色脂肪，故体温不稳定，易随环境温度变化。环境温度过高、体内水分少、散热不足时，可使体温升高，出现"脱水热"。由于生后环境温度较宫内低，如不及时保暖，可发生低体温。新生儿出生后1h内体温可降2.5℃，如果环境温度适中，体温逐渐回升，并在

36℃～37℃之间波动，因此中性温度（又称适中温度，是指在这种温度下新生儿能维持正常体温，而能量消耗最少）对新生儿至关重要。

（9）能量和体液代谢

新生儿代谢率较成人高，新生儿基础能量消耗为209.2kJ（50kcal）/（kg·d），每日总热能需418.4～502.1kJ（100～120kcal）/kg。新生儿体液总量占体重的70%～80%，生后第1天需水量为每日60～100mL/kg，以后每日增加30mL/kg，直至每日150～180mL/kg。足月儿每日钠需要量为1～2mmol/kg，生后10天内血钾水平较高，一般不需补充，以后每日需要量为1～2mmol/kg。

（10）免疫系统

新生儿皮肤黏膜薄易损伤；脐残端未完全闭合；呼吸道纤毛运动差，胃酸、胆酸少，杀菌力差；分泌型IgA缺乏；虽然IgG可通过胎盘，使新生儿对一些传染病（如麻疹）有一定的免疫力，但IgA和IgM不能通过胎盘，因此新生儿易患呼吸道、消化道感染和大肠埃希菌、金黄色葡萄球菌败血症。新生儿网状内皮系统和白细胞的吞噬作用较弱，血清补体水平低，溶菌酶和白细胞对真菌杀灭能力也较低，这是新生儿易患感染的另一原因。

（11）常见的几种特殊生理状态

①生理性体重下降：新生儿出生后数日内，因进食少、水分丢失、胎粪排出等，会出现体重下降，5～6天降至最低点，但不超过出生体重的10%（早产儿可为15%～20%），一般7～10天即恢复到出生体重，早产儿体重恢复较足月儿慢。

②生理性黄疸：50%～60%足月儿和80%早产儿在生后可出现暂时性的高胆红素血症，称生理性黄疸。足月儿生理性黄疸5～7天消退，最迟不超过2周；早产儿7～9天消退，最长可延迟到4周。

③"马牙"和"螳螂嘴"：在新生儿口腔上腭中线和齿龈部位出现的散在黄白色小斑点，系上皮细胞堆积或黏液腺分泌物潴留所致，称"上皮珠"，俗称"马牙"，数周后可自然消失。新生儿两侧颊部各有一隆起的脂肪垫，俗称"螳螂嘴"，对吸吮乳汁有利。以上属正常现象，切忌擦拭或挑破，以免发生感染。

④乳腺肿大及假月经：男、女婴在生后4～7天均可有乳腺肿大，多在生后2～3周消失，不可挤压，以免感染。部分女婴于生后5～7天可见阴道流出少量血性分泌物，类似于月经，可持续数天，称假月经；或流出大量非脓性分泌物，类似白带，持续1～3天左右，一般不需处理。上述现象均是来自母体的雌激素的影响突然中断所致。

⑤粟粒疹：新生儿生后可在鼻尖、鼻翼、面颊部形成细小、白色或黄白色、突出在皮肤表面的皮疹，系皮脂腺堆积所致，称新生儿粟粒疹，数日后多自行消退。

（二）护理评估

1.健康史

询问新生儿出生前后的健康状态，如有无出生窒息史，有无保暖、喂养、护理不当和消毒隔离不严等情况；了解母亲怀孕及产后的健康状况、保健和服药情况等。

2. 身体状况

（1）症状评估

询问新生儿的哭声是否响亮，生后开奶时间、吸吮是否有力、每次的哺乳量、有无溢奶或呕吐；了解生后 24 小时内是否已排胎粪及小便，睡眠情况如何。

（2）护理体检

观察是否符合足月新生儿的外观特点；测量体温是否在正常范围，有无体温不升或过高；呼吸节律是否规则；面色是否红润；皮肤黏膜有无化脓病灶；脐部有无渗出物；有无皮肤、巩膜黄染；有无囟门及肌张力异常，是否存在吸吮、觅食、拥抱等先天性神经反射。

（3）心理—社会状况

初生的新生儿已能对母亲给予的各种形式的爱做出回应。初做父母的双亲由于对新生儿特点及护理知识缺乏，不知道怎样抱孩子，不熟悉给孩子喂养、洗澡、穿衣、换尿布，不知道孩子表示饥饿、尿湿或不适、疼痛的反应。因此，最初父母在照料新生儿时常感到十分紧张甚至胆怯。

（三）护理诊断

足月新生儿的主要护理问题：

①有体温改变的危险：与体温调节功能不完善有关。

②有窒息的危险：与易发生溢奶和呕吐物吸入有关。

③有感染的危险：与免疫功能不足有关。

④知识缺乏：与家长缺乏正确喂养及新生儿护理知识有关。

（四）预期目标

足月新生儿常见护理目标：新生儿不发生体温升高或降低，新生儿不发生窒息，新生儿不发生感染，家长能说出正确喂养及护理新生儿的要点。

（五）护理措施

足月新生儿的护理措施有以下几个方面：

1. 生活护理

（1）保暖

新生儿出生后应立即擦干身体，用温暖的毛毯包裹，并因地制宜采取不同的保暖措施。保暖方法有头戴绒布帽、母体胸前怀抱、热水袋、婴儿保暖箱和远红外辐射床等，但应注意避免烫伤及保暖过度。此外，接触婴儿的手、仪器及物品等均应预热，以免导致传导散热。护理操作时不要过分暴露新生儿。

（2）环境

新生儿室应置于阳光充足、空气流通的朝南区域。病室内最好备有空调和空气净化设备，应将新生儿置于适中温度的环境，即在穿衣、盖被的情况下，保持室温在22℃～24℃，便可达到适中温度的要求。新生儿室应避免对流风，相对湿度维持在55%～65%。每张病床占地面积为2.5m²，床间距离为60cm以上。

（3）合理喂养

①正常足月儿提倡早哺乳。一般生后半小时左右即可让新生儿吸吮母亲乳头，鼓励按需喂乳。确实无母乳者先试喂5%～10%葡萄糖溶液，无消化道畸形及吸吮吞咽功能良好者可给予配方乳。人工喂养者，奶具专用并消毒，奶流速以能连续滴出为宜。哺乳后，将小儿竖抱，轻拍背部，使其嗳出咽下的空气，然后取右侧卧位，预防溢乳和呕吐引起窒息。

②定时、定磅秤、定地点测量体重，每次测量前均要调节磅秤零位点，并除去衣物、饮食及大小便等重量，确保测得体重的精确度，为了解营养状况提供可靠依据。

（4）确保新生儿安全

避免新生儿处于危险的环境，如可能触及的热源、电源及尖锐物品，工作人员的指甲要短而钝。

2.保持呼吸道通畅

（1）在新生儿娩出后，开始呼吸前，应迅速清除口、鼻部的黏液及羊水，保持呼吸道通畅，以免引起吸入性肺炎或窒息。

（2）经常检查鼻腔是否通畅，及时清除鼻腔内的分泌物。

（3）保持新生儿适宜的体位，一般取右侧卧位，如仰卧时避免颈部前屈或过度后仰；俯卧时，头侧向一侧，专人看护，防止窒息。

（4）避免母亲的乳头、奶瓶、包被或其他物品阻挡新生儿口、鼻腔或压迫其胸部。

3.预防感染的护理

（1）环境清洁卫生

建立严格的隔离、消毒及清洁制度，病室应该使用湿式法进行日常清洁，每天用紫外线照射30min或用空气净化器进行空气消毒；每月空气培养1次，并定期进行全面的清洁消毒。

（2）工作人员

护理新生儿的工作人员必须身体健康，注意个人卫生，严格遵守无菌操作规程及消毒隔离制度。对带菌者及患感染性疾病者应暂时调离新生儿室。入室前应更换清洁的工作衣、帽及鞋，护理每个新生儿前后必须严格洗手，避免交叉感染。工作时不用手接触自己的鼻子、面部及口腔，尽量少谈笑，切忌将身体依靠在新生儿睡篮或检查台上，或将检查用具、病历牌随手放在小床上。

（3）个人卫生

新生儿衣服应柔软、棉布缝制、宽松舒适、易穿易脱。尿布宜用不褪色、清洁、吸水性强的软棉布，勿用塑料或橡皮制品。注意眼睛、鼻腔、外耳道、口腔的清洁护理。重视皮肤清洁，初生时皮肤胎脂不必揩去，有保护皮肤作用，但皮肤皱褶处的胎脂可用温开水轻轻拭去。24h后去除脐带夹，体温稳定后即可沐浴，水温保持在38℃～40℃，每天1次，达到清洁皮肤和促进血液循环的目的。注意头颈、腋窝、手掌及其他皮肤皱褶处的清洗，洗净后用软毛巾轻轻拭干，涂抹少许爽身粉。每次大便后及时更换尿布，同时用温开水冲洗臀部，拭干，涂鞣酸软膏预防臀红。如尿布皮炎已存在，可涂咪康唑膏或采用暴露及烤灯疗法。

（4）脐部护理

脐带脱落前若无渗血不宜任意解开包扎，应保持敷料干燥，避免被尿液浸湿，一旦污染应及时更换。脐带脱落后，脐窝有渗出物，可用75%酒精棉纤清洁处理，保持局部干燥；若有脓性分泌物，先用3%过氧化氢溶液清洗，然后涂2%碘酊；若有肉芽形成，可用5%～10%硝酸银溶液点灼。

4. 加强日常观察

每天了解新生儿吃奶、大小便及睡眠情况。注意体温、呼吸、心率、体重等的变化。注意面容、面色、手足颜色和温度有无变化，皮肤有无化脓灶或出血点，有无呕吐、囟门隆起或凹陷，肌张力是增高或减低，如有异常应及时处理。

5. 健康教育

（1）促进母婴感情建立

目前国内外均大力提倡母婴同室和母乳喂养。因此，在母婴情况允许下，婴儿出生后，应尽早（30min内）将新生儿安放在母亲身旁，进行皮肤接触，鼓励早吸吮，与孩子眼神交流、说话等促进感情交流，有利于婴儿身心发育。

（2）宣传育儿保健常识

采用录像或示范的方式，让家长学会新生儿日常护理方法，如抚触、抱新生儿、换尿布、沐浴、穿衣和喂养，为出院做好准备。介绍新生儿日常观察内容及预防接种的知识，使家长能及早发现异常情况，及时就诊，为医治疾病赢得时间。

（六）护理评价

足月新生儿的护理评价有以下几个方面：

①新生儿体温是否保持在正常范围。

②新生儿生长发育是否良好，住院期间有无感染发生。

③新生儿住院期间有无窒息发生。

④家长能否叙述正常喂养和护理新生儿。

五、知识技能应用

足月儿护理的实训：

（一）目的及内容

①学会对足月儿的身体状况进行评估，制定干预措施。

②实训中表现出严肃、认真的态度，对小儿爱护、关心、有耐心。

（二）实训前准备

①联系见习医院，与患儿及家长沟通并做好准备。

②收集早产儿护理的多媒体资料（录像、VCD或课件）、临床病例。

③学生应准备白大衣、帽子、口罩、听诊器等。

（三）方法及要求

1. 实训地点

在医院儿科病房配乳室或学校护理模拟实训室。

2. 实训方法

①集中由带教老师讲述后分组，每6～8人为一组，在学校老师和医院带教老师指导下对足月儿儿进行护理评估。

②各小组将收集到足月儿的资料整理后讨论，并做出计划方案。

③每位学生写出实践报告，交老师批阅。

（四）课后评价与反思

①评价学生的合作精神和态度。

②要求学生写出本次实训课的报告，并谈谈参加本次实训的体会。

六、自我测评

足月儿的护理

项目	评分标准	分值	扣分标准	得分
准备（15）	护士：衣帽整齐，洗手，环境适宜	5	缺一项扣2分	
	患儿：婴儿模型，身体许可，尿布、被褥、衣服齐全	5	缺一项扣1分	
	用物：体温计、吸氧装置、血压计、听诊器、手表等	5	缺一项扣1分	
操作（75）	①安置患儿卧位	15	不准确扣15分	
	②测量生命体征	40	全缺项扣40分 数据有误扣10分 其他操作有误酌情扣分	

（续表）

项目	评分标准	分值	扣分标准	得分
	③生活护理	20	全缺项扣20分 数据有误扣10分 其他操作有误酌情扣分	
评价 （10）	操作规范、熟练	3	生疏扣2分，有停顿扣1分	
	语言流利，指导正确	2	交代不清扣1分	
	工作态度认真	2	不认真扣1分	
	所需时间5min	3	超过1min扣1分	

七、课后练习

（一）选择题

1. 在小儿年龄阶段的划分中，新生儿期是指（　　　）。

　　A. 从出生到生后满 30 天　　　　　　　　　B. 从出生到生后满 28 天

　　C. 从出生到生后满两周　　　　　　　　　　D. 从孕期 28 周到生后 2 周

　　E. 从孕期 28 周到生后 1 周

2. 足月新生儿出生时存在、以后也不消失的反射是（　　　）。

　　A. 觅食反射　　　　　B. 角膜反射　　　　　C. 握持反射

　　D. 颈肢反射　　　　　E. 腹壁反射

3. 新生儿病态反应为（　　　）。

　　A. 口内有"马牙"　　　B. 乳腺肿大　　　　　C. 生后 3～4 天体温 39℃

　　D. 面色苍白，拒乳　　　E. 体重下降约 8%

4. 新生儿的神经反射不正常的是（　　　）。

　　A. 觅食反射阳性　　　B. 拥抱反射阳性　　　C. 握持反射阳性

　　D. 腹壁反射阳性　　　E. 吸吮反射阳性

5. 母体的免疫球蛋白能通过胎盘转移给胎儿的是（　　　）。

　　A. IgM　　　　　　　　B. IgA　　　　　　　　C. IgG

　　D. IgD　　　　　　　　E. IgE

6. 新生儿的正常呼吸频率为（　　　）。

　　A. 16～18 次 /min　　　B. 18～24 次 /min　　　C. 24～30 次 /min

　　D. 30～40 次 /min　　　E. 40～45 次 /min

7. 正常新生儿喂奶后应采取的卧位是（　　　）。

　　A. 仰卧位　　　　　　　B. 俯卧位　　　　　　C. 右侧卧位

　　D. 左侧卧位　　　　　　E. 头高脚低位

8. 新生儿，女，3天，洗澡时发现其两乳腺均有蚕豆大小肿块，轻轻挤压有白色液体流出。下列措施正确的是（　　　）。

    A. 加压包扎　　　　　B. 用手挤出液体　　　　C. 应用抗生素

    D. 不需处理　　　　　E. 手术切除

9. 某新生儿出生体重 2.6kg，身长 50cm，面色红润，哭声响亮，一般情况良好，现采用母乳喂养。母亲哺乳时采取的体位最好是（　　　）。

    A. 平卧位　　　　　　B. 仰卧中凹位　　　　　C. 右侧卧位

    D. 左侧卧位　　　　　E. 坐位

（二）简答题

1. 简述正常足月新生儿的概念。

2. 简述足月新生儿的外观特征。

3. 简述足月新生儿特有的反射有哪些。

4. 简述足月新生儿的几种特殊生理状态。

（三）案例分析题

患儿宝宝，女。孕 39 周，孕期无异常，顺产出生。宝宝出生时体重 3500g，皮肤红润，毳毛少，皮下脂肪丰满，Apgar 评分 9 分。出生后 3 天，皮肤、巩膜出现黄染。查体：T 36.5℃，P 135 次 /min，R 42 次 /min。精神好，食欲及大小便均正常。

    1. 该患儿存在哪些护理问题？

    2. 应采取哪些主要的护理措施？

子项目（二） 新生儿颅内出血患儿的护理

一、学习目标

知识目标

1. 掌握新生儿颅内出血患儿的临床表现、护理评估、护理措施。

2. 熟悉新生儿颅内出血患儿的护理诊断、护理评价。

3. 了解引起新生儿颅内出血的常见原因。

技能目标

1. 熟练掌握新生儿颅内出血患儿的护理评估、护理措施，应用护理程序实施整体护理。

2. 学会对新生儿颅内出血患儿的病情变化和治疗反应的观察，能初步进行分析处理。

3. 学会向个体、家庭、社区提供保健服务和开展健康教育。

二、学习重点和难点

重　点：新生儿颅内出血患儿的临床表现、护理评估、护理措施。

难　点：新生儿颅内出血患儿的护理。

三、工作情境及任务

情境一：责任护士小李今天上午发现6床新生儿突然抽搐、烦躁不安、尖叫、拒食。患儿以新生儿颅内出血入院。

任　务：对患儿进行护理评估有哪些？

情境二：患儿，男，生后2天，因抽搐、烦躁不安、尖叫、拒食3h就诊。查体：T 36.3℃，P 140次/min，R 45次/min，前囟饱满，肌张力高，双眼凝视，肢体抖动，唇微绀，心、肺、腹无特殊。头颅CT提示：蛛网膜下腔出血。

任务一：患儿主要存在哪些护理问题？

任务二：患儿目前的护理目标是什么？

任务三：患儿的主要护理措施有哪些？

任务四：为患儿进行护理评价。

四、知识储备和理论学习

颅内出血是新生儿期的常见病，其发生与这一阶段自身的解剖生理特点和多种围产期高危因素有关，严重者常有神经系统后遗症。其病因不同，发生颅内出血的部位也会有所不同，以脑室周—脑室内出血最为常见，常见的还有硬脑膜下出血、蛛网膜下腔出血、脑实质出血，小脑、丘脑及基底核等部位也可发生出血，以早产儿多见。近年来，尽管围产新生儿医学技术不断提高，但因早产儿数量增加，孕周、出生体重呈下降趋势，高危儿相应增多，新生儿颅内出血发生率并无大幅度降低。

（一）病因

1. 早产

胎龄越小发病率越高。胎龄小于32周的早产儿，在侧脑室的腹外侧室管膜下存留有生发基质，是脑神经母细胞和胶质细胞的发源地，其血液供应来自大脑前动脉及中动脉，为满足神经发育的需求，此处形成了丰富的毛细血管床，面积相对大而且血管走形不规则，血管壁仅有一层内皮细胞，缺少胶原和弹力纤维支撑，易于破损。颅内压的改变，脑血流量增加或减少，特别是呈现"涨落"式脑血流，对颅内出血危害极大。常见原因有血压改变、不当的输液速度、液体张力和输液量、呼吸机使用不当及血管活性药物的使用等。生发基质层血管壁内皮细胞富含线粒体，耗氧量大，对缺氧十分敏感，易因缺氧发生血管破坏出血。基质区域的静脉系统由来自脑白质、脉络丛、纹状体的数条静脉，在尾状核头部位置汇合成端静脉，通过"U"字形回路汇聚于Galen静脉，这种特殊走向易发生血流动力学的变化而致出血。胎龄32周以后生发基质层逐渐退化形成神经胶质细胞，构成生后脑白质的基础。

2. 缺氧

缺血缺氧窒息时低氧血症、高碳酸血症可损害脑血流的自主调节功能，形成压力被动性脑血流。血流量增加，可引起毛细血管破裂出血；血流量减少，引起毛细血管缺血性损伤而出血。低氧、高碳酸血症还可引起脑血管扩张，血管内压增加，毛细血管破裂出血；静脉淤滞、血栓形成，可使脑静脉血管破裂出血。

3. 外伤

主要为产伤所致，是新生儿硬膜下出血的常见原因。常发生于胎位不正、产程延长、胎儿过大等头部过分受压的新生儿，或急产、需要使用高位产钳、胎头吸引器、臀牵引的新生儿。机械性损伤可使天幕、大脑镰撕裂和脑表浅静脉破裂，导致硬膜下出血。此外，如头皮静脉穿刺、搬动、吸痰、气管插管等频繁操作或机械通气时参数设置不当等，可造成头部过分受压、脑血流动力学突然改变和脑血流自主调节受损引起毛细血管破裂而出血。

4. 其他

不适当的输入高渗溶液，如碳酸氢钠、葡萄糖酸钙、甘露醇等，可导致毛细血管破裂；

新生儿肝功能不成熟、凝血因子不足或其他出血性疾病，如母亲患原发性血小板减少性紫癜，或母亲在孕期使用苯妥英钠、苯巴比妥、利福平等药物，可引起新生儿血小板或凝血因子减少。

（二）临床表现

主要与出血部位和出血量有关，多于生后 2～3 天出现，轻者可无症状，大量出血者可在短期内死亡。常见的症状和体征有：

①神志改变：易激惹、嗜睡或昏迷。

②呼吸改变：增快或减慢，不规则或暂停。

③颅内压力增高：前囟隆起、血压增高、抽搐、角弓反张、脑性尖叫。

④眼征：凝视、斜视、眼球上转困难、眼球震颤等。

⑤瞳孔对光反应消失。

⑥肌张力：增高、减弱或消失。

⑦其他：不明原因的苍白、贫血和黄疸。

（三）治疗原则

①支持疗法：保持患儿安静，尽可能避免搬动、刺激性操作，维持正常的 PaO_2、$PaCO_2$、pH、渗透压和灌注压。

②止血：可选择使用维生素 K1、酚磺乙胺、立止血等。

③控制惊厥：见"缺血缺氧性脑病"部分。

④降低颅内压：有颅内压力增高症状者使用呋塞米，每次 0.5～1mg/kg，每日 2～3 次静注。对中枢性呼吸衰竭者可用小剂量甘露醇，每次 0.25～0.5g/kg，每 6～8h 1 次静注。

⑤脑积水：乙酰唑胺可减少脑积液的产生，每日 50～100mg/kg，分 3～4 次口服；对脑室内或蛛网膜下腔出血者，可于病情稳定后（生后 2 周左右）连续腰椎穿刺，每日或隔日 1 次，防止粘连和脑积水，此法尚存争议；梗阻性脑积水者，可行脑室—腹腔分流术。

（四）护理评估

对新生儿颅内出血患儿进行评估有以下方面：

1. 健康史

询问母亲在妊娠期或分娩过程中有无缺氧或产伤史；了解出生时有无头盆不称、胎位异常、急产、产程过长、高位产钳、吸引器助产等致病因素，生后有无输入高渗液体或机械通气不当等。

2. 身体状况

（1）症状评估

询问生后不久是否出现烦躁不安、脑性尖叫、惊厥等兴奋状态，或出现表情淡漠、嗜睡、昏迷、四肢松软、对外界刺激无反应等抑制状态。

（2）护理体检

测量患儿生命体征，检查神志状态，是否激惹、嗜睡或处于昏迷，有无前囟隆起、眼征（凝视、斜视、震颤等），瞳孔对光反应是否灵敏、迟钝或消失，各种神经反射如拥抱反射是否存在或消失，四肢肌张力是增高还是低下，有无不明原因的苍白、贫血和黄疸。

3. 辅助检查

原发性蛛网膜下腔出血时脑脊液为血性。头颅超声对脑室周围—脑室出血的诊断很有价值，可在床旁进行，无射线损害，易于动态观察。头颅 CT 扫描和磁共振（MRI）可诊断各种类型的颅内出血。

4. 心理—社会状况

评估家长有无紧张、焦虑、恐惧、失望等。由于早产儿的病死率和后遗症发生率均较高，个别家长对本病的严重性和预后缺乏认识，特别当孩子致残后常遗弃孩子，而带来一系列的社会问题。

（五）护理诊断

新生儿颅内出血患儿的主要护理问题：

①婴儿喂养困难：与颅内出血、中枢神经受损有关。

②潜在并发症：颅内高压。

③不能维持自主呼吸：与呼吸中枢受累、呼吸暂停有关。

④家庭应对无效：与家长内疚、焦虑、失望感有关。（护资考点提示：新生儿颅内出血的护理问题）

（六）预期目标

新生儿颅内出血患儿的护理目标：

①患儿能得到所需的营养及水分。

②患儿住院期间神志清醒，生命体征稳定，前囟平坦。

③患儿颅内出血逐渐减轻，呼吸形态正常，无呼吸暂停现象。

④家长对患儿的康复有信心，积极配合医治。

（七）护理措施

新生儿颅内出血患儿的护理措施有以下几个方面：

1. 生活护理

①保持病室空气清新，室温在 22℃～24℃，湿度 55%～65%。

②保持安静，降低颅内压。患儿应绝对静卧，直到病情稳定。抬高头肩部15°～30°，以利静脉回流。一切治疗和护理尽量集中进行，并做到动作轻柔，尽可能避免移动和刺激。静脉穿刺最好用留置针，减少反复穿刺。如头偏向一侧时，整个身躯也应同向侧位，以保持头呈正中位，避免颈动脉受压。

③保证热量供给：病重者推迟喂乳时间，延至生后 72h。吸吮力差者可用滴管或鼻饲喂养，或全静脉营养。禁食期间按医嘱静脉输液，总液量按 60 ~ 80mL/（kg·d）计算，输液速度宜慢（24h 内均匀输入），不应抱起喂奶，以免加重出血。

④维持体温稳定：体温过高时进行物理降温，体温过低时用远红外辐射床、暖箱或热水袋保暖。

2. 治疗配合

①保持呼吸道通畅，及时清除呼吸道分泌物。呼吸困难者给氧，以减轻脑出血和脑水肿；频繁呼吸暂停者，使用呼吸机维持呼吸，并遵医嘱选用呼吸兴奋剂。

②按医嘱正确使用药物，如维生素 K1、酚磺乙胺、巴曲酶等止血剂，呋塞米（速尿）、地塞米松等降低颅内压药，地西泮或苯巴比妥钠等镇静剂。给药时要做到准确无误，注意药物的配伍禁忌和疗效。

3. 病情观察

严密监测生命体征，测量头围大小，注意有无面色苍白或青紫，有无全身或面部肌肉的小抽动，双侧瞳孔是否等大、等圆，意识状态，囟门张力和肌张力变化。及时记录阳性体征，并与医生取得联系。

4. 心理护理

耐心解答家长的提问，解释颅内出血的严重性、预期病程、治疗效果及预后，并安慰家长，以减轻其心理压力和焦虑程度。

5. 健康教育

鼓励坚持治疗和随访，指导家长对有智能低下和运动障碍的患儿进行智能开发和运动功能训练，介绍有一定经验的康复中心，以增强家长战胜疾病的自信心。

（八）护理评价

新生儿颅内出血患儿的护理评价有以下几个方面：

①患儿神志、生命体征、前囟等情况是否恢复正常。

②患儿营养摄入是否平衡，体重是否正常。

③家长对本病的发生、发展及预后是否了解，心理状态是否平稳。

五、知识技能应用

新生儿颅内出血患儿的护理实训：

（一）目的及内容

①掌握新生儿颅内出血患儿的护理评估及护理措施。

②在临床见习中表现出认真、负责的态度，对患儿同情、爱护和关心。

（二）实训前准备

①联系见习医院，与患儿家长沟通并做好准备。

②收集新生儿颅内出血的多媒体资料（录像、VCD 或课件）、临床病例。

③学生应准备护士服、帽子、口罩、听诊器等。

（三）方法及要求

1.临床见习（医院新生儿重症监护病房）

①集中由带教老师讲述后分组，每 6 ～ 8 人为一组，在学校老师和医院带教老师指导下对新生儿颅内出血患儿进行护理评估。

②各小组将收集到新生儿颅内出血患儿的资料整理后讨论，并做出护理诊断，制定护理计划。

③每位学生写出实践报告，交老师批阅。

2.观看录像或临床实例分析（护理模拟示教室）

若无条件去医院病房见习，可组织学生在护理模拟示教室观看"新生儿颅内出血"的录像，讨论病例。

【病例】某足月新生儿，胎吸助产，生后第三天突然出现惊厥、烦躁不安、尖叫。体格检查：体温正常，前囟饱满，肌张力高，尖叫，双眼凝视，肢体抖动，欲抽搐，唇微绀。辅助检查：头颅 CT 显示颅内出血 3mL。诊断为新生儿颅内出血。

①根据临床资料提出护理问题。

②制定相应的护理措施。

（四）注意事项

①注意保持环境及用物的卫生。

②严格按照操作步骤执行操作。

（五）课后评价与反思

通过对新生儿败血症患儿的护理评估，制定护理措施，完成实训报告，并在实训报告中谈谈参加本次实训的体会。

六、自我测评

新生儿败血症患儿的护理考核标准

项目	评分内容	分值	扣分标准	得分
准备	护士：衣帽整齐，洗手，环境适宜	15	缺一项扣 5 分	
新生儿颅内出血的病因	早产、缺氧、外伤、其他	15	缺一项扣 3 分	
新生儿颅内出血的临床表现	尖叫、颅缝裂开、呕吐、惊厥	10	缺一项扣 2 分	
新生儿颅内出血的护理评估	健康史、身体状况、护理体检	15	缺一项扣 5 分 描述不准确 2 分	

（续表）

项目	评分内容	分值	扣分标准	得分
新生儿颅内出血的护理措施	生活护理、病情观察、治疗配合、心理护理	20	缺一项扣5分 描述不准确扣2分	
新生儿颅内出血的健康教育	学生之间模拟健康教育	15	缺一项扣3分 描述不准确扣2分	
评价（所需时间10min）	语言流利，指导正确，工作态度认真	10	生疏扣2分，有停顿扣1分 交代不清扣1分 不认真扣1分	

七、课后练习

（一）选择题

1.某足月新生儿，急产，生后1天突然惊厥、斜视。体格检查：体温正常，前囟饱满，肌张力高，尖叫，双眼凝视，肢体抽动，唇微绀，心率132次/min，肺未闻啰音，血白细胞10×10^9/L。此患儿最可能为（　　　）。

　　A.新生儿病理性黄疸　　　B.新生儿硬肿症　　　C.新生儿破伤风

　　D.新生儿败血症　　　　　E.新生儿颅内出血

2.新生儿颅内出血的临床特征是（　　　）。

　　A.呼吸困难，不能吸吮　　　　　　　　B.全身有紫斑

　　C.心率慢，体温不升　　　　　　　　　D.窒息、惊厥和抑制相继出现

　　E.拒食，体重不增

3.新生儿颅内出血患者降颅压宜首选（　　　）。

　　A.地塞米松　　　　　B.50%葡萄糖　　　　C.20%甘露醇

　　D.50%甘油口服　　　E.25%葡萄糖

（二）简答题

1.简述引起新生儿颅内出血的原因。

2.简述新生儿颅内出血的临床表现。

3.新生儿颅内出血的治疗要点有哪些？

（三）案例分析题

某患儿，男，孕 34 周出生，出生后第 2 天突然抽搐、烦躁不安、尖叫、拒食 3h。查体：T 36.1℃，P 140 次 /min，R 45 次 /min，前囟饱满，肌张力高，双眼凝视，肢体抖动，唇微绀，心肺腹无特殊。

1. 患儿的临床诊断是什么？

2. 该患儿存在哪些护理问题？

3. 应采取哪些主要的护理措施？

子项目（三）　新生儿缺血缺氧性脑病患儿的护理

一、学习目标

知识目标

1. 掌握新生儿缺血缺氧性脑病患儿的临床表现、护理评估、护理措施。

2. 熟悉新生儿缺血缺氧性脑病患儿的护理诊断、护理评价。

3. 了解引起新生儿缺血缺氧性脑病的常见原因。

技能目标

1. 熟练掌握新生儿缺血缺氧性脑病患儿的护理评估、护理措施，应用护理程序实施整体护理。

2. 学会对新生儿缺血缺氧性脑病患儿的病情变化和治疗反应的观察，能初步进行分析处理。

3. 学会向个体、家庭、社区提供保健服务和开展健康教育。

二、学习重点和难点

重　点：新生儿缺血缺氧性脑病患儿的临床表现、护理评估、护理措施。

难　点：新生儿缺血缺氧性脑病患儿的护理。

三、工作情境及任务

情境一：责任护士小李发现 6 床患儿突然抽搐，面色苍白。患儿 1 天前因新生儿缺氧缺血性脑病住院治疗。

任　务：请为患儿进行护理评估。

情境二：患儿，女，年龄 1 天。生后 10min 出现口吐泡沫，哭声微弱，口周发青，双肺呼吸音粗，皮肤黏膜苍白，四肢肌张力略低，吸吮、觅食反射减弱。

任务一：患儿主要存在哪些护理问题？

任务二：患儿目前的护理目标是什么？

情境三：患儿，男，出生 4h。患儿系第 1 胎，孕 40 周。因"胎心率过快，足先露"行臀牵引生产；出生体重 2700g，羊水 Ⅱ 度污染，生后不哭，全身苍白，呼吸浅表，前囟膨隆，生后 Apgar 评分 1、5、10 分钟分别为 3、6、8 分。生后未排胎便，反应差，嗜睡，面色灰暗。以新生儿缺氧缺血性脑病住院治疗。

任务一：患儿的主要护理措施有哪些？

任务二：请为患儿进行护理评价。

四、知识储备和理论学习

新生儿缺血缺氧性脑病是指围产期缺氧窒息引起的部分或完全缺氧、脑血流量减少或暂停而导致胎儿或新生儿脑损伤。据统计，我国每年活产婴 1800 万～2000 万人，新生儿缺血缺氧性脑病的发生率约为活产儿的 3‰～6‰，其中 15%～20% 在新生儿期死亡，存活者中 25%～30% 留有不同类型和程度的远期后遗症，是危害我国儿童生活质量的重要疾病之一。

（一）病因

缺氧是新生儿缺血缺氧性脑病的发病核心，缺氧缺血性损伤在围产期各个阶段均可发生。出生前缺氧主要是胎儿宫内窘迫，表现为胎心率异常、羊水胎粪污染和胎动减少。胎儿宫内窘迫的原因，可与孕母患有全身性疾病如妊娠高血压疾病、糖尿病、贫血、心肺疾患等有关，也可能与胎盘、脐带异常，影响了胎盘血液供应和气体交换有关。出生后缺氧的主要原因是严重影响机体氧合状态的新生儿疾病，如胎粪吸入综合征、重度溶血、休克等，如不能及时给予正确治疗，可导致缺血缺氧性脑病的发生。

（二）临床表现

①意识障碍：主要表现为不同程度的兴奋和抑制。过度兴奋：易激惹，肢体颤动，睁眼时间长，凝视等。过度抑制：嗜睡，失去正常的觉醒睡眠周期，大部分时间在睡眠中，饥饿时不会自然醒来甚至昏迷。

②肌张力异常：肌张力增强，常表现为肢体过度屈曲，被动活动阻力增高，下肢往

往重于上肢，严重时表现为过伸；肌张力减弱，则表现为头竖立差，围巾征过中线，腘窝角大于90°，甚至四肢松软。

③原始反射异常：主要指吸吮、拥抱反射，轻时表现为活跃，重时减弱、消失。

④颅内压升高：随着脑水肿的加重，可出现前囟张力增高，颅缝分离。严重颅内压增高时常伴呼吸异常和不同形式的惊厥，以微小型、阵挛型多见，可间断发作或频繁发作；脑损伤更重者，可出现持续强直发作。

⑤脑干症状：重度脑病多出现中枢性呼吸衰竭、呼吸暂停、呼吸节律不整，瞳孔对光反射迟钝或消失，也可出现眼球震颤。

（三）治疗原则

围产期窒息缺氧可导致全身多脏器缺血缺氧性损害，治疗方案应全面维护机体内环境稳定和各器官功能正常，同时要注重尽可能及早治疗，最迟不得超过生后48h。目前被归纳为"三项支持疗法""三项对症处理"治疗方案。

1. 三项支持疗法

①维持良好的通气、换气功能，使血气和pH在正常范围。可酌情给予不同方式的氧疗，如头罩、鼻塞、连续气道正压通气，必要时人工。酌情应用5%碳酸氢钠纠正酸中毒，24h内使血气达到正常范围。

②维持各脏器血流灌注，根据病情使用多巴胺2～5μg/（kg·min），使心率、血压保持在正常范围。如果效果不佳，可加用多巴酚丁胺2～5μg/（kg·min）及营养心肌药物。

③维持血糖水平在正常高值（5.0mmol/L），以保持神经细胞代谢所需能量。监测血糖，及时调整静脉输入葡萄糖浓度，一般6～8mg/（kg·min），必要时可8～10mg/（kg·min）。根据病情尽早开奶或喂糖水，保证热量输入。

2. 三项对症处理

①控制惊厥：首选苯巴比妥，负荷量20mg/kg，于15～30min静脉滴入。若不能控制惊厥，1h后可加10mg/kg，12h后给予维持量5mg/（kg·d）。肝功能不良者改用苯妥英钠，剂量同苯巴比妥；顽固性抽搐者可加用地西泮，每次0.1～0.3mg/kg静脉滴注，或加用水合氯醛50mg/kg灌肠。

②降颅压：颅内压增高时，首选呋塞米，每次0.5～1mg/kg，静注。严重者可用20%甘露醇，每次0.25～0.5g/kg，静注。每4～6h 1次，连用3～5天。

③消除脑干症状：当出现呼吸节律异常、瞳孔改变时，可应用纳络酮，剂量为0.05～0.1mg/kg，静脉注射。若无效应，及时给予恰当的呼吸支持措施。

（四）护理评估

对新生儿缺血缺氧性脑病患儿进行评估有以下几个方面：

1. 健康史

询问胎儿在母体内的发育情况，有无胎动加快、胎心率增加的病史，若有即是胎儿宫内早期缺氧的表现。出生时有无产程过长、羊水污染及抢救复苏经过。出生后有无心、肺、脑病变及严重失血或贫血。

2. 身体状况

（1）症状评估

了解病情轻重程度。病情可分为3度：轻度，24h内症状明显，以兴奋症状为主，以后逐渐减轻，无意识障碍；中度，有嗜睡及肌张力低下，约50%的患儿出现惊厥；重度，以抑制症状为主，表现为昏迷，肌张力低下，反复呼吸暂停和频繁发作的惊厥。

（2）护理体检

检查患儿意识状态是兴奋、嗜睡或昏迷，肌张力有无减弱或松弛并进行上下肢对比，有无前囟饱满、惊厥发作、呼吸减慢或出现呼吸暂停、瞳孔对光反射是否灵敏等，原始神经反射是活跃还是消失。

3. 辅助检查

可疑者检查头颅B超、头颅CT或磁共振、脑电图，可证实病变部位、范围及程度等，有助于明确诊断、判断预后并为护理提供依据。

4. 心理—社会状况

该病可导致永久性神经损伤，家长对此感到恐惧和不知所措，或对致残孩子过分悲伤、失望或放弃治疗，甚至遗弃孩子。应评估家长对本病的认知程度，有无紧张、恐惧和对康复失去信心等，应告之可能的预后。

（五）护理诊断

新生儿缺血缺氧性脑病患儿主要的护理问题：

①气体交换受损：与肺部炎症造成的通气和换气障碍有关。

②潜在并发症：颅内高压症。

③恐惧（家长）：与病情严重及预后不良有关。

（六）护理目标

新生儿缺血缺氧性脑病患儿常见护理目标：

①患儿住院期间生命体征稳定、神清、前囟平坦、颅内压正常。

②患儿呼吸平稳，无发绀。

③家长的恐惧心理减轻，对患儿的康复有信心，并配合治疗与护理。

（七）护理措施

新生儿缺血缺氧性脑病患儿的护理措施有以下几方面：

1. 生活护理

①将患儿置于安静、清洁的病室内。室内温度保持在22℃～24℃，湿度在

55%～65%。

（2）头肩部抬高15°～30°，侧卧位，减少搬动。除臀部护理外，免去其他清洁护理。静脉穿刺最好用留置针，各项护理操作集中进行，并要求动作轻柔，避免反复穿刺引起患儿烦躁而加重缺氧。

2.严密观察病情

重点观察生命体征，注意神志、肌张力、前囟张力、瞳孔对光反射、呼吸等变化，及时发现颅内高压和其他器官受损的表现。监测血气、血电解质、肾功能等指标。

3.治疗配合

遵医嘱给予镇静、止惊、降颅压、抢救呼吸衰竭等治疗和护理，备好氧气、吸引器、急救药物等，积极协助医生进行抢救。使用药物时注意配伍禁忌和观察疗效，认真填写护理记录，恢复期患儿可进行高压氧治疗。

4.心理护理

耐心细致地为家长解答病情，减轻恐惧心理，介绍有关医学基础知识，取得家长理解并得到最佳配合。定期随访，及早发现和处理后遗症，教会家长康复训练的基本方法。

5.健康教育

指导孕妇定期做产前检查，发现并处理高危妊娠，避免早产和手术产。培训家长早期康复干预的方法，对可疑功能障碍者，将其肢体固定于功能位。早期给予患儿动作训练和感知刺激的干预措施，促进脑功能恢复，指导患儿家长做好家庭护理及长期追踪。

（八）护理评价

新生儿缺血缺氧性脑病患儿的护理评价有以下几方面：

①患儿住院期间生命体征是否平稳，并避免了颅内高压发生。

②患儿住院期间能否接受母乳喂养和满足生长发育的需求。

③家长恐惧程度是否减轻，能否配合治疗和护理。

④患儿伤残程度能否降至最低限度。

五、知识技能应用

新生儿缺血缺氧性脑病患儿的护理：

（一）目的及内容

①掌握新生儿缺血缺氧性脑病患儿的护理评估及护理措施。

②在临床见习中表现出认真、负责的态度，对患儿同情、爱护和关心。

（二）实训前准备

①联系见习医院，与患儿家长沟通并做好准备。

②收集新生儿缺血缺氧性脑病的多媒体资料（录像、VCD或课件）、临床病例。

③学生应准备护士服、帽子、口罩、听诊器等。

（三）方法及要求

1. 临床见习（医院新生儿重症监护病房）

①集中由带教老师讲述后分组，每 6～8 人为一组，在学校老师和医院带教老师指导下对新生儿缺血缺氧性脑病患儿进行护理评估。

②各小组将收集到新生儿缺血缺氧性脑病患儿的资料整理后讨论，并做出护理诊断，制定护理计划。

③每位学生写出实践报告，交老师批阅。

2. 观看录像或临床实例分析（护理模拟示教室）

若无条件去医院病房见习，可组织学生在护理模拟示教室观看"新生儿缺血缺氧性脑病"的录像，讨论病例。

【病例】某足月婴儿，出生时全身皮肤青紫，Apgar 评分为 3 分。查体：昏迷，反射消失，肌张力低下，心率慢，呼吸不规则。诊断为缺氧缺血性脑病。

①根据临床资料提出护理问题。

②制定相应的护理措施。

（四）注意事项

①注意保持环境及用物的卫生。

②严格按照操作步骤执行操作。

（五）课后评价与反思

通过对新生儿缺血缺氧性脑病患儿的护理评估，制定护理措施，完成实训报告，并在实训报告中谈谈参加本次实训的体会。

六、自我测评

新生儿败血症患儿的护理考核标准

项目	评分内容	分值	扣分标准	得分
准备	护士：衣帽整齐，洗手，环境适宜	15	缺一项扣 5 分	
新生儿缺血缺氧性脑病的临床表现	意识障碍、肌张力异常、原始反射异常、颅内压增高、脑干症状	10	缺一项扣 2 分	
新生儿缺血缺氧性脑病的治疗	三项支持疗法和三项对症处理	15	缺一项扣 2 分	
新生儿缺血缺氧性脑病的护理评估	健康史、身体状况、护理体检	15	缺一项扣 5 分 描述不准确 2 分	
新生儿缺血缺氧性脑病的护理措施	生活护理、病情观察、治疗配合、心理护理	20	缺一项扣 5 分 描述不准确扣 2 分	

（续表）

项目	评分内容	分值	扣分标准	得分
新生儿缺血缺氧性脑病的健康教育	学生之间模拟健康教育	15	缺一项扣3分 描述不准确扣2分	
评价（所需时间10min）	语言流利，指导正确，工作态度认真	10	生疏扣2分，有停顿扣1分 交代不清扣1分 不认真扣1分	

七、课后练习

（一）选择题

1. 治疗新生儿缺氧缺血性脑病控制惊厥首选苯巴比妥，其负荷量为（　　）。

    A. 5mg/kg   B. 10mg/kg   C. 15mg/kg

    D. 20mg/kg   E. 25mg/kg

2. 新生儿缺氧缺血性脑病的病因是（　　）。

    A. 产伤   B. 早产   C. 窒息

    D. 感染   E. 产妇发热

3. 以下哪项不是新生儿缺氧缺血性脑病的治疗方法？（　　）

    A. 供氧   B. 苯巴比妥控制惊厥   C. 青霉素抗感染

    D. 脱水剂   E. 康复干预

4. 关于缺氧缺血性脑病，不正确的是（　　）。

    A. 多发生于窒息的足月儿

    B. 症状多出现在生后3天内

    C. 轻症以兴奋症状常见，重症以抑制症状常见

    D. 病变如在两侧大脑半球，其特点是惊厥持久，无脑水肿表现

    E. 是儿童神经系统伤残的常见原因之一

5. 某足月女婴，自然分娩，出生体重3kg。娩出时Apgar评分4分，抢救10min后评9分。生后2h出现凝视、哭声单调，继而全身抽搐，肌张力偏高。为控制惊厥，应首先采用（　　）。

    A. 肌注呋塞米（速尿）3mg

    B. 肌注地塞米松15mg

    C. 20%甘露醇10mL静脉推注

    D. 苯巴比妥60mg 15～30min内静滴

    E. 肌注维生素K1 1mg

6. 某足月婴儿，出生时全身皮肤青紫，Apgar评分为3分。查体：昏迷，反射消失，

肌张力低下，心率慢，呼吸不规则。诊断为缺氧缺血性脑病，临床分度为（　　　）。

A. 极轻度　　　　　　B. 轻度　　　　　　C. 中度

D. 重度　　　　　　E. 极重度

（二）简答题

1. 新生儿缺血缺氧性脑病患儿的临床表现有哪些？

2. 新生儿缺血缺氧性脑病的治疗要点有哪些？

（三）案例分析题

患儿，男，孕 39 周，因"胎心率过快，足先露"行臀牵引生产。出生体重 2800g，羊水Ⅱ度污染，生后不哭，全身苍白，呼吸浅表，前囟膨隆，生后 Apgar 评分 1、5、10 分钟分别为 3、6、8 分。生后 6h，反应差，嗜睡，面色灰暗。

1. 患儿的临床诊断是什么？

2. 该患儿存在哪些护理问题？

3. 应采取哪些主要的护理措施？

子项目（四）　新生儿低血糖、新生儿低血钙患儿的护理

一、学习目标

知识目标

1. 掌握新生儿低血糖、新生儿低血钙患儿的临床表现、护理评估、护理措施。

2. 熟悉新生儿低血糖、新生儿低血钙患儿的护理诊断、护理评价。

3. 了解引起新生儿低血糖、新生儿低血钙的常见原因。

技能目标

1.熟练掌握新生儿低血糖、新生儿低血钙患儿的护理评估、护理措施，应用护理程序实施整体护理。

2.学会对新生儿低血糖、新生儿低血钙患儿的病情变化和治疗反应的观察，能初步进行分析处理。

3.学会向个体、家庭、社区提供保健服务和开展健康教育。

二、学习重点和难点

重　点：新生儿低血糖、新生儿低血钙患儿的临床表现、护理评估、护理措施。

难　点：新生儿低血糖、新生儿低血钙患儿的护理。

三、工作情境及任务

情境一：责任护士小李发现2床患儿不哭，呼吸暂停发作2次。患儿因"早产儿"住院。

任　务：请为患儿进行护理评估。

情境二：某早产儿，出生体重2300g，生后4天出现阵发性双目凝视、呼吸暂停；近一天吃奶差。体检：T 36℃，R 40次/min，皮肤、巩膜黄染，前囟平，无隆起和凹陷，骨缝无裂开，心肺无特殊，白细胞正常，胸片、头颅CT无异常。化验：胆红素203μmol/L，血糖2.1mmol/L（60mg/dL）。

任务一：患儿主要存在哪些护理问题？

任务二：患儿目前的护理目标是什么？

任务三：患儿的主要护理措施有哪些？

情境三：某患儿系早产儿，出生体重1800g，生后2天经常出现抽搐、呼吸暂停。体检：T 36℃，R 40次/min，皮肤、巩膜黄染，前囟平，无隆起和凹陷，骨缝无裂开，心肺无特殊，白细胞正常，胸片、头颅CT无异常。化验：血钙1.5mmol/L，血糖3.3mmol/L（60mg/dL）。

任务一：患儿的主要护理措施有哪些？

任务二：请为患儿进行护理评价。

四、知识储备和理论学习

新生儿低血糖症是指新生儿血糖值低于正常新生儿的最低血糖值。新生儿低血糖的界线值尚存争议，目前主张不论出生体重、胎龄和日龄，低于2.2mmol/L诊断为低血糖症，而低于2.6mmol/L为临床需要处理的临界值。

新生儿低血钙症是新生儿惊厥的常见原因之一，血钙低于1.8mmol/L或游离钙低于0.9mmol/L称低血钙症。

（一）病因

1. 低血糖

新生儿低血糖有暂时性或持续性之分。

（1）暂时性低血糖

暂时性低血糖指低血糖持续时间较短，不超过新生儿期。

①葡萄糖储存不足：对于早产儿，肝糖原储存主要发生在妊娠的最后 3 个月，胎龄越小，糖原储存越少；对于小于胎龄儿，除糖原储存少外，糖异生途径中的酶活力也低；若围生期窒息，低氧、酸中毒时儿茶酚胺分泌增多，刺激肝糖原分解增加，加之无氧酵解使葡萄糖利用增多；败血症、低体温、先天性心脏病等，常由于热能摄入不足，而葡萄糖利用增加所致。

②葡萄糖利用增加：对于糖尿病母亲娩出的婴儿，胎儿在宫内高胰岛素血症，而出生后母亲血糖供给突然中断所致；若有 Rh 溶血病，红细胞破坏致谷胱甘肽释放，刺激胰岛素浓度增加。

（2）持续性低血糖

持续性低血糖指低血糖持续至婴儿或儿童期。

①高胰岛素血症，主要见于胰岛细胞增生症、Beckwith 综合征、胰岛细胞腺瘤。

②内分泌缺陷，如高血糖素缺乏、先天性垂体功能不全、生长激素缺乏、皮质醇缺乏等。

③遗传代谢性疾病：糖类疾病，如糖原累积病 I 型、III 型；脂肪代谢性疾病，如中链酰基辅酶 A 脱氢酶缺乏；代谢缺陷，如支链氨基酸代谢障碍、亮氨酸代谢缺陷。

2. 低血钙

由于妊娠晚期母血甲状旁腺激素水平高，分娩时脐血总钙和游离钙均高于母血水平（早产儿血钙水平低），故胎儿及新生儿甲状旁腺功能暂时受到抑制；出生后源于母亲钙的供应中断，外源性钙的摄入又不足，加之新生儿甲状旁腺激素水平较低，骨质中的钙不能入血，故导致低血钙。

①早期低血钙，指发生于生后 72h 之内，多见于早产儿、小于胎龄儿、IDM 及患妊娠高血压综合征母亲所生的婴儿。若有难产、窒息、感染及产伤史者，也易发生低钙血症，其原因可能与细胞大量破坏导致的高血磷有关。

②晚期低血钙，指发生于生后 72h 之后，多见于牛乳喂养的足月儿。主要是由于牛乳中磷的含量高（900 ～ 1000mg/L，人乳 150mg/L），钙磷比例不适宜（牛乳 1.35∶1，人乳 2.25∶1），不利于钙的吸收。此外，新生儿肾小球滤过率低，而肾小管对磷的重吸收能力较强，导致血磷过高、血钙沉积于骨，发生低钙血症。

③若低血钙持续时间长或反复出现，应注意有无母亲甲状旁腺功能亢进、暂时性先天性特发性甲状旁腺功能不全、先天性永久性甲状旁腺功能不全。

（二）临床表现

大多数低血糖者无临床症状；少数可出现喂养困难、嗜睡、青紫、哭声异常、颤抖、震颤甚至惊厥等非特异性症状，经静脉注射葡萄糖后上述症状消失，血糖恢复正常，称"症状性低血糖"。

低钙血症患者的症状可轻重不同，多出现于生后 5～10 天，主要表现为烦躁不安、肌肉抽动或震颤，可有惊跳及惊厥等，手足抽搐和喉痉挛较少见。惊厥发作时常伴有呼吸暂停和发绀；发作间期一般情况良好，肌张力稍高，腱反射亢进，踝阵挛可呈阳性。早产儿生后 3 天内易出现血钙降低，其降低程度一般与胎龄成反比，通常无明显体征，可能与其发育不完善、血浆蛋白低和酸中毒时血清游离钙较高等有关。

（三）治疗原则

1. 低血糖的治疗要点

由于并不能确定引起脑损伤的低血糖阈值，因此不管有无症状，低血糖者均应及时治疗。

①无症状性低血糖并能进食者可先进食，密切监测血糖，低血糖不能纠正者可静脉输注葡萄糖，按 6～8mg/（kg·min）速率输注，4～6h 后根据血糖测定结果调节输注速率，稳定 24h 后逐渐停用。

②症状性低血糖，可先给予一次剂量的 10% 葡萄糖 200mg/kg（2mL/kg），按每分钟 1.0mL 静注，以后改为 6～8mL/（kg·min）维持，以防低血糖反跳。每 4～6h 监测血糖 1 次，并根据血糖值调节输糖速率，正常 24h 后逐渐减慢输注速率，48～72h 停用。低血糖持续时间较长者，可加用氢化可的松 5mg/kg，静脉注射，每 12h 1 次；或泼尼松 1～2mg/（kg·d），口服，共 3～5 天，可诱导糖异生酶活性增高。极低出生体重早产儿对糖耐受性差，输糖速率 >6～8mg/（kg·min）易致高血糖症。

③持续性低血糖葡者，萄糖输注速率常需提高至 20～30mg/（kg·min）以上才能维持血糖浓度在正常范围。还可静脉注射胰高血糖素 0.02mg/kg，间断给药，或 10μg/（kg·h）静脉维持；高胰岛素血症可用二氮嗪，每日 10mg/kg（最大剂量 <25mg/kg），分 3 次口服。胰岛细胞增生症则须作胰腺次全切除，先天性代谢缺陷患儿应给予特殊饮食疗法。

2. 低钙血症的治疗要点

①抗惊厥静脉补充钙剂，对低钙惊厥疗效明显。惊厥发作时应立即静脉推注 10% 葡萄糖酸钙，若抽搐仍不缓解，应加用镇静剂。使用方法：10% 葡萄糖酸钙 2mL/（kg·次），以 5% 葡萄糖液稀释 1 倍后静脉推注，其速度为 1mL/min。必要时可间隔 6～8h 再给药 1 次，每日最大剂量为 6mL/kg。注意事项：因血钙浓度升高可抑制窦房结引起心动过缓，甚至心脏停搏，故静脉推注时应保持心律 >80 次/min。同时应避免药液外溢至血管外发生组织坏死。疗程：惊厥停止后可口服葡萄糖酸钙或氯化钙 1～2g/d 维持治疗，病程长者可口服钙盐 2～4 周，以维持血钙在 2～2.3mmol/L 为宜。

②补充镁剂。使用钙剂后，惊厥仍不能控制，应检查血镁。若血镁 <1.2Eq/L（1.4mg/dL），可肌注 25% 硫酸镁，按 0.4mL/（kg·次）。

③减少肠道内磷的吸收。可服用 10% 氢氧化铝 3 ～ 6mL/ 次，因氢氧化铝可结合牛乳中的磷，从而减少磷在肠道内的吸收。

④调节饮食母乳中钙磷比例适当，利于肠道内钙的吸收，故应尽量母乳喂养或应用钙磷比例适当的配方乳。

⑤甲状旁腺功能不全者需长期口服钙剂，同时给予维生素 D 210000 ～ 25000IU/d 或二氢速变固醇 0.05 ～ 0.1mg/d 或 1.25（OH）2D3 0.25 ～ 0.5μg/d。治疗过程中应定期监测血钙水平，调整维生素 D 的剂量。

（四）护理评估

对新生儿低血糖患儿进行评估有以下方面：

1. 健康史

询问有无喂养困难、摄入减少、进食延迟，有无早产、窒息、感染、酸中毒、硬肿症，了解出生时情况，母孕期有无血糖升高，有无家族遗传病史等。

2. 身体状况

检查有无反应差、神萎、嗜睡、喂养困难、肌张力低、呼吸暂停、阵发性青紫等能量不足的表现，或烦躁不安、哭声异常、激惹、惊厥等损失抑制的表现。

3. 辅助检查

查血糖，持续反复发作者进一步查脑干诱发电位、脑 MRI 等。

4. 心理—社会资料

新生儿发生低血糖症使部分父母对孩子的生存感到焦虑、恐惧，常有挫败的感觉。部分父母又对此病认识不足，不够重视。

（五）护理诊断

低血糖患儿的主要护理问题：

①营养失调，低于机体需要量：与摄入量不足有关。

②活动无耐力：与供需失调有关。

③有发生脑细胞损害的危险。

（六）护理目标

新生儿低血糖患儿常见护理目标：营养达到生长发育需要，不发生脑损害或早期发现并干预。

（七）护理措施

1. 新生儿低血糖患儿的护理措施

对生后能进食者，应提倡尽早喂养，根据病情给予 10% 葡萄糖或吸吮母乳。

对早产儿或窒息儿，尽快建立静脉通路，保证葡萄糖输入。注意保暖，根据患儿体重、体温情况，可给予热水袋或温箱保暖。防止缺氧、感染、酸中毒等。根据患儿缺氧程度，合理给氧。定期监测血糖，防止治疗过程中发生医源性高血糖症。

2.新生儿低血钙患儿的护理措施

（1）生活护理

①患儿病室应安静、光线柔和，减少刺激。

②注意安全，病床应加床档，注意约束等。

③保持呼吸道畅通，防止窒息。

（2）抢救和治疗配合

①惊厥发作时不宜搬动，应就地抢救。松开患儿衣领，将头转向侧位，以免误吸而窒息。

②喉痉挛时，应立即将患儿舌体轻轻拉出口外，保证呼吸道通畅。立即通知医生，并备好气管插管用具。

③遵医嘱应用药物控制。惊厥或喉痉挛常用的有地西泮静脉注射或肌注、苯巴比妥钠肌注、10%水合氯醛溶液保留灌肠。静脉注射地西泮速度每分钟不可超过 1mg，以免注射过快抑制呼吸。

④遵医嘱及时补充钙剂，目的是降低神经、肌肉的兴奋性。

10%葡萄糖酸钙静注或静滴时均要用 5%～10%葡萄糖液稀释至少 1 倍，推注要缓慢，经稀释后药液推注速度 <1mL/min，并专人监护心率，以免注入过快引起呕吐和心脏停止导致死亡等毒副反应。若心率 <80 次 /min，应停用。

静脉用药整个过程应确保输液通畅，以免药物外溢而造成局部组织坏死。一旦发现药液外溢，应立即拔针停止注射，局部用 25%～50%硫酸镁湿敷。

口服补钙时，应在两次喂奶间给药，禁忌与牛奶搅拌在一起，以免影响钙吸收。

（3）病情观察

对于有易激惹、面肌抽动和惊跳的小儿，应及时明确原因，及时采取相应治疗措施。治疗中观察惊厥发作间隔时间和持续时间，有无缺氧及程度。

（4）心理护理

护理人员应及时与家属进行有效沟通，了解他们的心理状态，告诉护理低血钙患儿既不能过分紧张也不可漫不经心，而要付出更多的耐心、信心和爱心。

（5）健康教育

①介绍新生儿低钙血症护理知识。说明须按医嘱的剂量及时间补维生素 D，示范给药方法；预防中毒。做好饮食指导，强调母乳喂养。在不能母乳喂养的情况下，应给予母乳化配方奶喂养，保证钙的摄入。也可牛奶喂养期间，加服钙剂和维生素 D。

②做好产前预防宣教工作：加强卫生宣传。孕妇应每天定时晒日光，尤其在冬、春季；进食含维生素 D 及钙丰富的饮食。孕母妊娠后期发现腓肠肌痉挛时，应查血钙，补充钙

剂。加强围产期保健，定时产前检查，防止早产；加强产时监护，预防窒息。

③分娩后防治维生素 D 和钙的缺乏：

应用母乳喂养，并在生后 2～3h 内开始喂奶。未能用母乳喂养的，应给予母乳化配方奶喂养。

用维生素 D 制剂预防：新生儿应于生后 2 周开始（冬季出生者可提前 1 周），400～800U/d 连续服用。早产儿应于生后 1 周开始，且用量宜偏大，预防量加倍，3 个月以后减至 400U/d，2～3 岁后可停用。不能口服者肌内注射维生素 D3 10 万～20 万 U。

对有窒息、早产、围产期合并症及人工喂养的婴儿适当补充钙剂。

（八）护理评价

低血糖、低血钙患儿的护理评价有以下几个方面：

①是否及时有效止惊，

②是否出现窒息、缺氧，

③是否出现脑损害及其程度。

五、知识技能应用

新生儿低血糖、低血钙患儿的护理实训：

（一）目的及内容

①掌握新生儿低血糖、低血钙患儿的护理评估及护理措施。

②在临床见习中表现出认真、负责的态度，对患儿同情、爱护和关心。

（二）实训前准备

①联系见习医院，与患儿家长沟通并做好准备。

②收集新生儿低血糖、低血钙的多媒体资料（录像、VCD 或课件）、临床病例。

③学生应准备护士服、帽子、口罩、听诊器等。

（三）方法及要求

1. 临床见习（医院新生儿重症监护病房）

①集中由带教老师讲述后分组，每 6～8 人为一组，在学校老师和医院带教老师指导下对新生儿低血糖、低血钙患儿进行护理评估。

②各小组将收集到新生儿低血糖、低血钙患儿的资料整理后讨论，并做出护理诊断，制定护理计划。

③每位学生写出实践报告，交老师批阅。

2. 观看录像或临床实例分析（护理模拟示教室）

若无条件去医院病房见习，可组织学生在护理模拟示教室观看"新生儿低血糖、低血钙"的录像，讨论病例。

【病例】某早产儿，出生体重 2300g，生后 4 天出现阵发性双目凝视、呼吸暂停；近一天吃奶差。体检：T 36℃，R 40次/min，皮肤、巩膜黄染，前囟平，心肺无特殊，白细胞正常，胸片、头颅CT无异常。化验：胆红素203μmol/L，血糖2.1mmol/L（60mg/dL）。

①根据临床资料提出护理问题。

②制定相应的护理措施。

（四）注意事项

①注意保持环境及用物的卫生。

②严格按照操作步骤执行操作。

（五）课后评价与反思

通过对新生儿低血糖、低血钙患儿的护理评估，制定护理措施，完成实训报告，并在实训报告中谈谈参加本次实训的体会。

六、自我测评

新生儿低血糖患儿的护理考核标准

项目	评分内容	分值	扣分标准	得分
准备	护士：衣帽整齐，洗手，环境适宜	15	缺一项扣5分	
新生儿低血糖的病因	暂时性低血糖和持续性低血糖	10	缺一项扣5分	
新生儿低血糖的治疗	抗惊厥、补充镁剂、	15	缺一项扣3分	
新生儿低血糖的护理评估	健康史、身体状况、护理体检	15	缺一项扣5分 描述不准确2分	
新生儿低血糖的护理措施	生活护理、病情观察、治疗配合、心理护理	20	缺一项扣5分 描述不准确扣2分	
新生儿低血糖的健康教育	学生之间模拟健康教育	15	缺一项扣3分 描述不准确扣2分	
评价（所需时间10min）	语言流利，指导正确，工作态度认真	10	生疏扣2分，有停顿扣1分 交代不清扣1分 不认真扣1分	

新生儿低血钙患儿的护理考核标准

项目	评分内容	分值	扣分标准	得分
准备	护士：衣帽整齐，洗手，环境适宜	15	缺一项扣5分	
新生儿低血钙的类型及特点	早期低血钙和晚期低血钙	10	缺一项扣5分	
新生儿低血钙的治疗	抗惊厥、补充镁剂、减少肠道内磷的吸收、调节饮食、甲状旁腺功能不全者需长期口服钙剂	15	缺一项扣3分	

（续表）

项目	评分内容	分值	扣分标准	得分
新生儿低血钙的护理评估	健康史、身体状况、护理体检	15	缺一项扣5分 描述不准确2分	
新生儿低血钙的护理措施	生活护理、病情观察、治疗配合、心理护理	20	缺一项扣5分 描述不准确扣2分	
新生儿低血钙的健康教育	学生之间模拟健康教育	15	缺一项扣3分 描述不准确扣2分	
评价（所需时间10min）	语言流利，指导正确，工作态度认真	10	生疏扣2分，有停顿扣1分 交代不清扣1分 不认真扣1分	

七、课后练习

（一）选择题

1. 血钙低于多少时会发生抽搐？（　　　）

　　A. 1.25mmol/L　　　　　　B. 1.75mmol/L　　　　　C. 2.5mmol/L

　　D. 3.0mmol/L　　　　　　E. 3.75mmo1/L

2. 某患儿，1.5岁，呕吐、腹泻3日，经补液，脱水基本纠正，现出现腹胀，心音低钝，腱反射减弱，考虑为（　　　）。

　　A. 低钠血症　　　　　　B. 低镁血症　　　　　　C. 低钾血症

　　D. 低钙血症　　　　　　E. 低血糖症

3. 某患儿，10个月，患佝偻病，因中度等渗性脱水入院。在治疗期间，输液后脱水纠正，但出现面肌抽动，首先考虑（　　　）。

　　A. 低血糖症　　　　　　B. 低钙血症　　　　　　C. 低钾血症

　　D. 低镁血症　　　　　　E. 低钠血症

（二）简答题

1. 临床上如何诊断新生儿低血糖和低血钙症？

2. 简述新生儿低血糖的病因。

3. 新生儿低血糖和低血钙症有哪些类型？

（三）案例分析题

1. 某早产儿，出生体重 2000g，生后 3 天出现阵发性双目凝视、呼吸暂停；近一天吃奶差。体检：T 36.3℃，R 40 次/min，皮肤、巩膜黄染，前囟平，无隆起和凹陷，骨缝无裂开，心肺无特殊，白细胞正常。胸片、头颅 CT 无异常。化验：胆红素 203μmol/L，血糖 2.0mmol/L。

（1）患儿的临床诊断是什么？

（2）该患儿存在哪些护理问题？

（3）应采取哪些主要的护理措施？

2. 某早产儿，出生体重 2200g，生后 2 天。近一天表现为烦躁不安，喂养困难，偶尔有肌肉震颤。体检：T 36.1℃，R 40 次/min，皮肤、巩膜黄染，前囟平，无隆起和凹陷，骨缝无裂开，心肺无特殊，白细胞正常，胸片、头颅 CT 无异常。化验：血钙 1.5mmol/L，血糖 3.3mmol/L。

（1）患儿的临床诊断是什么？

（2）该患儿存在哪些护理问题？

（3）应采取哪些主要的护理措施？

（闫丽）

项目六

新生儿败血症患儿的护理

子项目（一） 早产儿的护理

一、学习目标

知识目标

1. 掌握早产儿的临床表现、护理评估、护理措施。

2. 熟悉早产儿的护理诊断、护理评价。

3. 了解引起早产的常见原因。

技能目标

1. 熟练掌握早产儿的护理评估、护理措施，应用护理程序实施整体护理。

2. 学会对早产儿的病情变化和治疗反应的观察，能初步进行分析处理。

3. 学会向个体、家庭、社区提供保健服务和开展健康教育。

二、学习重点和难点

重　点：早产儿的临床表现、护理评估、护理措施。

难　点：早产儿的护理。

三、工作情境及任务

情境一：王护士，夜间值班时发现 7 床患儿呼吸急促，口唇颜面紫绀，口吐泡沫。患儿当天以"早产，低体重儿，新生儿败血症"收入院。

任　务：患儿护理评估有哪些？

情境二：新生儿科病房中一患儿，男，生后 1 天。患儿为第一胎第一产，孕 31 周，因胎膜早破行剖宫产娩出，体重 1.61kg。Apgar 评分：1 分钟 2 分，经清理呼吸道，面罩给氧，胸外心脏按压后，5 分钟评分 7 分。入院查体：体温不升，HR 136 次 /min，R 66 次 /min，反应差，哭声不畅，前囟平软，唇周微绀，面色及四肢紫绀，两肺呼吸音粗，无三凹征，未闻及干湿性啰音，脐部干洁无渗血，双下肢无硬肿，水肿。神经系统反射征：握持反射弱阳性，余原始反射未引出。入院诊断：新生儿重度窒息，早产儿，低体重儿。

任务一：请思考患儿主要存在哪些护理问题。

任务二：患儿目前的护理目标是什么？

任务三：患儿的主要护理措施有哪些？

情境三：某患儿，女，生后 10h，孕 32 周，第一胎第一产。主诉生后颜面口唇发绀，口吐泡沫，呼吸急促 3h。以"早产儿，低体重儿，新生儿肺炎"收入院。查体：轻度发绀，呼吸规律，哭声大，精神反应稍差，双下肢无硬肿，双下肢足底无明显发绀，四肢肌张力稍高，无抽搐，腹软，鼻饲牛奶 3h 后回抽无残留。

任务一：患儿主要护理措施有哪些？

任务二：请为患儿进行护理评价。

四、知识储备和理论学习

世界卫生组织的妇幼机构将早产儿的概念定义为胎龄 <37 周出生的新生儿，出生体重 <2500g 的婴儿称为低出生体重儿。此外，将出生体重在 1000 ~ 1499g 的早产儿称为极低体重出生儿，出生体重 <1000g 者称为超低体重出生儿。近年来，我国早产儿发生率有逐年上升的趋势，从 1985 年到 2005 年，早产儿的发生率由原来的 5% 上升至 8.1%，其死亡率国内报道为 12.7% ~ 20.8%。胎龄愈小，体重愈轻，死亡率愈高。早产儿死亡的主要原因为围产期窒息、呼吸暂停、肺出血、颅内出血、肺透明膜病、畸形、硬肿症、坏死性小肠结肠炎及各种感染等。早产儿的死亡与胎龄大小有关，胎龄越大，存活率越高。此外，医护质量对存活率也有影响。

（一）病因

发生早产的原因仍有许多不明之处。目前认为母体因素可能起主要作用，常见的母体因素：母亲在孕期患有妊娠期高血压、严重贫血、营养不良及急性感染等疾病，或妊娠后期从事重体力劳动、过度疲劳、精神紧张及多胎等；尚有吸烟、吸毒、酗酒等因素；子宫、胎盘、脐带及附属组织的因素中子宫畸形、子宫内膜炎、子宫肌瘤、胎盘早剥、前置胎盘，脐带过短、打结、扭转，以及羊膜早破、羊水过多等。胎儿因素中以双胎为多，尚可由胎儿畸形而引发早产。近来认为，产科干预如羊水穿刺操作不当也是造成早产的原因之一。

（二）临床表现

1.外观特点

①头部：头大，占身长的 1/3，囟门宽大，骨缝可分开，头发呈短绒样，耳壳软，缺乏软骨，耳舟不清楚。

②皮肤：绛红色，水肿发亮，胎毛多，胎脂丰富，皮下脂肪少，指（趾）甲软，不超过指（趾）端。

③乳腺：无结节，36 周后可触到直径小于 3mm 的乳腺结节。

④足跖纹：足底纹理少，仅在足前部见 1 ~ 2 条足纹。

⑤生殖系统：男性睾丸未降或未全降，女性大阴唇不能遮盖小阴唇。

2. 出生后体重

早产儿出生后第1周的"生理性体重下降"为10%～15%，一周后体重开始恢复，到第2～3周末恢复至出生体重。

3. 体温调节功能差

早产儿不能稳定地维持正常体温，主要原因是体温中枢发育不成熟。基础代谢低，肌肉活动少，使分解代谢降低。糖原储备和皮下脂肪少，体表面积相对大，使散热机会增加。此外，早产儿缺乏寒战反应，汗腺发育不全。上述因素使早产儿的体温易随环境的高低而变化，且常因寒冷导致硬肿症。合理地保暖可提高早产儿存活率。

4. 呼吸系统

早产儿呼吸中枢及呼吸器官发育不成熟；红细胞内缺乏碳酸酐酶，分解为二氧化碳的数量减少，不能有效地刺激呼吸中枢；肺泡数量少，毛细血管与肺泡间距离大，气体交换率低；呼吸肌发育不全，咳嗽反射弱。由于上述因素，早产儿呼吸浅表、不规则，易出现周期性呼吸及呼吸暂停或青紫。呼吸暂停指呼吸停止超过20秒，伴心率<100次/min及发绀。其发生率与胎龄有关，胎龄愈小，发生率越高，常于生后第1天出现。因肺泡表面活性物质少，易发生呼吸窘迫综合征。由于肺发育不成熟，易因高气道压力、高浓度、高容量氧及炎性损伤而致支气管发育不良，即慢性肺病。

5. 循环系统

早产儿心率偏快，血压较低。动脉导管关闭常常延迟，常可导致心肺负荷增加，引起充血性心力衰竭、肾损害及坏死性小肠结肠炎。由于血容量不足和（或）心肌功能障碍，容易发生低血压，因此定期监测血压，维持平均动脉压至少在4kPa（30mmHg）以上十分必要。

6. 消化系统

早产儿吸吮力差，吞咽反射弱，胃容量小，易出现哺乳困难和（或）乳汁吸入后引起吸入性肺炎。消化酶含量接近足月儿，胆酸分泌少，脂肪的消化吸收差。缺氧或喂养不当等因素易引起坏死性小肠结肠炎。胎粪形成较少，肠蠕动差，胎粪排出延迟。肝功能不成熟，生理性黄疸程度较足月儿重，持续时间长，且易发生胆红素脑病。肝脏合成蛋白能力差，糖原储备少，易发生低蛋白血症、水肿和低血糖。

7. 神经系统

早产儿神经系统成熟度与胎龄有关，胎龄越小，原始反射愈难引出或反射不完全。早产儿尤易发生脑室周围白质软化和脑室周围—脑室内出血。

8. 血液系统

早产儿血容量为85～110mL/kg，由于早产儿红细胞生成素水平低下、先天性铁储备少、血容量迅速增加，"生理性贫血"出现早，胎龄越小，贫血持续时间越长，程度越严重。肝脏储备维生素K少，缺乏多种凝血因子，血小板略低于成熟儿，血管脆弱，易出血。常因缺乏维生素 E 而引起溶血。

9. 泌尿系统

早产儿肾浓缩功能差，排钠分数高，肾小管对醛固酮反应低下，易出现低钠血症。葡萄糖阈值低，易发生糖尿。碳酸氢根阈值极低和肾小管排酸能力差，而普通牛乳中蛋白质及酪蛋白含量均较高，喂养时可使内源性氢离子增加，引起晚期代谢性酸中毒，表现为面色苍白、反应差、体重不增和代谢性酸中毒。因此，人工喂养的早产儿应采用早产儿配方奶粉。

10. 能量及体液代谢

早产儿整体含液量比足月儿多，由于体表面积较大和皮肤的不成熟，从皮肤蒸发的失水量与其体重及胎龄成反比。呼吸道的不显性失水和大小便的丧失水分，新陈代谢增加、环境温度高、应用光疗或辐射加热床等均可增加早产儿的不显性失水量，使体重明显降低。宜增加环境的相对湿度，应用隔温罩和保温毯，以减少早产儿的不显性失水。

11. 免疫功能

早产儿由于皮肤的屏障功能差，体液免疫和细胞免疫均不成熟，缺乏来自母体的抗体，IgG 含量少，故对感染的抵抗力弱，易发生败血症。此外，频繁的医护操作如气管插管、血管穿刺等，更增加了感染的机会。因此，应警惕早产儿感染的存在，适当放宽患病早产儿对抗生素的使用。

（三）治疗原则

治疗原则：合理喂养，注意保暖，积极防治并发症。

（四）护理评估

对早产儿进行护理评估有以下方面：

1. 致病因素

询问胎龄是否小于 37 周，母孕期有无感染、吸烟、酗酒、吸毒、外伤、生殖器畸形、过度劳累、多胎或生活环境和就医条件极差等诱发早产的原因。

2. 身体状况

（1）症状评估

询问早产儿的哭声、吸吮是否有力，进奶量多少，有无喂哺困难和呛奶现象，有无呼吸改变或呼气性呻吟，有无反应低下、嗜睡或惊厥；了解 24h 内是否排胎便和排尿等。

（2）护理体检

观察是否符合早产儿特征。测量生命体征，注意体温是否正常，呼吸有无浅表、不规则或暂停，四肢末梢是否温暖，有无皮肤皮下硬肿发生、有无面色和全身发绀或苍白，有无过早出现的黄疸或程度过重，四肢肌张力是增高或低下，前囟有无隆起或凹陷，原始神经反射能否被引出等。

3.辅助检查

检查血常规，通过白细胞总数和分类、红细胞和血红蛋白量的变化，判断有无感染、贫血。对黄疸出现早或程度重的新生儿，检查胆红素浓度和血型，帮助判断黄疸的病因及其程度，为治疗和护理提供依据。

4.心理—社会资料

早产使母亲心理上对分娩及孩子的生存感到焦虑，常有自责和挫败的感觉。父母理想中孩子的形象被迫放弃，对接受这个不甚完美的孩子会感到十分沮丧。早产儿需要特殊监护及治疗，暂时的分离及被一些抢救设备包围起来的情景，会使父母感到恐惧，担心孩子能否存活及今后智力发展等问题。此外，母亲或家人现存的压力（住院费支付、父母的年龄）会改变家庭对早产儿的反应。

（五）护理诊断

早产患儿主要的护理问题：

①窒息：因咳嗽反应差，呼吸道分泌物不易排出，有窒息的危险。

②体温调节无效：与体温调节功能差、产热贮备力不足有关。

③不能维持自主呼吸：与呼吸中枢、呼吸器官发育不成熟有关。

④婴儿喂养困难：与吸吮、吞咽、消化吸收功能差有关。

⑤有感染危险：与免疫系统不成熟、频繁创伤性干预有关。

⑥知识缺乏：家长缺乏对早产儿特点的了解及护理知识。

（六）预期目标

①患儿呼吸频率和节律正常，无呼吸暂停及青紫。

②住院期间患儿体温保持在正常范围。

③住院期间早产儿获得充足营养及水分，体重逐渐增加。

④住院期间早产儿无感染性疾病的发生。

⑤家长学会护理早产儿的基本知识和技巧。

（七）护理措施

早产儿的护理措施有以下几个方面：

1.生活护理

（1）环境

早产儿与足月儿应分室居住，室内温度应保持在24℃～26℃，晨间护理时提高到27℃～28℃，相对湿度55%～65%，使早产儿体温保持恒定（皮肤温度36℃～37℃，肛温36.5℃～37.5℃）。病室每日紫外线灯照射1～2次，每次30min。每月空气培养1次。工作人员进入病室前应更换清洁的工作衣、帽及鞋，保持病室清洁、干净、舒适、整齐、安全。室内还应配备婴儿培养箱、远红外保暖床、微量输液泵、吸引器和复苏抢救设备等。

（2）保暖

应根据早产儿的体重、成熟度及病情，给予不同的保暖措施。对体重小于2000g者，应尽早置婴儿温箱中保暖，并根据体重、日龄将箱温调至适中温度。待体重增至2000g以上，体温能保持正常，吸吮良好，即可出暖箱。体重大于2000g在箱外保暖者，还应戴绒布帽，以降低耗氧量和散热量。必要的护理操作（如腹股沟采血等）需解包时，应在远红外辐射床保暖下进行，无条件者则因地制宜采取简易保暖方法（如用热水袋、热炕、电热毯等方法保持体温，但须注意防止烫伤或温度过高）。护理早产儿时，护理人员的双手必须温暖，各种操作应集中，并尽量缩短操作的时间。每4h测体温1次，体温稳定后可改为每日2次，注意体温的变化，如发现异常及时通知医生。

2. 维持有效呼吸

①及时清除呼吸道分泌物，保持呼吸道通畅。喂乳速度宜慢，喂乳后右侧卧位，以免溢乳时乳汁误入气管引起窒息。

②对有缺氧症状者给予氧气吸入，吸入氧浓度及时间根据缺氧程度及用氧方法而定。一般主张间断低流量给氧，吸氧的浓度以30%～40%为宜，若持续吸氧最好不超过3天，或在血气监测下指导用氧。持续吸入高浓度氧或吸氧时间过长，可引起视网膜病变，导致失明和慢性肺部病变。

对呼吸暂停者给予弹足底、托背、吸氧处理，条件允许时可放置水囊床垫，利用水振动减少呼吸暂停发生。必要时遵医嘱应用氨茶碱或人工呼吸机以维持呼吸。

③随时备好氧气、吸痰器、新生儿呼吸复苏气囊、直接喉镜、气管导管和急救药品等，若发生异常情况可配合医师及时进行抢救。

3. 预防感染

早产儿的抵抗力比足月儿更低，消毒隔离要求更高。需加强口腔、皮肤及脐部的护理，发现微小病灶应及时处理。制定严密的消毒隔离制度，严格控制参观和示教人数，防止空气污染，杜绝乳制品污染。护理者若患有皮肤感染，应避免接触患儿。对有感染的新生儿须立即隔离。

4. 治疗配合

生后按医嘱肌内注射维生素K1，以预防出血；对有感染者按医嘱使用抗生素。

5. 密切观察病情

早产儿异常情况多、变化无常，护理人员应加强巡视，密切观察病情变化。一旦出现体温不正常、呼吸不规则或呻吟、面部或全身青紫（或苍白）、烦躁不安或反应低下、惊厥、明显消化道症状（拒食、吐泻或腹胀）、硬肿症、出血症状、24h未排大小便等异常变化时，及时报告医师。

6. 心理护理

早产儿的死亡率较高，因此大多数早产儿需在医院治疗护理。护理人员应及时与家属进行有效沟通，了解他们的心理状态，告诉护理早产儿既不能过分紧张也不可漫不经心，而要付出更多的耐心、信心和爱心。

7.健康教育

①鼓励母乳喂养，传授育儿知识，要教会父母各种照顾技能，如保暖、体温的监测，并说明各项护理措施的重要性。

②向家长介绍早产儿出院的标准：体重稳定增至2000g以上，在室温下体温稳定，无呼吸暂停或心动过缓，能自己吸吮。出院后仍需定期随访，定期检查眼底、智力、生长发育、有无后遗症等。

③建立健康管理卡和预防接种卡，按期预防接种，定期健康检查及接受生长发育监测。

（八）护理评价

早产儿的护理评价有以下几个方面：

①早产儿有无体温不稳、呼吸频率或节律的改变。

②早产儿有无营养不良发生，体重增加是否正常。

③早产儿住院期间有无感染发生。

④家属是否正确掌握护理早产儿的知识和技巧。

五、知识技能应用

早产儿护理的实训：

（一）目的及内容

①学会对早产儿的身体状况进行评估，制定干预措施。

②实训中表现出严肃、认真的态度，对小儿爱护、关心、有耐心。

（二）实训前准备

①联系见习医院，与患儿及家长沟通并做好准备。

②收集早产儿护理的多媒体资料（录像、VCD或课件）、临床病例。

③学生应准备白大衣、帽子、口罩、听诊器等。

（三）方法及要求

1.临床见习（医院儿科病房）

①集中由带教老师讲述后分组，每6～8人为一组，在学校老师和医院带教老师指导下对早产儿进行护理评估。

②各小组将收集到早产儿的资料整理后讨论，并做出计划方案。

③每位学生写出实践报告，交老师批阅。

2.观看录像或临床实例分析（护理模拟示教室）

若无条件去医院病房见习，可组织学生在护理模拟示教室观看"早产儿的护理"的录像或讨论病例。

【病例】10 床，早产儿，胎龄 27 周。患儿于生后即有四肢抖动，精神、睡眠一般，大小便未解。体格检查：T 36.3℃，R 38 次/min，P 135 次/min，体重 1.35kg。早产儿外貌，反应一般，哭声弱，全身皮肤红润、无黄染；听诊双肺呼吸音粗，双肺未闻及干湿性啰音；心音正常，律齐，未闻及杂音。

①根据临床资料提出护理问题。

②制定相应的护理措施。

（四）课后评价与反思

①评价学生的合作精神和态度。

②要求学生写出本次实训课的报告，并谈谈参加本次实训的体会。

六、自我测评

早产儿的护理考核标准

项目	评分标准	分值	扣分标准	得分
准备（15）	护士：衣帽整齐，洗手，环境适宜	5	缺一项扣 2 分	
	患儿：婴儿模型，身体许可，尿布、被褥、衣服齐全	5	缺一项扣 1 分	
	用物：体温计、吸氧装置、血压计、听诊器、手表等	5	缺一项扣 1 分	
操作（75）	①安置患儿卧位	15	不准确扣 15 分	
	②测量生命体征	40	全缺项扣 40 分数据有误扣 10 分其他操作有误酌情扣分	
	③遵医嘱保暖	20	全缺项扣 20 分数据有误扣 10 分其他操作有误酌情扣分	
评价（10）	操作规范、熟练	3	生疏扣 2 分，有停顿扣 1 分	
	语言流利，指导正确	2	交代不清扣 1 分	
	工作态度认真	2	不认真扣 1 分	
	所需时间 5min	3	超过 1min 扣 1 分	

七、课后练习

（一）选择题

1.不符合早产儿外观特点的是（　　　）。

　　A.皮肤薄、色红、水肿并发亮

B. 皮下脂肪少，全身多毳毛

C. 乳腺无结节

D. 男婴睾丸降入阴囊，女婴大阴唇覆盖小阴唇

E. 耳壳平软，紧贴颅部

2. 关于早产儿的定义正确的是（　　　）。

A. 胎龄 >28 周至 40 周　　　　　　　　　　B. 胎龄 >28 周且 <42 周

C. 胎龄 ≥ 37 周且 <42 周　　　　　　　　　D. 胎龄为第 37 周的新生儿

E. 胎龄 <37 周的婴儿

3. 早产儿有呼吸暂停，主要是因为（　　　）。

A. 肺泡数量相对少　　　　　　　　　　　B. 呼吸中枢相对不成熟

C. 肺泡表面活性物质少　　　　　　　　　D. 肋间肌肌力弱

E. 膈肌位置高

4. 早产儿体温调节功能差，体温的维持主要依靠（　　　）。

A. 适宜的环境温度　　　　　　　　　　　B. 棕色脂肪的产热作用

C. 足够的母乳吸入　　　　　　　　　　　D. 自发的肢体活动

E. 汗腺发育差，散热少

5. 正常新生儿生理性体重下降的时间及程度为（　　　）。

A. 生后 1 周内暂时性体重下降 10% ～ 15%

B. 生后 1 周内暂时性体重下降 9%

C. 生后 1 ～ 2 周内暂时性体重下降 10% ～ 15%

D. 生后 1 ～ 2 周内暂时性体重下降 9%

E. 生后 7 ～ 10 天内暂时性体重下降 9%

6. 小于胎龄儿的定义是（　　　）。

A. 出生体重小于 2500g

B. 出生体重在同胎龄平均体重的第 50 百分位以下的婴儿

C. 出生体重在同胎龄平均体重的第 10 百分位以下的婴儿

D. 出生体重在同胎龄平均体重的第 90 百分位以下的婴儿

E. 足月儿但体重小于 3000g

7. 母体的免疫球蛋白能通过胎盘转移给胎儿的是（　　　）。

A. IgM　　　　　　　　　B. IgA　　　　　　　　　C. IgG

D. IgD　　　　　　　　　E. IgE

8. 为防止发生缺氧性损伤，或晶体后纤维增生症及肺间质纤维化，对早产儿给氧时应特别注意调节氧气浓度，维持血氧分压为（　　　）。

A. 30 ～ 50mmHg　　　　　B. 50 ～ 80mmHg　　　　　C. 70 ～ 80mmHg

D. 80 ~ 90mmHg   E. 90 ~ 100mmHg

9. 早产儿开始补充维生素 D 的时间应为（   ）。

A. 生后 2 周   B. 生后 4 周   C. 生后 6 周

D. 生后 8 周   E. 生后 9 周

10. 护理早产儿时应经常注意观察（   ）。

A. 精神状态，皮肤颜色   B. 呼吸，面色

C. 哭声   D. 反应能力   E. 以上都正确

（二）简答题

1. 简述低体重出生儿、极低体重出生儿、超低体重出生儿的概念。

2. 简述早产儿的外观特征。

3. 早产儿的治疗要点有哪些？

（三）案例分析题

新生儿科病房中一患儿，男，生后 2h。患儿为第一胎第一产，孕 34 周，因胎膜早破行剖宫产娩出，体重 1.8kg。Apgar 评分：1 分钟 5 分，经清理呼吸道，面罩给氧后，5 分钟评分 8 分。查体：一般情况较好，轻度发绀，呼吸规律，哭声大，精神反应稍差，双下肢无硬肿，双下肢足底无明显发绀，四肢肌张力稍高，无抽搐，腹软。

请问：

1. 患儿存在的主要护理问题是什么？

2. 请为该患儿制定护理计划。

子项目（二） 新生儿败血症患儿的护理

一、学习目标

知识目标

1. 掌握新生儿败血症患儿的临床表现、护理评估、护理措施。
2. 熟悉新生儿败血症患儿的护理诊断、护理评价。
3. 了解引起新生儿败血症的常见原因。

技能目标

1. 熟练掌握新生儿败血症患儿的护理评估、护理措施，应用护理程序实施整体护理。
2. 学会对新生儿败血症患儿的病情变化和治疗反应的观察，能初步进行分析处理。
3. 学会向个体、家庭、社区提供保健服务和开展健康教育。

二、学习重点和难点

重　点：新生儿败血症患儿的临床表现、护理评估、护理措施。

难　点：新生儿败血症患儿的护理。

三、工作情境及任务

情境一：王护士值班时发现9床患儿精神状态差，拒奶，不醒，不哭闹，偶有呕吐。患儿于1天前被诊断为"新生儿败血症"收入院。

任　务：患儿的护理评估有哪些？

情境二：患儿，男，13天，足月顺产。近2天吃奶差，精神差，皮肤黄疸仍较明显，到医院就诊。查体：婴儿脐带刚脱，脐周皮肤有明显红肿，脐窝有脓性分泌物，腹胀。血检验白细胞增高，诊断为"新生儿脐炎、新生儿败血症"住院治疗。

任务一：患儿主要存在哪些护理问题？

任务二：患儿目前的护理目标是什么？

情境三：患儿，女，因母亲胎膜早破2天，保胎失败，行剖宫产，胎龄32周。患儿出生后即转儿科并抽血作培养。患儿精神差，吃奶差，皮肤黄疸出现较早、较深，血常规见白细胞和血小板均降低。血培养2天后有金黄色葡萄球菌生长。临床诊断为"新生儿败血症"。

任　务：患儿的主要护理措施有哪些？

情境四：患儿，女，6天，为第一胎第一产，足月顺产。近2日吃奶少，反应差，体温36℃，皮肤黄染，心肺正常，脐带未脱落，脐部有少量分泌物、稍臭，脐周红肿，腹部平软，肝肋缘下3cm，脾肋缘下1cm；血清胆红素240μmol/L，以间接胆红素为主。临床诊断为新生儿败血症。

任务一：患儿的主要护理措施有哪些？

任务二：请为患儿进行护理评价。

四、知识储备和理论学习

新生儿败血症是指新生儿期病原体侵入血液循环，并在其中生长繁殖产生毒素所造成的全身性感染。常见的病原体为细菌，也可为病毒、真菌或原虫等。

其发生率占活产婴儿的1‰～8‰。

（一）病因

我国多年来常见的病原体一直以葡萄球菌多见，其次为大肠杆菌等肠道杆菌。近年来，随着新生儿重症监护室的发展，静脉留置针、气管插管和抗生素的广泛应用，以及极低出生体重儿的存活率明显提高，机会菌感染有所增加，如表皮葡萄球菌、克雷伯杆菌、铜绿假单胞菌、肠杆菌等。产气荚膜梭菌、耐药菌株及厌氧菌所致的感染有增加趋势，空肠弯曲菌、幽门螺旋杆菌等成为新的致病菌。

（二）临床表现

1. 全身表现

①一般状况：症状多不典型，精神差、哭声弱、体温不稳定、体重不增等较早出现，病情发展快，不需多长时间即可进入不动、不吃、不哭、嗜睡状态。

②体温改变：体壮儿常表现为发热，早产儿和体弱儿常表现为体温不升。

③黄疸：有时是败血症的唯一表现，表现为生理性黄疸消退延迟，黄疸迅速加重或退而复现。不能用其他原因解释的黄疸，均应怀疑本症。

④休克：面色苍白，四肢冰凉，皮肤呈大理石样花纹，脉细而速，血压下降，肌张力低下，尿少或尿闭，严重时可有弥漫性血管内凝血。

2. 各系统表现

新生儿败血症往往累及各个系统，出现相应的临床表现。

①皮肤黏膜：硬肿症、脐炎、皮下坏疽、脓疱疮，瘀斑、瘀点，口腔黏膜有挑割损伤。

②消化系统：厌食、呕吐、腹胀、腹泻，严重时可出现中毒性肠麻痹，后期可出现肝脾肿大。

③呼吸系统：气促、发绀、呼吸不规则或呼吸暂停。

④中枢神经系统：易并发化脓性脑膜炎，表现为嗜睡、易激惹、惊厥、前囟张力及

四肢肌张力增高等。

⑤血液系统：贫血迅速加重提示有溶血或出血，可合并血小板减少，有出血倾向，可有瘀点、瘀斑，甚至弥漫性血管内凝血。

⑥泌尿系统感染。

⑦骨关节化脓性炎症或深部脓肿等。

（三）治疗要点

1. 抗生素治疗

用药原则：早期用药，静脉、联合用药，足量、足疗程。早期用药是指对于临床上怀疑败血症的新生儿，不必等待血培养结果即应使用抗生素。病原菌未明确前，可结合当地菌种流行病学特点和耐药菌株情况选择两种抗生素联合使用。血培养阴性者，经抗生素治疗病情好转应继续用药 5 ~ 7 天；血培养阳性者，疗程至少需 10 ~ 14 天；有并发症者，应治疗 3 周以上。

2. 支持治疗

注意保暖，供给充足的热能和液体，维持血电解质和血糖在正常水平。

3. 对症处理

清除感染灶，处理严重并发症，休克时输新鲜血浆或全血，纠正酸中毒及低氧血症，减轻脑水肿。

4. 免疫疗法

静注免疫球蛋白，每日 300 ~ 500mg/kg，连用 3 ~ 5 日；重症患儿可进行交换输血；中性粒细胞减少者可输注粒细胞；血小板减低者可输注血小板。

（四）护理评估

对新生儿败血症患儿进行评估有以下方面：

1. 致病因素

了解有无产前感染史，如母亲感染、羊水污染、胎膜早破及医源性感染（羊膜囊穿刺、宫内输血消毒不严）；询问生产时是否产程过长、吞咽或吸入被污染的羊水、消毒不严等感染；还要了解生后有无脐部、皮肤、黏膜、呼吸道、消化道等感染病史。

2. 身体状况

（1）症状评估

询问并评估患儿有无嗜睡、拒乳、不哭或哭声低、不动、体温不稳定（升高或降低）、体重不增或下降，有无呕血、便血、尿少或无尿等。

（2）护理体检

常规测量体温、脉搏、呼吸及血压，观察有无面色苍白、黄疸，检查脐部、皮肤及黏膜有无破损或化脓感染灶，有无肝脾肿大、皮肤瘀点和瘀斑等出血倾向，有无皮肤花纹、脉搏细速、血压下降等休克征象，有无腹胀、肠鸣音减弱或消失等肠麻痹体征。

3. 辅助检查

周围血检查有助于感染诊断，确诊必须做血培养，但阳性率低，约10%，往往需要多次重复。感染病灶涂片可直接找致病菌。

4. 心理—社会资料

患儿病情较重，少数合并化脓性脑膜炎或因呼吸衰竭、感染性休克而死亡，会使家乏出现紧张、恐惧和自责等心理反应。有些家庭因经济条件有限，对治疗住院费用常提出质疑，言行举止不自觉流露对医护人员不满、不信任或不愿合作，甚至采取放弃治疗的态度。生后感染的发生多与护理不当和环境污染有关。应注意评估家长对该病的认识程度、护理新生儿知识和技能的掌握程度、家庭卫生习惯和居住环境等。

（五）护理诊断

新生儿败血症患儿主要的护理问题：

①有体温改变的危险：与感染有关。

②皮肤完整性受损：与脐炎、皮肤感染有关。

③潜在并发症：化脓性脑膜炎、骨髓炎或肺炎等。

④营养失调：与摄入不足、吸收障碍和消耗过多有关。

⑤知识缺乏（家长）：缺乏对本病的防治及护理知识。

（六）护理目标

新生儿败血症患儿护理目标：

①患儿住院期间体温恢复至正常范围。

②患儿住院期间能获得充足营养，体重不下降或逐渐增加。

③患儿住院期间能保持皮肤完整无损，脐部无红肿及渗出。

④患儿不发生化脓性脑膜炎（或肺炎）或发生时能及时发现。

⑤家长情绪稳定，积极配合医疗和护理。

（七）护理措施

新生儿败血症患儿的护理措施有以下几个方面：

1. 生活护理

①提供适宜的环境。病室须阳光充足，空气流通，温度保持在22℃～24℃、湿度55%～65%，保持安静，以促进患儿休息及早日康复。可用湿式方法进行日常清洁卫生，定期空气消毒。

②保证营养供应。应坚持母乳喂养，少量多次，耐心哺喂。吸吮无力者，可鼻饲或静脉高营养，并注意维持水电解质的平衡。每天测体重1次，可作为评估疗效和营养状况的指标。

③加强皮肤护理。口腔、脐部、臀部及皮肤皱褶处，应保持局部清洁、干燥和完整。

④避免交叉感染。患儿应收治到单间病室，有皮肤感染者应隔离，工作人员或照顾

者在护理患儿前、后应洗手，所用医疗器械、衣服、被褥及其他用品均应消毒处理。

2. 病情观察

①观察体温是否恢复正常，面色、精神反应是否好转，食欲是否改善。注意黄疸消长的情况和皮肤黏膜出血倾向是否改善。

②观察有无并发症的出现，如出现面色青灰、哭声低微、吸吮无力、呕吐频繁、前囟饱满、双眼凝视、眼睑或面肌小抽动等提示合并化脓性脑膜炎，如气促或喘憋、口唇青紫、口吐白沫等提示有肺炎；还应观察有无休克、弥漫性血管内凝血、中毒性肠麻痹等症状和体征，随时与医生联系并处理。护理人员应及时对患儿重新评估，调整护理计划，采取相应的护理措施。

3. 治疗配合

（1）控制感染的护理

①按医嘱早期、合理和联合应用抗生素，并观察药物疗效和毒副作用。

②对脐部感染、皮肤脓疱疮、尿布皮炎等，应及时处理，彻底清除感染病灶。

（2）加强支持疗法

病情危重者，需遵医嘱少量多次输血或血浆，或输粒细胞及免疫球蛋白，以提高机体抵抗力，控制感染，避免并发症的发生。由于抗生素用药时间较长（10～14天或更长），补充的水电解质和静脉营养液均需静脉输入，故应注意保护静脉通道。

（3）维持体温稳定的护理

①新生儿发热时，应调节环境温、湿度，松开包被，多喂水；给予温水浴，不宜用退热药、乙醇擦浴、冷盐水灌肠等刺激性强的降温方法，否则易出现体温过低。

②体温过低时，及时保暖或置入暖箱，使体温恢复正常。

③体温波动较大时，需1～2h测体温1次，物理降温后半小时复测1次，体温平稳后每4h测体温1次，病情稳定后每天测体温2次，并做好记录。

4. 心理护理

耐心解答家长提出的问题，并进行有效的沟通。主动介绍患儿病情的进展情况，以及实验室检查结果和治疗用药等，以减轻或消除家长的焦虑和不安，争取他们的合作。

5. 健康教育

向家长介绍预防新生儿感染的方法，如住院患儿居室应保持清洁，用具、食具常消毒，护理新生儿前后必须洗手，避免与感染病人接触。强调口腔内上皮珠、两颊部脂肪垫不可挑割；不可挤压乳房结节；脐部保持干燥，勤洗臀部，勤换尿布。若患儿发生脐部、皮肤、呼吸道及消化道感染，应及时就医。鼓励母乳喂养，教会家长护理和喂养的正确方法。

（八）护理评价

对新生儿败血症患儿的护理评价有以下几个方面：

①患儿体温是否维持在正常范围。

②患儿营养摄入是否良好，体重是否增加。

③患儿皮肤完整性是否完好或恢复正常。

④患儿是否发生并发症。

⑤家长是否能说出本病的预防要点，并积极配合医疗和护理。

五、知识技能应用

新生儿败血症患儿的护理：

（一）目的及内容

①掌握新生儿败血症患儿的护理评估及护理措施。

②在临床见习中表现出认真、负责的态度，对患儿同情、爱护和关心。

（二）实训前准备

①联系见习医院，与患儿家长沟通并做好准备。

②收集新生儿败血症的多媒体资料（录像、VCD 或课件）、临床病例。

③学生应准备护士服、帽子、口罩、听诊器等。

（三）方法及要求

1. 临床见习（医院新生儿重症监护病房）

①集中由带教老师讲述后分组，每 6 ～ 8 人为一组，在学校老师和医院带教老师指导下对新生儿败血症患儿进行护理评估。

②各小组将收集到新生儿败血症患儿的资料整理后讨论，并做出护理诊断，制定护理计划。

③每位学生写出实践报告，交老师批阅。

2. 观看录像或临床实例分析（护理模拟示教室）

若无条件去医院病房见习，可组织学生在护理模拟示教室观看"新生儿败血症"的录像，讨论病例。

【病例】患儿，11 天，足月顺产，因"吃奶少、精神差 2 天"，拟为"新生儿败血症"入院。体格检查：体温 37.7℃，呼吸 45 次 /min，脉搏 130 次 /min，体重 3.6kg，全身皮肤黄染，前囟平坦，心肺（﹣）。脐部残端有脓性分泌物，肝肋下 3cm，脾肋下 1cm，质软。辅助检查：血白细胞 $28 \times 10^9/L$，中性粒细胞 0.83，淋巴细胞 0.17。血培养：金黄色葡萄球菌（﹢）。

①根据临床资料提出护理问题。

②制定相应的护理措施。

（四）注意事项

①注意保持环境及用物的卫生。

②严格按照操作步骤执行操作。

（五）课后评价与反思

通过对新生儿败血症患儿的护理评估，制定护理措施，完成实训报告，并在实训报告中谈谈参加本次实训的体会。

六、自我测评

新生儿败血症患儿的护理考核标准

项目	评分内容	分值	扣分标准	得分
准备	护士：衣帽整齐，洗手，环境适宜	15	缺一项扣5分	
新生儿败血症的病因	葡萄球菌、大肠杆菌等常见致病菌，静脉留置针、气管插管和抗生素的广泛应用等	15	缺一项扣3分	
新生儿败血症的临床表现	全身表现和各系统表现	10	缺一项扣5分	
新生儿败血症的护理评估	健康史、身体状况、护理体检	15	缺一项扣5分 描述不准确2分	
新生儿败血症的护理措施	生活护理、病情观察、治疗配合、心理护理	20	缺一项扣5分 描述不准确扣2分	
新生儿败血症的健康教育	学生之间模拟健康教育	15	缺一项扣3分 描述不准确扣2分	
评价（所需时间10min）	语言流利，指导正确，工作态度认真	10	生疏扣2分，有停顿扣1分 交代不清扣1分 不认真扣1分	

七、课后练习

（一）选择题

1.新生儿败血症主要感染途径是（　　　　）。

    A.宫内　　　　　　　　B.产道　　　　　　　　C.泌尿道

    D.消化道　　　　　　　E.脐部

2.新生儿败血症的治疗错误的是（　　　　）。

    A.注意保暖和防止交叉感染　　　　　　　B.供给足够的液体和营养

    C.根据细菌培养和药敏试验选用抗生素　　D.处理局部病灶

    E.密切观察病情变化

3.对早期快速诊断新生儿败血症最有意义的是（　　　　）。

    A.血细菌培养　　　　　B.血白细胞层直接涂片检菌

    C. 急相蛋白测定　　　　　D. 分泌物涂片检菌

    E. 外周血检查

4. 新生儿败血症的抗菌素治疗中，不正确的是（　　　）。

    A. 抽血培养后即开始用抗菌素

    B. 选用有杀菌作用的药物

    C. 开始时宜采用静脉分次给药

    D. 因肝肾功能不完善，抗菌素用药不应超过 7 天

    E. 注意熟悉药物剂量及其毒性反应

5. 某女婴，10 天，因不吃、无尿 10h 急诊入院。查体：体温不升，重病容，面色苍黄，前囟平，颈软，心音略钝，肺正常，腹胀，肝右肋下 3.0cm，脐有少许分泌物，血 WBC 5.5×10^9/L（N 0.70，L 0.30）。最可能的诊断是（　　　）。

    A. 新生儿肺炎　　　　　B. 新生儿硬肿症　　　　　C. 新生儿败血症

    D. 新生儿颅内出血　　　E. 新生儿脐炎

6. 某日龄 10 天的新生儿，近 4 天拒奶，低热，哭声弱。今抽风 2 次。查体：反应差，皮肤、巩膜明显黄染；心肺音纯，肝肋下 3cm，前囟饱满，脐部少许分泌物；WBC 1.8×10^3/mm^3，S 80%，L 20%，血钙 9mg/dL。诊断可能为（　　　）。

    A. 新生儿颅内出血　　　B. 新生儿低血糖症　　　C. 新生儿低血钙症

    D. 新生儿脐炎　　　　　E. 新生儿败血症，化脓性脑膜炎

7. 某男孩，21 天，不规则发热 10 天。皮肤黄染，有少许小脓疱，肝脾肿大。白细胞 18.0×10^9/L，N 0.86，黄疸指数为 50U，胆红素 5mg/dL，SGPT 30U，尿胆红素阳性。母血型为 B 型，小儿血型为 O 型，大便黄软。最可能的诊断为（　　　）。

    A. 生理性黄疸　　　　　B. 新生儿肝炎　　　　　C. 先天性胆道闭锁

    D. 新生儿败血症　　　　E. ABO 血型不合

8. 某日龄 10 天的新生儿，近 4 天拒奶，低热，哭声弱。今抽风 2 次。查体：反应差，皮肤、巩膜明显黄染；心音钝，肝肋下 3cm，前囟饱满，脐部少许分泌物。应首先做哪项化验检查？（　　　）

    A. 血培养 + 脑脊液　　　B. 脐部分泌物培养　　　C. 脑脊液

    D. X 线（胸部）　　　　E. 血胆红素及尿三胆

9. 某足月新生儿，生后第 9 天，黄疸加重，体温不升，拒乳，呕吐嗜睡，有时尖叫。查体：精神差，面色发灰，双眼凝视，口角歪斜，囟门饱满，心肺正常，脐部见脓性分泌物，血白细胞 40.1×10^9/L，血清钙 2.2mmol/L。此患儿最可能的诊断是

                                   （　　　）。

    A. 新生儿败血症，脐炎

    B. 新生儿败血症，脐炎，低钙血症

C. 新生儿颅内出血，脐炎

D. 新生儿低钙血症，脐炎

E. 新生儿败血症，化脓性脑膜炎，脐炎

（二）简答题

1. 引起新生儿败血症的常见病原体有哪些？

2. 简述新生儿败血症的临床表现。

3. 新生儿败血症的治疗方法有哪些？

（三）案例分析题

患儿，女，生后第 10 天，足月顺产。因精神差、吃奶差、皮肤黄疸退而复现入院。查体：体温 36℃，皮肤黄染，心肺正常，脐带未脱落，脐部有少量分泌物、稍臭，脐周红肿，腹部平软，肝肋缘下 3cm，脾肋缘下 1cm，血清胆红素 240μmol/L，以间接胆红素为主。

请问：

1. 患儿的临床诊断是什么？

2. 该患儿存在哪些护理问题？

3. 应采取哪些主要的护理措施？

子项目（三） 新生儿黄疸患儿的护理

一、学习目标

知识目标

1. 掌握新生儿黄疸患儿的临床表现、护理诊断、护理措施。

2. 熟悉新生儿黄疸患儿的常见病因、护理评估、护理评价。

3. 了解新生儿黄疸的治疗原则。

技能目标

1. 熟练掌握新生儿黄疸患儿的护理评估、护理措施，应用护理程序实施整体护理。

2. 学会对新生儿黄疸患儿的病情变化和治疗反应的观察，能初步进行分析处理。

3. 学会向个体、家庭、社区提供保健服务和开展健康教育。

二、学习重点和难点

重　点：新生儿黄疸患儿的临床表现、护理评估、护理措施。

难　点：新生儿黄疸患儿的护理。

三、工作情境及任务

情境一：护士小李值班时发现 5 床患儿皮肤黄染加重，拒奶，精神差，嗜睡，肌张力减退，拥抱反射减弱。患儿 1 天前以"新生儿黄疸"收入院。

任　务：对患儿进行的护理评估有哪些？

情境二：患儿，男，3 天，皮肤黄染 1 天。入院诊断为"新生儿高胆红素血症"。

患儿系第一胎第一产，足月顺产。化验提示：总胆红素为 292.13μmol/L，间接胆红素为 284.10μmol/L。入院查体：T 37.0℃，P 145 次 /min，R 46 次 /min，体重 3450g；口唇红润，四肢温暖，各原始反射正常，全身皮肤重度黄染，手掌及足掌见黄染，前囟张力不高，双瞳孔等大、等圆，对光反射存在，双肺呼吸音轻，心律齐，肝肋缘下 1.5cm，剑突下 2cm 可扪及，脾肋缘未触及，四肢肌张力正常。吃奶好，大小便正常。

任务一：患儿主要存在哪些护理问题？

任务二：患儿目前的护理目标是什么？

任务三：患儿的主要护理措施有哪些？

情境三：患儿，女，25 天，临床诊断为"新生儿黄疸"。家长主诉"全身皮肤黄染

8天，伴反应弱、拒奶"。患儿系第二胎第二产，剖宫产，35周，出生体重2500g，于生后第8天出现黄疸，未给予任何治疗，黄疸逐渐加重遍布全身伴反应弱、拒奶。患儿神志清，精神反应差，肌张力正常，四肢活动自如，全身皮肤重度黄染，巩膜黄染，脐部干燥，病程中无抽搐，无呕吐及腹泻腹胀。经皮胆红素267.8μmol/L，肝功示：总胆红素360.6μmol/L，直接胆红素19.7μmol/L，间接胆红素340.9μmol/L。

任务一：该患儿的主要护理措施有哪些？

任务二：对患儿进行护理评价。

四、知识储备和理论学习

新生儿黄疸是由于胆红素在体内积聚引起的皮肤或其他器官黄染。成人血胆红素大于34μmol/L（2mg/dL），皮肤和巩膜可见黄染。新生儿因毛细血管丰富，血胆红素大于85μmol/L（5mg/dL）时，方可出现肉眼可见的黄疸。新生儿黄疸是新生儿时期常见症状之一，新生儿出现黄疸，应辨别是生理性黄疸还是病理性黄疸，这对新生儿黄疸的诊断和处理十分重要。

（一）新生儿黄疸分类

1.生理性黄疸

新生儿中，约有50%的足月儿和80%的早产儿可出现生理性黄疸，其特点为：新生儿一般情况好；足月儿多于出生后2～3天出现，4～5天达高峰，5～7天消退，最迟不超过2周；早产儿多于出生后3～5天出现，5～7天达高峰，7～9天消退，可延迟到3～4周；血清胆红素每日升高<85μmol/L（5mg/dL）；足月儿血清胆红素<221μmol/L（12.9mg/dL）和早产儿<257μmol/L（15mg/dL）为生理性黄疸的界限。

2.病理性黄疸

新生儿出生后24h内出现；血清胆红素足月儿>221μmol/L（12.9mg/dL）和早产儿>257μmol/L（15mg/dL），或每日升高>85μmol/L（5mg/dL）；持续时间，足月儿>2周，早产儿>4周；黄疸退而复现；血清结合胆红素>34μmol/L（2mg/dL）。具备上述任何一项均可诊断为病理性黄疸。

（二）病因

胆红素生成过多，血浆白蛋白联结胆红素的能力差，肝细胞处理胆红素能力差，肝肠循环增加，是新生儿时期胆红素代谢的特点，此特点使新生儿容易出现黄疸。此外，患儿饥饿或伴有缺氧、酸中毒、脱水、颅内出血及头颅血肿时，更易发生黄疸或使黄疸加重。

病理性黄疸的发病原因有以下三种：

1.胆红素生成过多

红细胞破坏过多及肠肝循环增加，使血清中未结合胆红素升高。

①红细胞增多症：常见于母—胎或胎—胎间输血、青紫型先天性心脏病、脐带结扎延迟及糖尿病母亲分娩的婴儿等。

②血管外溶血：如皮下血肿、头颅血肿、颅内出血、肺出血等。

③同族免疫性溶血：我国以 ABO 溶血病多见。

④感染：细菌、病毒、衣原体、支原体等病原体引起的重症感染均可致溶血，其中以金黄色葡萄球菌及大肠杆菌引起的败血症多见。

⑤肠肝循环增加：先天性肠道闭锁、巨结肠、先天性幽门肥厚、喂养延迟和饥饿等可使胎粪排泄延迟，使胆红素重吸收增加。母乳性黄疸，可能与母乳中 β- 葡萄糖醛酸苷酶有关，其进入患儿肠道，可使肠道内未结合胆红素生成增加。

⑥红细胞酶缺陷：葡萄糖 -6- 磷酸脱氢酶、己糖激酶和丙酮酸激酶缺陷可影响红细胞正常代谢，使红细胞变形能力减弱，滞留和破坏于单核—吞噬细胞系统。

⑦红细胞形态异常：红细胞形态异常，可使红细胞在脾脏破坏增加。

⑧血红蛋白病：α 地中海贫血、血红蛋白 Hasharon 和血红蛋白 F-Poole 等，由于血红蛋白肽链数量和质量缺陷而引起溶血。

⑨其他：低锌血症和维生素 E 缺乏，使细胞膜结构发生改变导致溶血。

2. 肝脏胆红素代谢障碍

肝细胞摄取和结合胆红素的功能低下，使血清中未结合胆红素升高。

①缺氧和感染：窒息和心力衰竭等，均可抑制肝脏尿苷二磷酸葡萄糖醛酸基转移酶（UDPGT）的活性。

②药物：磺胺、吲哚美辛、维生素 K3、水杨酸盐、毛花苷丙等，可与胆红素竞争 Y、Z 蛋白的结合位点。

③ Crigler-Najjar 综合征：先天 UDPGT 缺乏。

④ Gilbert 综合征：先天性非溶血性未结合胆红素增高症，也可同时伴有 UDPGT 活性降低。

⑤ Lucey-Driscoll 综合征：家族性暂时性新生儿黄疸。妊娠后期孕妇血清中存在一种孕激素，抑制 UDPGT 活性所致。

⑥其他：先天性甲状腺功能低下、21- 三体综合征和垂体功能低下等常伴有血胆红素升高或黄疸消退延迟。

3. 胆汁排泄障碍

肝细胞排泄结合胆红素障碍或胆管受阻，可致高结合胆红素血症；若同时伴有肝细胞功能受损，也可有未结合胆红素增高。

①新生儿肝炎：常见由乙肝肝炎病毒、风疹病毒、巨细胞病毒、单纯疱疹病毒、EB病毒及肠道病毒等引起的宫内感染所致。

②先天性代谢性缺陷病：半乳糖症、果糖不耐受症、酪氨酸血症、尼曼匹克病、戈

谢病等可有肝脏损害。

③ Dubin-Johnson 综合征：先天性非溶血性结合胆红素增高症。

④胆管阻塞：先天性胆道闭锁和先天性胆总管囊肿，是新生儿期阻塞性黄疸的常见原因；胆汁黏稠综合征使结合胆红素排泄障碍，见于严重的新生儿溶血病。

（三）临床表现

足月儿生理性黄疸程度轻重不一，轻者仅限于面颊部，重者可延至巩膜、躯干、四肢，尿色不黄，粪便色黄，一般无症状，可有轻度纳差和嗜睡。早产儿黄疸程度较重，消退较慢。

（四）治疗原则

生理性黄疸多可自行消退，无须特殊治疗。合理喂养，充足的奶量可刺激肠蠕动，建立肠道正常菌群，减少肠肝循环，有助于减轻黄疸程度。临床应结合胎龄、体重、监测血胆红素、病理因素，及时诊断，采取相应的干预和治疗措施。

（五）护理评估

对新生儿黄疸患儿应从以下方面进行评估：

1.致病因素

了解患儿有无宫内感染征象，母亲既往有无肝炎病史和引起黄疸的遗传性疾病，以及不明原因的流产、早产、死胎和死产史；询问生后有无缺氧、窒息、受寒、感染、酸中毒、低血糖及使用某些药物。

2.身体状况

仔细观察皮肤、巩膜、大小便的色泽变化，以判断黄疸的进展速度、程度和范围；评估有无贫血、水肿、肝脾肿大，确定黄疸是生理性还是病理性，有无核黄疸的表现。

3.辅助检查

重点检查血常规、血胆红素、血型等，评估有无母婴血型不合、有无溶血性贫血征象、母亲和患儿血清中有无抗红细胞抗体存在。以上检查有助于分析黄疸的病因，并为制定护理措施提供依据。

4.心理—社会资料

家长因缺乏对黄疸病因、并发症、预后和治疗的认识，常常担忧、焦虑或忽视，后者常导致就医不及时。而对以往有死胎、死产或生后死于溶血病的家庭，一旦第2胎再现黄疸且进行性加重，父母将过于紧张或恐慌。

（六）护理诊断

新生儿黄疸患儿主要的护理问题：

①潜在并发症：胆红素脑病，与胆红素通过血脑屏障有关。

②有体液不足的危险：与光疗导致体液丢失有关。

③家长知识缺乏：与缺乏对黄疸的认识有关。

（七）预期目标

新生儿黄疸患儿护理目标：

①患儿不发生胆红素脑病或发生时能被及时发现。

②患儿体液保持平衡，体重、尿液正常。

③家长了解黄疸的有关知识，可以焦虑减轻、恐惧消除。

（八）护理措施

对新生儿黄疸患儿的护理措施有以下几方面：

1. 生活护理

（1）合理喂养

提早哺乳，可刺激肠蠕动，促进胎粪排出和建立肠道正常菌群，也可避免低血糖发生，有助于黄疸程度的减轻。若母乳性黄疸，应暂停母乳 1～4 天，暂停期间用吸乳器吸出乳汁，保证乳汁分泌，以便黄疸消退后继续母乳喂养。黄疸期间常表现吸吮无力、纳差，护理者应按需要调整喂养方式，如少量多次、间歇喂养等，保证热量摄入，必要时静脉滴注葡萄糖，防止低血糖发生。

（2）注意保暖

维持体温在 36℃～37℃。低温使游离脂酸浓度过高，与胆红素竞争和白蛋白的结合。

2. 病情观察

除观察生命体征外，还需重点观察：

①黄疸出现的时间、进展速度及伴随症状，以明确高胆红素血症的病因。

②黄疸程度：观察皮肤、巩膜的色泽变化，可根据黄疸出现的部位，估计血清胆红素浓度。若躯干呈橘黄色而手足心黄色，估计胆红素达 307.8μmol/L（18mg/dL）；当手足心也转为橘黄色时，其胆红素可达 342μmol/L（20mg/dL）以上，此时有发生胆红素脑病的可能。

③有无胆红素脑病的表现：重点观察患儿的哭声、吸吮力、肌张力、精神反应等，注意有无抽搐。如有异常，立即与医生联系，做好抢救准备。

④贫血的进展情况：密切观察呼吸、心率、尿量的变化及水肿、肝脾肿大等情况，动态监测反映溶血的实验室结果，判断有无心力衰竭。

3. 治疗配合

①做好光照疗法的护理。光疗是一种降低血清未结合胆红素的简单易行的方法，对严重黄疸需要换血的患儿，可减少换血次数，提高疗效。护理时应注意：光疗前调节箱内温度至 30℃～32℃，湿度 50%～65%；灯管与患儿的距离 33～50cm；用黑色眼罩保护患儿双眼，除会阴、肛门部用尿布包裹外，其余均裸体抱入蓝光箱中；每 2～4h 测体温 1 次，每天测体重 1 次；采用持续或间断照射，1～3 天不等，单面光疗时每 2h

更换体位 1 次；光照时不显性失水增多，应增加水分摄入，两次喂奶间喂糖水 1 次，并记录出入量；常见副作用有发热、腹泻、皮疹等，多不严重，停止光疗后可消失，光疗如致皮肤呈青铜色即青铜症时，应报告医生并停止光疗；正确记录灯管使用时间，使用1000h 必须更换。

②做好换血疗法的护理。换血疗法适于严重新生儿溶血症所致的高胆红素血症。护士应协助医生做好换血前用品、环境、药物的准备，术中操作及换血后的护理。

③按医嘱输入血浆或白蛋白，密切观察治疗效果；给予肝酶诱导剂，常用苯巴比妥，以促进未结合胆红素的转化和排泄。

④协助医生做好预防低血糖、低体温、缺氧、感染、酸中毒的护理。

4. 心理护理

向患儿父母提供有关高胆红素血症的病因、并发症及预后等方面的知识，并耐心解答其提问。让患儿父母经常探视、喂哺、拥抱婴儿，为其换尿布，保持父母与婴儿接触，有利于疾病早日康复。

5. 健康教育

①宣传孕期保健知识，指导孕母防治感染性疾病，避免新生儿肝炎、胆道闭锁、败血症的发生。

②对既往不明原因的死胎、流产或重度黄疸者，要强调孕母定期产前检查。若诊断为溶血症者，可行胎内治疗，在预产期前 1 ~ 2 周，孕母口服苯巴比妥。

③指导喂养，并教会家长观察黄疸程度及进展、胆红素脑病的早期表现。

④若为红细胞 6- 磷酸葡萄糖脱氢酶缺陷所致的黄疸，需忌食蚕豆及其制品，不使用有氧化性的药物（解热镇痛药、磺胺药等）及樟脑丸，并加强对各种感染的预防。

⑤母乳性黄疸者，仍继续母乳喂养。若黄疸严重，患儿一般情况差，可考虑暂停母乳喂养，黄疸消退后再恢复母乳喂养。

（九）护理评价

对新生儿黄疸患儿的护理评价有以下几方面：

①患儿血清胆红素是否逐步下降，有无发生胆红素脑病，有无光疗并发症。

②家长能否说出有关疾病及护理方面的知识。

五、知识技能应用

新生儿黄疸的护理实训：

（一）目的及内容

①学会对新生儿黄疸患儿的身体状况进行评估，制定干预措施。

②实训中表现出严肃、认真的态度，对小儿爱护、关心、有耐心。

（二）实训前准备

①联系见习医院，与患儿及家长沟通并做好准备。

②收集新生儿黄疸患儿护理的多媒体资料（录像、VCD 或课件）、临床病例。

③学生应准备白大衣、帽子、口罩、听诊器等。

（三）方法及要求

1. 临床见习（医院儿科病房）

①集中由带教老师讲述后分组，每 6 ~ 8 人为一组，在学校老师和医院带教老师指导下对新生儿黄疸患儿进行护理评估。

②各小组将收集到新生儿黄疸患儿的资料整理后讨论，并做出计划方案。

③每位学生写出实践报告，交老师批阅。

2. 观看录像或临床实例分析（护理模拟示教室）

若无条件去医院病房见习，可组织学生在护理模拟示教室观看"新生儿黄疸患儿的护理"的录像或讨论病例。

【病例】患儿，男，系第一胎第一产，足月顺产，出生体重 3.25kg，出生后 22h 出现黄疸。母亲妊娠期无疾病及药物史，无输血、流产及接受血制品疗法史。查体：体温 36℃，脉搏 120 次 /min，呼吸 22 次 /min，全身皮肤黏膜重度黄染，肝脾肋下未及。实验室检查：血红蛋白 136g/L，血清总胆红素 273.2μmol/L，结合胆红素 26.4μmol/L。

①根据临床资料提出护理问题。

②制定相应的护理措施。

（四）课后评价与反思

①评价学生的合作精神和态度。

②要求学生写出本次实训课的报告，并谈谈参加本次实训的体会。

六、自我测评

新生儿黄疸的护理

项目	评分内容	分值	扣分标准	得分
准备	护士：衣帽整齐，洗手，环境适宜	15	缺一项扣 5 分	
新生儿黄疸的病因	胆红素生成过多、肝脏胆红素代谢障碍、胆汁排泄障碍	15	缺一项扣 5 分	
新生儿黄疸的分类及特点	生理性黄疸和病理性黄疸	10	缺一项扣 5 分	
新生儿黄疸患儿的护理评估	健康史、身体状况、护理体检	15	缺一项扣 5 分 描述不准确 2 分	
新生儿黄疸患儿的护理措施	生活护理、病情观察、治疗配合、心理护理	20	缺一项扣 5 分 描述不准确扣 2 分	

（续表）

项目	评分内容	分值	扣分标准	得分
新生儿黄疸患儿的健康教育	学生之间模拟健康教育	15	缺一项扣3分 描述不准确扣2分	
评价（所需时间10min）	语言流利，指导正确，工作态度认真	10	生疏扣2分，有停顿扣1分 交代不清扣1分 不认真扣1分	

七、课后练习

（一）选择题

1. 新生儿出现生理性黄疸，主要是因为（　　）。

　　A. 新生儿胆道狭窄　　　B. 新生胆汁黏稠　　　C. 新生儿胆囊较小

　　D. 出生后过多的红细胞破坏　　　E. 肝脏形成胆红素能力强

2. 处理新生儿生理性黄疸的方法是（　　）。

　　A. 使用白蛋白　　　B. 使用血浆　　　C. 光照治疗

　　D. 能量合剂　　　E. 无需特殊处理

3. 新生儿生理性黄疸出现于生后（　　）。

　　A. 1天内　　　B. 2～3天　　　C. 4～5天

　　D. 6～7天　　　E. 8天后

4. 黄疸在出生后24h内出现者应首先考虑（　　）。

　　A. 新生儿生理性黄疸　　　B. 新生儿溶血症　　　C. 新生儿肝炎

　　D. 新生儿败血症　　　E. 胆道闭锁

5. 关于生理性黄疸的描述不正确的是（　　）。

　　A. 生后2～3天开始出现黄疸　　　　B. 表现为食欲下降，哭声低弱

　　C. 一般7～14天自然消退　　　　D. 早产儿可延迟3周消退

　　E. 血清胆红素浓度 <205.2μmol/L

6. 某女婴，5天，足月顺产，生后无窒息，生后2～3天出现轻度黄染，今日略加重，一般状况良好。此黄疸发生的主要原理为（　　）。

　　A. 胆红素产生过多及肠肝循环增加

　　B. 胆红素产生过多

　　C. 肝酶系统发育不完善

　　D. 胆红素产量过多及肝酶系统发育不完善

　　E. 肝酶系统发育不完善及肠肝循环增加

7. 某足月新生儿，7天。生后3天开始面部及巩膜黄染，渐波及躯干，吃奶及精神好；红细胞 $5.0×10^{12}$/L，血红蛋白 150g/L（15g/dL），网织红细胞 0.005（0.5%），总

胆红素 171μmol/L（10mg/dL），谷丙转氨酶 30 单位。诊断首先考虑为（　　）。

A. 新生儿溶血症　　　　B. 新生儿败血症　　　　　　C. 新生儿肝炎

D. 先天性胆道闭锁　　　E. 生理性黄疸

（二）简答题

1. 简述生理性黄疸的特点。

2. 简述引起新生儿病理性黄疸的常见原因。

（三）案例分析题

患儿，女，10 天，足月顺产。因精神差、吃奶差、皮肤黄疸退而复现入院。查体：体温 36℃，皮肤黄染，心肺正常，脐带未脱落，脐部有少量分泌物、稍臭，脐周红肿，腹部平软，肝肋缘下 3cm，脾肋缘下 1cm，血清胆红素 240μmol/L，以间接胆红素为主。

请问：

1. 患儿的临床诊断是什么？

2. 该患儿存在哪些护理问题？

3. 应采取哪些主要的护理措施？

子项目（四）　光照疗法

一、学习目标

知识目标

1. 掌握使用蓝光仪的准备、操作步骤、注意事项、考核标准、光照疗法患儿的护理。

2. 熟悉使用蓝光仪的目的。

技能目标

1. 学会蓝光仪的使用。

2. 会对新生儿黄疸患儿制定光照治疗计划。

二、学习重点和难点

重　点：蓝光仪的使用。

难　点：光照疗法患儿的护理。

三、工作情境及任务

情境一：责任护士小李今天早晨发现 5 床患儿黄疸加深，遂告知医生。患儿因出生后第 2 天出现皮肤黄染，以新生儿黄疸收入住院。医生检查后立即医嘱行蓝光照射。

任　务：患儿入箱前护士应如何准备？

情境二：患儿帅帅，男，5 天，系第一胎，孕 36 周顺产，出生体重 2.4kg，生后第 2 天发现皮肤稍黄，近 2 天皮肤颜色加深，家长主诉无发热，吃奶好。查体：T 36.5℃，P 40 次 /min，R 120 次 /min，全身黄染、无发绀，双肺呼吸音清、无啰音，心音有力。腹平软，脐部有少许分泌物，脐周皮肤微红，肝右肋 2cm，质软，脾未扪及。查体：WBC 6×10^9/L，N 0.52，L 0.48，血沉 15mm/h。按医嘱行蓝光照射配合治疗。

任　务：入箱时护士的工作有哪些？

情境三：帅帅在治疗过程中体温 36℃、脉搏 120 次 /min、呼吸 40 次 /min，哭闹。李护士对患儿检查，给以 50mL 牛奶后继续对患儿进行光疗。

任　务：入箱后护士如何护理患儿？

情境四：该患儿入箱第 3 天，体重 4kg，生命体征平稳，血清胆红素 < 10mg/dL。按医嘱准备出箱。

任　务：护士如何做好患儿的出箱护理？

四、知识储备和理论学习

（一）光照疗法的目的

临床上常用于治疗新生儿高胆红素血症，主要通过蓝光照射使血中的脂溶性未结合胆红素氧化分解为水溶性异构体，易于随胆汁、尿液排出体外。此法简单易行、疗效较好，适用于间接胆红素增高的新生儿。

（二）入箱前准备

首先要向家长解释说明光照疗法（光疗）的必要性；排除禁忌人群；患儿入箱前，护士必须洗手、剪指甲，防止交叉感染；严格按操作规程进行光疗的准备；评估家长对光疗的认知，关注患儿家属的满意度等。

1. 患儿准备

①评估患儿的胎龄、分娩方式、Apgar评分结果（见下表），患儿的日龄、体重、生命体征、精神状况、吸吮能力、皮肤黄染范围和程度等。

Apgar 评分表

体征	应得分数		
	0分	1分	2分
每分钟心率	0	小于100次	100次及以上
呼吸	0	浅慢且不规则	佳
肌张力	松弛	四肢稍屈	四肢活动
喉反射	无反射	有些动作	咳嗽、恶心
皮肤颜色	苍白	青紫	红润

②清洁患儿皮肤，忌在皮肤上涂粉和油类；剪短指甲，防止抓破皮肤。测量患儿体温，必要时测体重，取血检测血清胆红素水平。

2. 护士准备

①告知家长应用光疗箱治疗的必要性，了解家长的合作程度。

②操作前洗手、戴墨镜。

3. 用物准备

①光疗箱准备：根据患儿病情选择单面或双面光疗箱，一般采用波长427～475nm的蓝色荧光灯，光亮度以160～320W为宜，灯管与患儿皮肤的距离为33～50cm。放置在干净、温湿度变化较小、无阳光直射的场所，最好在空调病室内进行，室内温度维持在24℃～26℃，相对湿度55%～65%。操作前清洁光疗箱，清除灯管及反射板的灰尘，检查灯管亮度并及时更换，在箱内湿化器水箱内加水至2/3满，接通电源，并使箱温升至患儿适中温度（30℃～32℃）。

②准备患儿护眼罩（用墨纸或胶片剪成眼镜状）、长条尿布、尿布带、胶布、工作人员用的墨镜等。

（三）入箱操作步骤

严格核对信息，与患儿家长进行有效沟通，先预热并根据患儿性别保护裸露部位，做好记录等。

具体入箱操作步骤：

①核对患儿姓名、床号或腕带信息及医嘱。

②将患儿全身裸露，对男婴应注意保护阴囊（若为女婴，则用尿布遮盖会阴部），给患儿佩戴合适的护眼罩。

③将患儿抱入已预热好的光疗箱中，记录入箱时间。

（四）入箱后护理

患儿入箱后使用过程中随时观察效果，严格执行操作规程。若体温超过37.8℃或低于35℃，要暂停光疗，经处理体温恢复正常后再继续治疗。关爱患儿做好心理护理，在患儿烦躁、哭闹时以轻柔的语调与患儿交流，抚触患儿皮肤，或使用安慰奶嘴。注意光疗箱温度的控制。及时排除温箱的警报、故障。

除此以外入箱后护理措施还包括：

①监测体温和箱温光疗时应每2～4h测体温1次，或根据病情、体温情况随时测量，使体温保持在36℃～37℃。根据体温调节箱温。

②尽量使患儿皮肤均匀受光、广泛照射。若使用单面光疗箱，一般每2h更换体位1次，可以仰卧、侧卧、俯卧交替更换。俯卧照射时要有专人巡视，以免口鼻受压而影响呼吸。

③注意光照时卫生防护。为患儿进行检查、治疗、护理时戴墨镜，及时清除患儿的呕吐物、汗水、大小便，保持光疗箱玻璃的透明度。

④观察光照副作用。光照时可出现轻度腹泻、排深绿色多泡沫稀便或深黄色小便、一过性皮疹等副作用，可随病情好转而消失。

⑤严密观察病情。注意患儿精神、反应、呼吸、脉搏及黄疸程度的变化，以及大小便颜色与性状；观察有无烦躁、惊厥、嗜睡、发热、腹胀、呕吐等；检查皮肤有无发红、干燥、皮疹等。若有异常及时与医生联系，并严格交接班。

⑥监测血清胆红素变化，以判断疗效。一般光照12～24h才能使血清胆红素下降，血清胆红素<171umol/L（10mg/dL）时可停止光疗。光疗总时间按医嘱执行。

⑦保证水分及营养供给。按医嘱静脉输液，按需喂乳，在两次喂乳间喂水，记录出入量。

（五）出箱护理

护理人员在光疗中有效的观察和精心护理在减轻副作用、增强治疗效果方面起关键作用，准备患儿衣物，做好记录，整理用物。

详细的出箱护理措施包括：

①出箱前先将衣物预热，关蓝光开关，切断电源，除去患儿护眼罩，给患儿穿好衣服，抱回病床。

②做好各项记录，如出箱时间、生命体征等。

③光疗结束后整理用物，倒尽湿化器水箱内水。做好整机的清洗、消毒工作，有机玻璃制品用0.1%苯扎溴铵擦洗消毒，忌用乙醇擦洗。

五、知识技能应用

蓝光仪使用的实训：

（一）目的及内容

①掌握蓝光仪的使用，对光照治疗过程中的患儿正确地实施护理。

②在操作过程中表现出认真、负责的态度，对患儿同情、爱护和关心。

（二）实训前准备

①联系实验员，保证实训室能正常开放，检查蓝光仪性能。

②收集蓝光仪使用的多媒体资料（录像、VCD或课件）、临床病例。

③学生剪指甲、更鞋、带帽子、戴口罩、洗手，关好门窗。

（三）方法及要求

1. 实训地点

学校护理模拟实训室。

2. 实训方法

①由老师集中演示操作方法后分组，每3～5人为一组。

②分组练习，一人操作，其他组员观看，找出问题并记录。

②所有学生操作完，集中解决问题。

（四）注意事项

①注意保持环境及用物的卫生。

②严格按照操作步骤执行操作。

（五）课后评价与反思

①评价学生的合作精神和态度。

②评价各小组操作步骤是否规范。

③要求学生写出本次实训课的报告，并谈谈参加本次实训的体会。

六、自我测评

光照疗法的考核标准   考核方法：操作、口述

项目	评分标准	分值	扣分标准	得分
准备 （15）	护士：①解释使用光照疗法的目的；②语言流畅、态度温和、举止端庄、动作敏捷；③衣帽整齐，着装符合要求，头发前不过眉、后不过肩；④操作前洗手（六步洗手法），戴墨镜	5	第一项缺扣2分 其他缺一项扣1分 不符部分酌情扣分	

（续表）

项目	评分标准	分值	扣分标准	得分
准备（15）	患儿：①评估患儿胎龄、日龄、出生体重、生命体征；②测量体温，评估皮肤黄染范围和程度；③清洁患儿皮肤，剪短指甲	5	第一项缺扣2分 第二项缺扣2分 第三项缺扣1分 项目不符酌情扣分	
	用物：①检查光疗箱、接通电源；②调节箱温、室内温湿度、避免阳光直射光疗箱；③水箱内加蒸馏水、快速手消毒液；④护眼罩、尿布、工作人员用的墨镜等摆放整齐	5	缺一项扣1分 不符部分酌情扣分	
操作（75）	①床边核对患儿信息及医嘱	10	不符部分酌情扣分	
	②将患儿全身裸露，用尿布遮盖会阴部，对男婴注意保护阴囊，佩戴护眼罩。抱入已预热好的光疗箱中，记录入箱时间	10	不符部分酌情扣分	
	③尽量使患儿皮肤均匀受光、广泛照射，单面光疗箱可仰卧、侧卧、俯卧交替更换体位	15	不符部分酌情扣分	
	④监测体温和箱温，严密观察病情变化及光照副作用，做好交接班	15	不符部分酌情扣分	
	⑤遵医嘱出光疗箱，切断电源，除去患儿护眼罩，给患儿穿好衣服，抱回病床	15	不符部分酌情扣分	
	⑥做好各项记录。整理用物，进行整机的清洗消毒	10	不符部分酌情扣分	
评价（10）	操作规范、熟练	3	生疏扣2分，有停顿扣1分	
	语言流利，指导正确	2	交代不清扣1分	
	工作态度认真	2	不认真扣1分	
	所需时间5min	3	超过1min扣1分	

七、课后练习

（一）选择题

1. 蓝光疗法的目的是（　　）。

　　A. 降低血清胆绿素　　　　　　　　　　B. 降低血清间接胆红素

　　C. 降低血清直接胆红素　　　　　　　　D. 减少血红细胞破坏

　　E. 降低血清尿素氮

2. 某患儿，出生24h，体重3200g，血清总胆红素18mg/dL（307.8μmol/L），未结合胆红素15mg/dL（156.5μmol/L）。首选治疗方案是（　　）。

　　A. 光疗　　　　　　　B. 补充白蛋白　　　　　C. 口服鲁米那

　　D. 换血　　　　　　　E. 输鲜血

3.某患儿，日龄 5 天，生后 24h 内出现黄疸，进行性加重。在蓝光疗法中，下列措施错误的是（　　　）。

  A.使用前调节好箱内的温湿度

  B.将患儿脱光衣服，系好尿布，戴好护眼罩置入箱中

  C.保持箱内温湿度相对恒定，使体温稳定于 36.5℃～ 37.5℃

  D.进行过程中适当限制液体供给

  E.严密观察病情，注意副作用

（二）简答题

1.简述临床上使用蓝光仪的目的。

2.对患儿进行 Apgar 评分的内容包括哪些？

（三）案例分析题

12 床豆豆，早产儿，男，生后 2 天，体重 1800g。查体：T 36.3℃，P 148 次 /min，R 50 次 /min，BP 9/6kPa，皮肤黄染，心肺正常，血、尿常规正常。医生诊断为新生儿黄疸。护士遵医嘱给患儿豆豆进行蓝光治疗。

1.蓝光治疗前需要做哪些准备工作？

2.患儿豆豆在做蓝光治疗期间，护士应如何进行护理？

子项目（五）　新生儿寒冷损伤综合征患儿的护理

一、学习目标

知识目标

1.掌握新生儿寒冷损伤综合征患儿的临床表现、护理评估、护理措施。

2.熟悉新生儿寒冷损伤综合征患儿的护理诊断、护理评价。

3.了解引起新生寒冷损伤综合征的常见原因。

技能目标

1.熟练掌握新生儿寒冷损伤综合征患儿的护理评估、护理措施，应用护理程序实施整体护理。

2.学会对新生儿寒冷损伤综合征患儿的病情变化和治疗反应的观察，能初步进行分析处理。

3.学会向个体、家庭、社区提供保健服务和开展健康教育。

二、学习重点和难点

重　点：新生儿寒冷损伤综合征患儿的临床表现、护理评估、护理措施。

难　点：新生儿寒冷损伤综合征患儿的护理。

三、工作情境及任务

情境一：护士小李今天上午给4床患儿洗澡时发现其双下肢、臀部皮肤硬肿，刺激无反应，肛温为30℃。患儿1天前因为"新生儿败血症"住院。

任　务：对患儿进行的护理评估有哪些？

情境二：患儿，男，胎龄34周，日龄4天，体重1500g。生前有宫内窘迫，生后第2天哭声低，吸吮差，全身皮肤发凉。体检：T 32℃，双下肢、臀部、胸背部及面颊皮肤硬肿，呈紫红色，按之如"橡皮样"，双下肢水肿。临床诊断：新生儿寒冷损伤综合征（重度）。

任务一：该患儿主要存在哪些护理问题？

任务二：患儿目前的护理目标有哪些？

任务三：患儿的主要护理措施有哪些？

情境三：患儿，男，3天，之前出现小腿局部皮肤冷硬，继而不哭、拒乳、脐部渗血就诊。体检：T 30℃，呼吸浅慢，心音低钝。化验：WBC $20 \times 10^9/L$，N 0.82，L 0.18，血小板 $80 \times 10^9/L$，出血时间 >3min，凝血时间 >12min。

任务一：患儿的主要护理措施有哪些？

任务二：为患儿进行护理评价。

四、知识储备和理论学习

新生儿寒冷损伤综合征简称新生儿冷伤，因多有皮肤硬肿，又称为新生儿硬肿症。此系寒冷、早产、窒息、感染或（和）多种疾病所致，以低体温、皮肤硬肿为主要表现，重者多伴有多器官功能损害。

（一）病因

1.内因

新生儿尤其是早产儿，易发生低体温和皮肤硬肿的原因较多：体温调节中枢发育不成熟；体表面积较大，皮下脂肪少，皮肤薄，血流丰富，易于散热；躯体小，总液体含量少，体内储存热量少，寒冷刺激时易于耗竭；新生儿缺乏寒战反应，主要以棕色脂肪的化学产热方式为主，但其代偿能力有限，尤其早产儿棕色脂肪少，代偿产热能力更差，因此寒冷时易出现低体温，尤其新生儿皮下脂肪中，饱和脂肪酸含量高，由于其熔点高，低温时易于凝固，出现皮肤硬肿。

2. 外因

寒冷、缺氧、严重感染、心力衰竭和休克等使热量消耗增加，体温不能维持正常。加之缺氧、酸中毒又使能源物质的氧化产能发生障碍，故产热能力不足，即使在正常散热条件下，也可出现低体温和皮肤硬肿。

3. 寒冷损伤

低体温及皮肤硬肿，使局部血液循环停滞，引起组织缺氧和代谢酸中毒，导致皮肤毛细血管通透性增加，出现水肿。如低体温持续存在和（或）硬肿面积扩大，进一步加重缺氧和代谢性酸中毒，可引起多器官功能损害。

（二）临床表现

本病多发生于很冷季节或重症感染时。常于生后 1 周内发病，早产儿多见。低体温和皮肤硬肿是本病的主要特点，病初表现为体温降低、反应低下、吸吮差或拒乳、哭声弱或不哭，也可出现呼吸暂停。

①低体温：新生儿低体温指体温低于 35℃。轻症为 30℃～35℃；重症低于 30℃。低体温时常伴有心律减慢。

②皮肤硬肿：皮肤紧贴皮下组织，不能移动，按之似橡皮样感，呈暗红色或青紫色。硬肿常呈对称性，发生顺序依次为小腿→大腿外侧→双下肢→臀部→面颊→上肢→全身。严重硬肿时可妨碍关节活动，胸部受累可致呼吸困难。

③多器官功能损害：重症可并发休克、急性肾衰竭、弥漫性血管内凝血和肺出血等多器官功能衰竭。

（三）治疗原则

①复温是治疗的关键，其目的是在体内产热不足的情况下，通过提高环境温度，以恢复和保持正常体温。原则：逐步复温，循序渐进。

②对症、支持治疗：供给充足的热能和液体；维持水、电解质平衡，纠正酸中毒及多器官功能紊乱；根据血培养和药敏结果，合理使用抗生素控制感染。

（四）护理评估

通过对患儿皮肤冷硬程度、开始的时间等身体状况的了解，判断患儿硬肿症的临床分度；为提高护理质量，还应注意分娩经过、喂养情况、大小便情况等资料的收集。

具体的护理评估内容如下：

1. 健康史

了解患儿胎龄、出生体重、分娩方式、保暖及喂养情况，有无窒息史、感染史等，体温改变、皮肤硬肿发生情况，有无拒乳、不哭、少尿等。

2. 身体状况

①症状评估：观察患儿的反应是否低下，了解皮肤硬肿发生的部位、范围，有无其他器官功能受损表现，判断硬肿程度（见下表）。

新生儿硬肿症的临床分度

分度	肛温	硬肿范围	全身情况和脏器功能
轻度	>34℃	>30%	稍差
中度	30℃～34℃	30%～50%	差、功能明显低下
重度	<30℃	>50%	出现衰竭、休克、弥漫性血管内凝血、肺出血

②护理体检，包括体温、脉搏、呼吸、心率、尿量、皮肤颜色、硬肿范围及程度。

③心理—社会状况：评估家长对本病病因、预后、护理等知识及患儿病情的了解程度，评估家长的心理状况、家庭经济状况及居住环境等。

（五）护理诊断

新生儿寒冷损伤综合征患儿主要的护理问题：

①体温过低：与新生儿体温调节功能不足、早产、窒息等因素有关。

②皮肤完整性受损：与皮肤硬肿、水肿，局部血液供应不良有关。

③有感染的危险：与新生儿免疫功能低下、皮肤黏膜屏障功能低下有关。

④潜在并发症：肺出血、休克、弥散性血管内凝血。

⑤营养失调：低于机体需要量与吸吮困难、摄入不足有关。

⑥知识缺乏：家长缺乏正确保暖及育儿知识。

（六）护理目标

新生儿寒冷损伤综合征患儿护理目标：

①患儿体温在 12～24h 内恢复正常。

②患儿皮肤完整性保持良好，硬肿逐渐消失。

③患儿住院期间未发生感染。

④患儿不发生肺出血或被及时发现并给予处理。

⑤患儿能保持良好的营养状况，体重开始增长。

⑥家长了解疾病发展过程及育儿知识。

（七）护理措施

对新生儿寒冷损伤综合征患儿的护理措施有以下几个方面：

1. 生活护理

（1）保证能量和液体供给

能吸吮的患儿可经口喂养，吸吮无力者用滴管、鼻饲或静脉营养。热量供给从每日209kJ（50kcal）/kg开始，逐渐增至418～502kJ（100～120kcal）/kg。液体量按60～80mL/kg给予，应严格控制补液速度，以防止输液速度过快引起心力衰竭和肺出血。

（2）环境

设立新生儿专科病房，保持室内整洁、空气流畅、温度和湿度适宜。

2. 病情观察

观察生命体征、尿量、硬肿范围及程度、有无出血征象等，详细记录温箱温度、摄入的热量和液体量等。备好必要的抢救药物和设备。如发现患儿病情变化，及时通知医生，并进行有效的抢救。

3. 治疗配合

（1）复温

①轻、中度（肛温>30℃，TA-R ≥ 0℃）患儿：提示棕色脂肪产热较好，可通过减少散热使体温回升。直接将其置于预热至中性温度的温箱中，一般在6～12h内恢复正常体温。

②重度（肛温<30℃，多数TA-R<0℃）患儿：提示棕色脂肪耗尽，或靠棕色脂肪自身产热难以恢复正常体温，且易造成多器官损害。应将其置于箱温进行复温。无条件者可采用温水浴、热水袋、热炕、电热毯或成人怀抱等方式保暖复温，但应防止烫伤。

（2）预防感染

严格遵守消毒隔离制度及无菌操作规范，注意温箱、气管插管和呼吸机等的清洁消毒。加强皮肤护理，经常更换体位，防止皮肤破损、坠积性肺炎；尽量避免肌内注射，防止由于吸收不良或皮肤破损引起感染。

另外，遵医嘱使用抗生素控制感染，密切观察药物副作用。

4. 心理护理

护士应耐心讲解本病的预防和护理知识，解答家长提问，与他们进行有效的沟通，使其恐惧、焦虑的心理状态得到缓解。病房环境的布置要符合儿童心理特点，根据年龄提供患儿所喜爱的玩具，调整情绪。允许患儿家长24h陪护，以增加安全感，减轻焦虑。用能理解的语言多与患儿交流，创造良好的治疗和休养环境，促进患儿早日康复。

5. 健康教育

做好围生期保健，宣传预防新生儿寒冷损伤综合征的知识，避免早产、窒息和感染等诱发寒冷损伤的因素。指导家长正确地喂养和护理，鼓励尽早开始喂养，保证充足的热量供应；注意保暖，保持适宜的环境温度和湿度。

（八）护理评价

对新生儿寒冷损伤综合征患儿的护理评价有以下几个方面：

①患儿体温何时恢复正常。

②患儿营养摄入是否良好，体重是否增加。

③家长能否说出本病的预防要点，并学会家庭简易保暖方法。

④皮肤完整性是否恢复正常。

⑤患儿是否发生肺出血或被及时发现并给予处理。

⑥患儿是否发生继发感染及并发症。

五、知识技能应用

新生儿寒冷损伤综合征患儿的护理实训：

（一）目的及内容

①学会对新生儿寒冷损伤综合征患儿的身体状况进行评估，制定干预措施。

②实训中表现出严肃、认真的态度，对小儿爱护、关心、有耐心。

（二）实训前准备

①联系见习医院，与患儿及家长沟通并做好准备。

②收集新生儿寒冷损伤综合征患儿护理的多媒体资料（录像、VCD 或课件）、临床病例。

③学生应准备白大衣、帽子、口罩、听诊器等。

（三）方法及要求

1. 临床见习（医院儿科病房）

①集中由带教老师讲述后分组，每 6 ～ 8 人为一组，在学校老师和医院带教老师指导下对新生儿寒冷损伤综合征患儿进行护理评估。

②各小组将收集到新生儿寒冷损伤综合征患儿的资料整理后讨论，并做出计划方案。

③每位学生写出实践报告，交老师批阅。

2. 观看录像或临床实例分析（护理模拟示教室）

若无条件去医院病房见习，可组织学生在护理模拟示教室观看"新生儿寒冷损伤综合征患儿的护理"的录像或讨论病例。

【病例】某男婴，胎龄 36 周，出生 11 天。两日来发现患儿不哭、拒乳、反应低下。体温 34℃，双面颊、肩部、臀部、下腹部、大腿及小腿外侧皮肤发硬，按之如橡皮样，考虑为新生儿寒冷损伤综合征。

①根据临床资料提出护理问题。

②制定相应的护理措施。

（四）课后评价与反思

①评价学生的合作精神和态度。

②要求学生写出本次实训课的报告，并谈谈参加本次实训的体会。

六、自我测评

新生儿寒冷损伤综合征患儿的护理考核标准

项目	评分内容	分值	扣分标准	得分
准备	护士：衣帽整齐，洗手，环境适宜	15	缺一项扣5分	
新生儿寒冷损伤综合征的病因	内因、外因、寒冷损伤	10	缺一项扣3分	
新生儿寒冷损伤综合征的临床表现	低体温、皮肤硬肿（硬肿顺序）、多器官功能损害	15	缺一项扣5分	
新生儿寒冷损伤综合征患儿的护理评估	健康史、身体状况、护理体检	15	缺一项扣5分 描述不准确2分	
新生儿寒冷损伤综合征患儿的护理措施	生活护理、病情观察、治疗配合、心理护理	20	缺一项扣5分 描述不准确扣2分	
新生儿寒冷损伤综合征患儿的健康教育	学生之间模拟健康教育	15	缺一项扣3分 描述不准确扣2分	
评价（所需时间10min）	语言流利，指导正确，工作态度认真	10	生疏扣2分，有停顿扣1分 交代不清扣1分 不认真扣1分	

七、课后练习

（一）选择题

1.新生儿寒冷损伤综合征皮肤硬肿发生的顺序是（　　　）。

　　A.下肢—臀部—面颊—上肢—全身

　　B.臀部—面颊—下肢—上肢—全身

　　C.上肢—臀部—面颊—下肢—全身

　　D.面颊—臀部—上肢—下肢—全身

　　E.面颊—下肢—臀部—上肢—全身

2.新生儿寒冷损伤综合征高发季节是（　　　）。

　　A.春秋季　　　　　　　　B.夏秋季　　　　　　　　C.秋季

　　D.温暖季节　　　　　　　E.寒冷季节

3. 新生儿寒冷损伤综合征首先出现硬肿的部位（　　　）。

A. 面颊　　　　　　　　B. 躯干　　　　　　　　C. 前臂

D. 臀部　　　　　　　　E. 小腿

4. 新生儿寒冷损伤综合征患儿并发弥漫性血管内凝血时，下面实验室检查正确的是

（　　　）。

A. 血小板计数增加、凝血时间延长、纤维蛋白原降低

B. 血小板计数减少、凝血时间延长、纤维蛋白原降低

C. 血小板计数减少、凝血时间缩短、纤维蛋白原降低

D. 血小板计数增加、凝血时间缩短、纤维蛋白原升高

E. 血小板计数增加、凝血时间延长、纤维蛋白原升高

5. 以下哪项不是新生儿寒冷损伤综合征的病因？（　　　）

A. 腹泻　　　　　　　　B. 寒冷　　　　　　　　C. 早产

D. 感染　　　　　　　　E. 窒息

6. 为预防新生儿寒冷损伤综合征引起的感染，下列选项错误的是（　　　）。

A. 尽量选择肌肉注射　　B. 做好消毒隔离　　　　C. 经常更换体位

D. 预防皮肤破损　　　　E. 严格遵守操作规程

7. 新生儿寒冷损伤综合征患儿复温的原则是（　　　）。

A. 逐步升温，循序渐进

B. 供给足够液量，帮助复温

C. 立即升温，使体温迅速达正常

D. 立即放入 34℃暖箱，逐步升温

E. 保证体温每小时升高 1℃

8. 患儿，男，早产儿，胎龄 36 周，出生后 8 天。两日来发现患儿不哭、拒乳、反应低下。体温 34℃，双面颊、肩部、臀部、下腹部、大腿及小腿外侧皮肤发硬，按之如橡皮样，考虑为新生儿寒冷损伤综合征。首选的治疗是（　　　）。

A. 复温，逐渐调高保温箱温度，使体温渐达 36℃

B. 滴管或鼻管喂养，开始 80cal/（kg·d），以后逐渐调至正常所需热卡

C. 补液 10% 葡萄糖及生理盐水 60～80mL/（kg·d），糖盐比为 4∶1

D. 青霉素或氨基糖苷类抗生素防治感染

E. 地塞米松静滴，每次 0.5～lmg/kg，1～2 次/日

9. 某男婴，胎龄 35 周，出生 10 天。因低体温、反应差、拒乳、尿少、双小腿外侧皮下脂肪变硬入院。该患儿最关键的护理措施是（　　　）。

A. 维持有效呼吸　　　　B. 遵医嘱用药　　　　　C. 合理喂养

D. 积极复温　　　　　　E. 预防感染

10. 某患儿，男，早产儿，胎龄 36 周，出生后 5 天。两日来发现患儿不哭、拒乳、反应低下。体温 30℃，双面颊、肩部、臀部、下腹部、大腿及小腿外侧皮肤发硬，按之如橡皮样，属重度新生儿寒冷损伤综合征。其损伤的面积为（　　）。

    A. 5% ～ 10%　　　　　B. 10% ～ 15%　　　　　C. 20% ～ 30%

    D. 30% ～ 40%　　　　　E. 大于 50%

11. 某患儿，女，早产儿，胎龄 32 周，出生后 6 天。近 3 日患儿哭声减弱，活动减少，拒乳，反应低下。体温 34℃，双面颊、肩部、臀部、下腹部、大腿及小腿外侧皮肤发硬，按之如橡皮样，属重度新生儿寒冷损伤综合征。恢复正常体温需要的时间是（　　）。

    A. 1 ～ 2h　　　　　B. 2 ～ 4h　　　　　C. 4 ～ 8h

    D. 8 ～ 10h　　　　　E. 12 ～ 24h

12. 某新生儿，8 天，胎龄 33 周，体重 2000g，反应差，拒食。体检：体温 35℃，皮肤无疖肿，右大腿外侧皮肤发凉、硬，心、肺及腹部检查未见异常，血白细胞 $9.8 \times 10^9/L$，中性粒细胞 45%，胸片正常。此患儿最可能为（　　）。

    A. 新生儿黄疸　　　　　B. 新生儿硬肿症　　　　　C. 新生儿破伤风

    D. 新生儿败血症　　　　　E. 新生儿颅内出血

13. 一早产男婴，日龄 4 天。不吃不哭，体温不升，呼吸浅表。查体：下肢、臀部皮肤发硬，呈紫红色，伴水肿。应首先考虑为（　　）。

    A. 新生儿败血症　　　　　B. 新生儿硬肿症　　　　　C. 新生儿颅内出血

    D. 新生儿脑膜炎　　　　　E. 新生儿破伤风

14. 某患儿，日龄 4 天，诊断为新生儿硬肿症。下列处理措施不妥的是（　　）。

    A. 供给足够液体和热量　　　　　　　　B. 尽量减少肌内注射

    C. 应快速复温　　　　　　　　　　　　D. 积极治疗原发病及并发症

    E. 注意有无出血倾向

15. 某患儿，女，早产儿，日龄 3 天，体温 33℃，诊断为新生儿硬肿症。下列护理措施不妥的是（　　）。

    A. 逐步升温，循序渐进

    B. 立即升温，使体温迅速达正常

    C. 供给足够液量，帮助复温

    D. 立即放入 30℃暖箱，逐步升温

    E. 保证体温每小时升高 1℃

16. 某患儿，男，日龄 5 天，肛温 30℃，诊断为新生儿硬肿症。下列护理措施不妥的是（　　）。

    A. 监测体温

    B. 立即置入 29℃暖箱内保暖

    C. 预防感染

    D. 使患儿体温 12 ～ 24h 恢复正常

    E. 多喂奶，保证足够能量摄入

17. 某患儿，女，日龄 3 天，体温 34℃，诊断为新生儿硬肿症。下列护理措施不妥的是（   ）。

    A. 逐步升温，循序渐进

    B. 使患儿体温 12 ～ 24h 恢复正常

    C. 供给足够液量，帮助复温

    D. 立即放入 34℃暖箱，逐步升温

    E. 保证体温每小时升高 1℃

18. 某患儿，女，孕 35 周产，日龄 3 天，体温 33℃，诊断为新生儿硬肿症。下列护理措施不妥的是（   ）。

    A. 立即放入 30℃暖箱，逐步升温

    B. 置于 25℃室温中用热水袋保暖

    C. 使患儿体温 6 ～ 12h 恢复正常

    D. 当体温超过 35℃时仍需调整

    E. 保证体温每小时升高 1℃

（二）简答题

1. 简述新生儿寒冷损伤综合征患儿皮肤硬肿发生的顺序。

2. 新生儿寒冷损伤综合征患儿的临床表现有哪些？

3. 新生儿寒冷损伤综合征患儿的治疗要点有哪些？

（三）案例分析题

    患儿，女，孕 32 周，顺产，生后 3 天出现吸吮无力，哭声低微，反应差，双下肢硬肿，皮肤黄染，体温 31℃。

1. 请为该患儿做出临床诊断。

2. 该患儿目前最主要的护理问题是什么？

3. 应采取哪些护理措施？

子项目（六）　温箱使用法

一、学习目标

知识目标

1. 掌握温箱使用的目的、操作步骤、注意事项、考核标准及患儿的护理。

2. 熟悉温箱使用的准备。

技能目标

1. 学会温箱的使用。

2. 会对低体温的患儿制定复温计划。

二、学习重点和难点

重　点：温箱的使用。

难　点：低体温患儿的护理。

三、工作情境及任务

情境一：王护士今天接诊黄女士之子：早产儿，生后 5 天，体重 1000g，低体温。医生医嘱入温箱护理，以保持患儿体温稳定。

任　务：患儿入箱前护士应如何准备？

情境二：3 床天天，早产儿，男，生后 5 天，体重 1000g。查体：T 34.8℃，P 148 次 /min，R 50 次 /min，BP 9/6kPa，心肺正常，血、尿常规正常。检查后按医嘱入温箱治疗。温箱性能良好。

任务一：入箱时护士的工作有哪些？

任务二：患儿入箱后护士应如何护理？

情境三：该患儿入箱第 20 天，体重 2500g，生命体征平稳。按医嘱准备出箱。

任　务：护士如何做好患儿的出箱护理？

四、知识储备和理论学习

（一）温箱使用的目的

为患儿创造一个温度和湿度均适宜的环境，保持患儿体温稳定，提高未成熟儿的成活率。适用于出生体重在 2000g 以下、低体温、硬肿症、早产儿和重症感染的新生儿。

（二）入箱前准备

评估患儿是否适合进入温箱；与患儿家长进行有效沟通，解释说明使用温箱的目的；调节室温至 24℃～26℃；护士入箱操作、检查、接触患儿前，必须洗手、戴口罩，防止交叉感染；调整温箱位置，避免将温箱放置在阳光直射、有对流风或取暖设备附近，以免影响箱内温度的控制；接通电源热约 2h，升温至 28℃，此时红、绿灯交替亮；关注患儿家长对准备过程的满意度等。

患儿入箱前护士还应进行以下准备：

①评估患儿的胎龄、日龄、分娩方式、出生体重、Apgar 评分结果与生命体征等，了解患儿的身体状况，有无低体温、硬肿、缺氧等情况。给患儿换好尿布、穿好单衣后，先用包被包好待入温箱。

②护士向家长解释使用温箱的目的，了解家长的合作程度。

③检查温箱性能是否完好，用前清洁消毒，在湿化器水槽内加蒸馏水。

（三）入箱操作步骤

严格核对患儿姓名、床号或腕带信息及医嘱；与患儿家长进行有效沟通；根据不同出生体重早产儿调节温箱温湿度；铺好箱内婴儿床，去除患儿包被，将穿单衣、裹尿布的患儿放置温箱内，记录入箱时间。

温箱温湿度调节标准见下表：

不同出生体重早产儿温箱的温湿度

出生体重（g）	温箱温度				相对湿度（%）
	35℃	34℃	33℃	32℃	
1000	初生 10 天内	10 天后	3 周内	5 周后	55～65
1500	—	初生 10 天内	10 天后	4 周后	
2000	—	初生 2 天内	2 天后	3 周后	
2500	—	—	初生 2 天内	2 天后	

（四）入箱后护理

①患儿入箱后随时观察效果，每 30～60min 监测体温 1 次。

②关爱患儿，一切护理操作应尽量在箱内集中进行，做到安全、准确、轻柔，尽量

少打开箱门。患儿需要暂出温箱治疗检查时，注意保暖，避免患儿受凉。

③保持箱内温度稳定，根据患儿体温调节箱温，并维持相对湿度。

④观察患儿情况：密切观察患儿面色、呼吸、心率及病情变化，并做好记录。

⑤防止交互感染。工作人员入箱操作、检查、接触患儿前，必须洗手。

⑥定时测量体温。在患儿体温。升至正常后可每 1 ~ 4h 测 1 次，保持腋窝温度在 36.5℃ ~ 37.5℃ 之间。

⑦尽量集中箱内护理操作。如喂乳、换尿布、清洁皮肤、观察病情及检查等一切护理操作应尽量在箱内集中进行，动作要轻柔、熟练、准确，以免箱内温度波动。若保温不好，可加盖被。

⑧严禁骤然提高温箱温度，以免患儿体温上升造成不良后果。

⑨观察使用效果。严格执行操作规程，定期检查有无故障，保证绝对安全。使用中随时观察使用效果，如温箱发出报警信号，应及时查找原因，妥善处理。

⑩注意温箱不宜放置在阳光直射、有对流风及取暖设备附近，以免影响箱内温度的控制。注意记录箱温和患儿体温，并做好温箱使用情况的交接班。

⑪保持温箱的清洁，每天用消毒液擦拭温箱内外，然后用清水再擦拭一遍；每周更换温箱 1 次，用过的温箱除用消毒液擦拭外，再用紫外线照射；定期细菌培养，以检查清洁消毒的质量。湿化器水箱用水每天更换 1 次，机箱下面的空气净化垫每月清洗 1 次。

⑫及时排除温箱的警报、故障。

（五）出箱护理

患儿出箱条件如下：

①患儿体重达 2000g 或以上，体温正常。

②在不加热的温箱内，室温维持在 24℃ ~ 26℃ 时，患儿能保持正常体温。

③患儿在温箱内生活了 1 个月以上，体重虽不到 2000g，但一般情况良好。

五、知识技能应用

蓝光仪的使用：

（一）目的及内容

①掌握温箱的使用，对温箱治疗过程中的患儿正确实施护理。

②在操作过程中表现出认真、负责的态度，对患儿同情、爱护和关心。

（二）实训前准备

①联系实验员，保证实训室能正常开放，检查温箱性能。

②收集温箱使用的多媒体资料（录像、VCD 或课件）、临床病例。

③学生剪指甲、更鞋、带帽子、口罩、洗手，关好门窗。

（三）方法及要求

1. 实训地点

学校护理模拟实训室。

2. 实训方法

①由老师集中演示操作方法后分组，每 3 ～ 5 人为一组。

②分组练习，一人操作，其他组员观看，找出问题并记录。

③所有学生操作完，集中解决问题。

（四）注意事项

①注意保持环境及用物的卫生。

②严格按照操作步骤执行操作。

（五）课后评价与反思

①评价学生的合作精神和态度。

②评价各小组操作步骤是否规范。

③要求学生写出本次实训课的报告，并谈谈参加本次实训的体会。

六、自我测评

温箱使用法的考核标准　　　　考核方法：操作、口述

项目	评分标准	分值	扣分标准	得分
准备（15）	护士：①解释使用温箱的目的；②语言流畅、态度温和、举止端庄、动作敏捷；③衣帽整齐，着装符合要求，头发前不过眉、后不过肩；④戴口罩，佩戴手表；⑤应修剪指甲、洗手（六步洗手法）	5	缺一项扣 1 分 不符部分酌情扣分	
	患儿：①评估患儿胎龄、日龄、出生体重、生命体征，了解患儿的身体状况；②换好尿布、穿好单衣，用包被包好待入温箱	5	第一项缺扣 3 分 第二项缺扣 2 分 项目不符酌情扣分	
准备（15）	用物：①检查温箱，接通电源；②调节箱温、室温；③保持安静，避免阳光直射暖箱，避开热源及冷空气对流处；④加蒸馏水、快速手消毒液；⑤衣被清洁，用物摆放合理	5	缺一项扣 1 分 不符部分酌情扣分	
操作（75）	①床边核对患儿信息及医嘱，根据体重及日龄调节适中温度	10	不符部分按 10 分项目酌情扣分	
	②铺好箱内婴儿床，去除患儿包被，将穿单衣、裹尿布的患儿放置温箱内，记录入箱时间	10	不符部分按 10 分项目酌情扣分	
	③观察患儿面色、呼吸、心率及病情变化，并做好记录	15	不符部分按 15 分项目酌情扣分	

（续表）

项目	评分标准	分值	扣分标准	得分
操作 （75）	④监测体温，调节暖箱温度，做好温箱使用情况的交接班	20	不符部分按 20 分项目酌情扣分	
	⑤患儿符合出暖箱标准，遵医嘱出暖箱，穿好衣物，切断电源，暖箱终末消毒	20	不符部分按 20 分项目酌情扣分	
评价 （10）	操作规范、熟练	3	生疏扣 2 分，有停顿扣 1 分	
	语言流利，指导正确	2	交代不清扣 1 分	
	工作态度认真	2	不认真扣 1 分	
	所需时间 5min	3	超过 1min 扣 1 分	

七、课后练习

（一）选择题

1. 监测体温和箱温时措施错误的是（　　　）。

A. 每 2～4h 测体温 1 次

B. 体温保持在 36℃～37℃

C. 体温超过 37.8℃或低于 35℃时进行光疗

D. 根据体温调节箱温

E. 注意观察患儿的反应

2. 下列不属于温箱使用适应症的是（　　　）。

A. 新生儿黄疸　　　　B. 体重小于 2000g　　　C. 早产儿

D. 皮肤疾患需暴露疗法的患儿　　　　　　　E. 病情危重的新生儿

3. 某新生儿硬肿症患儿用暖箱复温，暖箱的起始温度应为（　　　）。

A. 26℃　　　　　　　B. 29℃　　　　　　　C. 30℃

D. 32℃　　　　　　　E. 34℃

（二）简答题

1. 简述临床上使用温箱的目的及适用人群。

2. 简述暖箱使用的注意事项。

3. 简述患儿出箱条件。

（三）案例分析题

12 床豆豆，早产儿，男，生后 2 天，体重 1800g。查体：T 36.3℃，P 148 次 /min，R 50 次 /min，BP 9/6kPa，皮肤黄染，心肺正常，血、尿常规正常。医生诊断为新生儿黄疸。护士遵医嘱给患儿豆豆进行蓝光治疗。

1. 蓝光治疗前需要做哪些准备工作？

2. 患儿豆豆在做蓝光治疗期间，护士应如何进行护理？

（许绍春）

课后练习参考答案

项目一　小儿健康评估

子项目一　生长发育

1.B　2.B　3.B　4.C　5.E　6.C　7.C　8.E　9.D　10.B　11.A　12.D　13.E
14.C　15.A　16.C

子项目二　小儿营养与喂养

1.B　2.A　3.D　4.E　5.D　6.D　7.B　8.B　9.C　10.D　11.C　12.A　13.E
14.C　15.E

子项目三　计划免疫

1.A　2.C　3.A　4.A　5.B　6.A　7.D　8.A　9.C　10.E　11.C　12.E　13.C
14.D

项目二　肺炎患儿的护理

子项目一　急性喉炎患儿的护理

1.D　2.D

子项目二　肺炎患儿的护理

1.B　2.B　3.D　4.C　5.E　6.A　7.A　8.D　9.E　10.C　11.C　12.D　13.B
14.D　15.A

子项目三　腹泻患儿的护理

1.E　2.E　3.D　4.D　5.A　6.D　7.D　8.C　9.E　10.A　11.A

子项目四　先天性心脏病患儿的护理

1.B　2.A　3.A　4.D　5.B　6.D　7.C　8.A　9.D　10.B　11.B　12.B　13.C
14.C　15.B　16.D　17.C

子项目五　充血性心力衰竭患儿的护理

1.E　2.B　3.D　4.C

子项目六　急性呼吸衰竭患儿的护理

1.B　2.A　3.A　4.A　5.D

项目三　化脓性脑膜炎患儿的护理

子项目一　蛋白质—能量营养不良患儿的护理

1.C　2.C　3.A　4.D　5.A　6.B　7.A　8.A

子项目二　营养性缺铁性贫血患儿的护理

1.D　2.C　3.E　4.E　5.D　6.A　7.D　8.B　9.D　10.C　11.B

子项目三　维生素 D 缺乏性佝偻病患儿的护理

1.A　2.B　3.E　4.B　5.C　6.B　7.D

子项目四　维生素 D 缺乏性手足搐搦症患儿的护理

1.C　2.B

子项目五　化脓性脑膜炎患儿的护理

1.B　2.A　3.A　4.B　5.B

子项目六　病毒性脑膜炎患儿的护理

1.C　2.A　3.A　4.D

子项目七　惊厥患儿的护理

1.B　2.C　3.B　4.E　5.B　6.A　7.B　8.D

项目四　急性肾小球肾炎患儿的护理

子项目一　风湿热患儿的护理

1.A　2.A　3.A　4.C

子项目二　急性肾小球肾炎患儿的护理

1.B　2.C　3.B　4.D　5.B　6.A　7.B　8.E　9.A　10.C　11.E　12.A

子项目三　原发性肾病综合征患儿的护理

1.C　2.E　3.E　4.E　5.E　6.D

子项目四　急性肾功能衰竭患儿的护理

1.B　2.B　3.A

项目五　新生儿颅内出血患儿的护理

子项目一　足月新生儿的护理

1.B　2.B　3.C　4.D　5.C　6.E　7.C　8.D　9.E

子项目二　新生儿颅内出血患儿的护理

1.E　2.D　3.A

子项目三　新生儿缺血缺氧性脑病患儿的护理

1.D　2.C　3.C　4.D　5.D　6.D

子项目四　新生儿低血糖、新生儿低血钙患儿的护理

1.B　2.C　3.B

项目六　新生儿败血症患儿的护理

子项目一　早产儿的护理

1.D　2.E　3.B　4.B　5.B　6.C　7.C　8.B　9.A　10.E

子项目二　新生儿败血症患儿的护理

1.E　2.D　3.A　4.D　5.C　6.E　7.D　8.A　9.E

子项目三　新生儿黄疸患儿的护理

1.D　2.E　3.B　4.B　5.B　6.A　7.E

子项目四　光照疗法

1.C　2.A　3.D

子项目五　新生儿寒冷损伤综合征患儿的护理

1.A　2.E　3.E　4.B　5.E　6.A　7.A　8.A　9.D　10.E　11.E　12.B　13.B

14.C　15.B　16.B　17.D　18.B

子项目六　温箱使用法

1.C　2.A　3.D

参考文献

［1］范玲 . 儿童护理学 (第 2 版). 北京：人民卫生出版社 , 2012.

［2］黄力毅 , 张玉兰 . 儿科护理学 (第 2 版). 北京：人民卫生出版社 , 2011.

［3］臧伟红 . 儿童护理 (第 3 版). 北京：科学出版社 , 2013.

［4］薛辛东 . 儿科学 (第 2 版). 北京：人民卫生出版社 , 2010.

［5］王雁 , 谢玲莉 (第 2 版). 北京：中国医药科技出版社 , 2012.

［6］楼建华 . 儿科护理 . 北京：人民卫生出版社 , 2012.

［7］马沛然 . 儿科治疗学 . 北京：人民卫生出版社 , 2010.

［8］沈晓明 , 王卫平 . 儿科学 (第 7 版). 北京：人民卫生出版社 , 2011.

［9］申坤玲 . 儿科学新进展 . 北京：人民卫生出版社 , 2010.

［10］袁爱梅 . 儿科护理 . 北京：高等教育出版社 , 2011.

［11］周更苏 . 儿科护理学 . 北京：人民卫生出版社 , 2011.

［12］臧伟红 . 儿童护理学 . 北京：人民卫生出版社 , 2014.

［13］孙锟 . 儿科学 . 北京：人民卫生出版社 , 2012.

［14］周乐山 , 张瑛 . 儿科护理学 . 北京：人民卫生出版社 , 2014.

图书在版编目（CIP）数据

儿童护理项目化实训教程/臧伟红主编. -- 济南：山东人民出版社，2016.4

ISBN 978-7-209-09626-3

Ⅰ．①儿… Ⅱ．①臧… Ⅲ．①儿科学－护理学－教材 Ⅳ．①R473.72

中国版本图书馆CIP数据核字(2016)第083441号

儿童护理项目化实训教程

臧伟红　主编

主管部门　山东出版传媒股份有限公司

出版发行　山东人民出版社

社　　址　济南市胜利大街39号

邮　　编　250001

电　　话　总编室（0531）82098914
　　　　　市场部（0531）82098027

网　　址　http://www.sd-book.com.cn

印　　装　山东华立印务有限公司

经　　销　新华书店

规　　格　16开（184mm×260mm）

印　　张　17.75

字　　数　350千字

版　　次　2016年4月第1版

印　　次　2016年4月第1次

ISBN 978-7-209-09626-3

定　　价　38.00元

如有印装质量问题，请与出版社总编室联系调换。